生物产业高等教育系列教材（丛书主编：韦革宏）

科学出版社"十四五"普通高等教育本科规划教材

首届黑龙江省教材建设奖优秀教材二等奖

免疫学基础

（第二版）

主　编　李春艳　唐丽杰

副主编　刘永杰　袁学军

编　委　（按姓氏笔画排序）

马　建　（哈尔滨医科大学）

王晓娜　（东北农业大学）

成　毅　（东北农业大学）

刘玉芬　（哈尔滨师范大学）

刘永杰　（南京农业大学）

李　蘅　（内蒙古农业大学）

李春艳　（东北农业大学）

宋佰芬　（中国农业大学）

苗　蕾　（东北农业大学）

袁学军　（山东农业大学）

徐凤宇　（吉林农业大学）

唐丽杰　（东北农业大学）

董雨豪　（南京农业大学）

臧海莲　（东北农业大学）

科学出版社

北　京

内 容 简 介

全书共有 17 章，包括绪论、免疫器官与组织、抗原、免疫球蛋白和抗体、细胞因子、补体系统、免疫细胞表面膜分子、主要组织相容性复合体、非特异性免疫应答、抗原提呈细胞及抗原的提呈、T 淋巴细胞对抗原的特异性免疫应答、B 淋巴细胞对抗原的特异性体液免疫应答、免疫调节、免疫耐受、抗感染免疫，最后还介绍了基于抗原-抗体反应的免疫学实验技术和细胞免疫学技术。

本书可作为生物科学类相关专业本科生的免疫学教材，也可供研究生及相关科研人员学习及参考使用。

图书在版编目（CIP）数据

免疫学基础/李春艳，唐丽杰主编. —2 版. —北京：科学出版社，2024.3
科学出版社"十四五"普通高等教育本科规划教材
ISBN 978-7-03-077354-8

Ⅰ. ①免…　Ⅱ. ①李…　②唐…　Ⅲ. ①医药学-免疫学-高等学校-教材　Ⅳ. ①R392

中国国家版本馆 CIP 数据核字（2023）第 232931 号

责任编辑：丛　楠　马程迪 / 责任校对：严　娜
责任印制：赵　博 / 封面设计：图阅社

科学出版社 出版
北京东黄城根北街 16 号
邮政编码：100717
http://www.sciencep.com
三河市骏杰印刷有限公司印刷
科学出版社发行　各地新华书店经销

*

2012 年 8 月第 一 版　开本：787×1092　1/16
2024 年 3 月第 二 版　印张：16 1/4
2025 年 1 月第二次印刷　字数：395 000
定价：69.80 元
（如有印装质量问题，我社负责调换）

丛 书 序

　　人类社会的发展历程始终伴随着对各类自然资源的开发和利用。生物资源因其具有的易用性、可再生性和功能多样性等特征，在社会生产中扮演着重要角色。随着科技进步，人们基于生物学原理，通过生物技术和生物工程手段，开发出一系列服务于食品、医药、能源、环境等领域的产品与技术，推动了现代生物产业的蓬勃发展。生物产业涵盖农业、畜牧业、渔业、林业、食品、生物医药、生物能源和环境保护等多个领域，已成为21世纪最具创新活力、影响最为深远的新兴产业之一。以生命科学前沿领域的不断创新为主要动力，通过保护性开发与利用生物资源，大力发展生物产业，有助于解决目前人口增长、粮食安全、气候变化和环境污染等全球性挑战，既是我国经济高质量发展的强大助力，也是新质生产力发展的重要增长点。

　　生物产业的发展关键在于科技创新，这既包括生命科学领域基础理论的突破，也涉及生物技术和生物工程的工艺与设备的革新和升级，是一个横跨多学科的系统性工程。在这一发展过程中，迫切需要大量具备坚实理论基础、创新理念素养和综合实践能力的优秀人才，在生物产业发展的各环节发挥关键性支撑作用。国家和社会发展的这种强烈需求对我国高校的生物相关专业教育教学提出了更高的要求，不仅要夯实基础教学，还要加强知识更新、学科交叉、实践能力培养，以及学科体系的综合性和系统性建设。为此，西北农林科技大学牵头组织福建农林大学、内蒙古农业大学、东北农业大学、湖北大学等多所国内院校的百余位教师，联合科学出版社，合作编写了本套"生物产业高等教育系列教材"，期望以新形态教材建设带动课程建设，通过构建系统化、现代化的教材体系，完善生物产业课程教学体系，满足新兴生物产业发展对创新人才培养的需求。

　　"生物产业高等教育系列教材"的编写人员均为长期从事生命科学领域教学的一线教师，并且具有丰富的生物产业技术研发与生产实践经验。他们基于自己对生物产业发展历程和趋势的深刻理解，按照本领域课程教学的要求与学生学习的习惯和规律，围绕着生物产业发展这一主线，编写了13本教材，涵盖了从基础研究到技术工艺和工程实践的完整产业体系。其中，《生物化学》《微生物学》《免疫学基础》是对生命学科基础知识的介绍；《细胞工程》《基因工程》《酶工程》《发酵工程》《蛋白质工程》《生物分离工程》是对生物产业发展几个核心工程技术的分别论述；《生物工艺学》和《生物技术制药》介绍了当前生物产业中的核心行业及其关键技术；而《生物工程设备》和《生物发酵工厂设计》则聚焦生物资源产业化过程中至关重要的设备与工厂建设。

　　"生物产业高等教育系列教材"具备两个突出特点，一是农业特色鲜明，二是形式和内容新颖。农业作为生物产业的重要组成部分，凭借新兴工程技术推动农业现代化，是我国生物产业发展的重要任务之一。本系列教材的编写人员，多数来自农林院校，或者有从事农林相关领域教学和研究的经历。因此，本系列教材在涵盖生命科学基础理论知识和通用工程技术的同时，特别注重现代生物技术在农林牧渔业中的应用，为推动现代农业发展和培养相关领域的人才提供了有力支持。此外，为了丰富教学形式，提升知识更新速度，以及加强实践教学效果，本系列中的多本教材采用了数字教材或纸数融合教材的形式。这种创新形式不仅拓展了教材的内容，也有助于将生命科学领域的最新研究成果与生物产业发展的最新动态实时融入教学过程，从而有效地实现培养创新型生物产业人才的目标。

2024 年 1 月 1 日

第二版前言

免疫学是研究免疫系统结构和功能的学科，不断出现的新理论、新技术推动了免疫学的快速发展。时至今日，免疫学已经渗透到生物学相关的各个学科领域。《免疫学基础》（第一版）的发行至今已过去十余年，自出版以来，该书被全国数十所相关高校用于一线教学，受到各位专家、教育工作者和相关专业学生等的广泛好评。为满足高等院校生物科学类相关专业的本科生教学，以及作为研究生和相关科学工作者的参考用书使用，新版修订着重于增强基础训练内容，包括思维的逻辑性和创新性，以及更新概念和引入新认知及反映新领域。

在新版修订过程中，我们坚持以学生为本的同时，努力达到"实施科教兴国战略，强化现代化建设人才支撑"的要求。在内容更新上，免疫系统部分重点使学生熟悉和掌握构成免疫系统的各个要素，根据我们已有的教学经验，这部分介绍的各种免疫细胞和大量免疫分子较难理解与掌握，因此，编者利用大量的图表，生动形象地描绘了复杂抽象的概念，辅以明确的说明，便于学生直观地理解，并建立完整的免疫学知识体系和良好的思维模式。在免疫应答部分，要求掌握其中的重要概念，进一步从结构与功能的关系上熟悉免疫系统的各种要素，并介绍了学科发展的前沿动态，启迪哲理性思维。在免疫调节和免疫耐受章节，考虑到学时数量的限制，删减部分较深的内容，减少罗列各种相关机制，简明扼要地讲述经典的理论和原理，并辅以适当解释和说明。另外，本书还设置单独章节讲解基于抗原-抗体反应的免疫学实验技术和细胞免疫学技术，使学生能够在深入学习理解免疫学基础理论知识的同时，兼顾培养学生对免疫学实验技能的掌握，使其具备选用适当的理论和实践方法解决实际问题的能力。在出版形式上，本书以纸质内容为核心，加入"新形态"内容，读者可通过互联网将各类教学资源与纸质内容相融合，通过用手机扫描书页二维码，快速实现知识图谱、微视频、多媒体课件等多种形式教学资源的共享，并附有在线的课后习题库，促进教学活动的高效开展。

本次修订是由来自东北农业大学、南京农业大学、山东农业大学、中国农业大学、内蒙古农业大学、吉林农业大学、哈尔滨医科大学和哈尔滨师范大学的14位免疫学课程一线授课教师协作完成。其中，第一章由李春艳、苗蕾编写，第二章由李春艳、臧海莲编写，第三章、第四章由唐丽杰、王晓娜编写，第五章、第六章由刘永杰、董雨豪编写，第七章由李春艳、臧海莲编写，第八章由刘永杰、董雨豪编写，第九章、第十章由宋佰芬编写，第十一章由刘玉芬、董雨豪编写，第十二章由刘玉芬、王晓娜编写，第十三章由袁学军编写，第十四章由徐凤宇、臧海莲编写，第十五章由唐丽杰、王晓娜编写，第十六章由马建、成毅编写，第十七章由李蘅、成毅编写。编者们具有较高的学术水平和丰富的免疫学教学经验，凝练出本书重点与难点，且多位编者具有海外留学经历，可以精准掌握国际上免疫学最新研究进展，使得本书具有较强的前瞻性。

值此第二版交付出版之际，我们十分感谢第一版参编人员为本书编写打下的良好基础，也衷心感谢本次修订的各位编写人员及参与作图和校对的研究生们。因篇幅所限，本书仅列出了主要参考文献，请读者与同行加以理解。

　　由于编者业务水平有限，书中疏漏之处在所难免，诚挚地希望专家和同行及读者给予批评指正，以便再版时修正。

编　者

2023 年 10 月

第一版前言

免疫学基础是高等学校生命科学相关专业，如生物科学、生物技术和生物工程等的专业基础课。本书既满足各高等学校生物类学科本科教学的需要，同时也满足不同层次和其他相关专业的研究生的教学需要。本书在编写过程中力图体现本科教材的科学性和实用性，同时也注重系统性和新颖性等几个方面。

在编写内容上，根据本学科的基本要求和教学规律，把免疫器官与组织、抗原、免疫球蛋白和抗体、细胞因子、补体系统、免疫细胞表面膜分子以及主要组织相容性复合体等作为基本知识，再重点学习免疫应答和免疫调节的相关内容。另外，免疫耐受、抗感染免疫等章节可供学时配置高的学校或研究生教学及自学使用。在最后两章分别设置了血清学试验技术和细胞免疫测定技术，既有原理，又有方法，通过此技术的学习将有助于学生更全面地深入理解免疫学基础这门课程，培养学生独立分析问题和解决问题的能力，有利于学生对免疫学基本技术的理解与掌握。

本书在生动形象地阐述免疫学基本原理、概念和难点的基础上，回顾学科发展历史，在突出免疫学研究国内外最新进展及成果的同时，更注重与免疫学有关的热点问题。本书的写作特点是图文并茂、深入浅出、通俗易懂，力求既能涵盖免疫学的基础知识，又能反映现阶段国际免疫学的发展水平。

本书是在全体编者的共同努力下完成的，各位参编同仁均为在教学一线的年轻教师，书中附有大量图片，有些图片为编者自绘完成，有些是来自于相应的教材书籍或网络的文献，其中部分引用图片由于没有找到确切出处，没能标出来源，请涉及的作者及时和我们联系，以便再版时注明出处。非常感谢东北林业大学华育平教授对全书的认真审阅。

因时间和学术水平有限，教材中定有不妥和疏漏之处，恳请读者和同行批评指正，作为进一步修订的依据。

编　者

2012 年 5 月

《免疫学基础》（第二版）教学课件索取

　　凡使用本教材作为授课教材的高校主讲教师，可获赠教学课件一份。通过以下两种方式之一获取：

　　1. 扫描左侧二维码，关注"科学 EDU"公众号→教学服务→课件申请，索取教学课件。

　　2. 填写下方教学课件索取单后扫描或拍照发送至联系人邮箱。

姓名：	职称：	职务：
电话：	电子邮箱：	
学校：	院系：	
所授课程（一）：		人数：
课程对象：□研究生 □本科（＿＿年级）□其他＿＿＿		授课专业：
使用教材名称 / 作者 / 出版社：		
所授课程（二）：		人数：
课程对象：□研究生 □本科（＿＿年级）　□其他＿＿＿		授课专业：
使用教材名称/作者/出版社：		
您对本书的评价及下一版的修改意见：		
推荐国外优秀教材名称/作者/出版社：	院系教学使用证明（公章）：	
您的其他建议和意见：		

目 录

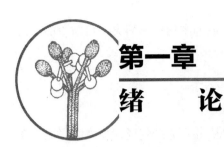

第一章
绪　论

视频

思维导图

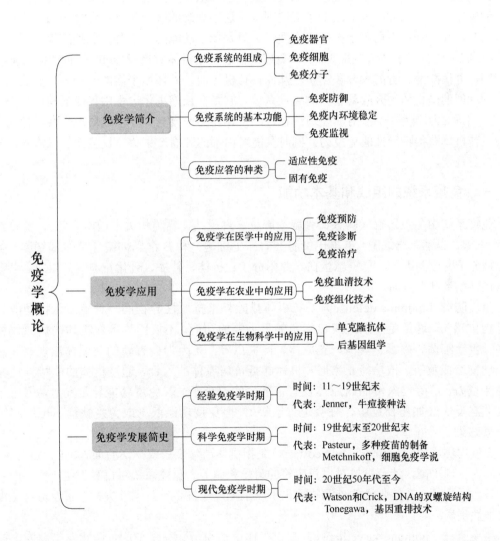

　　免疫学（immunology）是研究抗原性物质、机体的免疫系统与免疫应答的规律和调节，以及免疫应答的各种产物和各种免疫现象的一门生物学科。免疫学最初从抗微生物感染的研究中发展起来。20 世纪 50 年代以来，免疫学在理论和实践方面都取得了巨大进步，已成为一门独立的、富有生命力的新兴学科。随着生物化学、分子生物学等学科的发展，免疫学的

研究进入分子水平时代，而且已渗入许多基础学科领域，成为生命科学研究不可缺少的一门学科。

第一节 免疫学简介

免疫（immunity）的概念经过了一个变迁的过程，即从古典免疫到现代免疫的变更。在Edward Jenner（1749～1823）和Louis Pasteur（1822～1895）时代，免疫的概念是指机体（人或动物）对微生物的抵抗力和对同种微生物再感染特异性的防御能力。然而随着免疫的发展和研究的深入，人们发现很多现象，如过敏反应、移植排斥反应、自身免疫病等均与病原微生物的感染无关。因此，人们改变了旧的观念，这些观念的改变包括：免疫应答不一定由病原体引起，免疫功能不局限于抗感染方面，它只是免疫功能的一部分；免疫应答并不一定对机体有利，有些会对机体造成损害。现代免疫的概念是指机体对自身（self）和非自身（non-self）的识别，并清除非自身的大分子物质，从而保持机体内、外环境平衡的一种生理学反应。执行这种功能的是机体（人或动物）的免疫系统，它是在长期进化过程中形成的与自身内、外"敌人"斗争的防御系统，能对非经口途径进入机体内的非自身大分子物质产生特异性的免疫应答，使机体获得特异性的免疫力，同时又能对内部的肿瘤产生免疫反应而加以清除，从而维持自身稳定。

一、免疫系统的组成和基本功能

免疫系统由免疫器官（胸腺、骨髓、脾脏、淋巴结、黏膜相关淋巴组织等）、免疫细胞［吞噬细胞、自然杀伤细胞、T淋巴细胞（简称T细胞）和B淋巴细胞（简称B细胞）等］及免疫分子（细胞因子、免疫球蛋白、黏附分子、抗体、补体、分化抗原等）组成。其基本功能包括以下几个方面。

免疫防御（immune defense）是指机体排除外来抗原性异物的一种免疫保护功能。主要是指抗感染，这是免疫系统应该担负的最重要的功能。不仅因为入侵机体的病原体种类繁多，包括细菌、病毒、真菌、支原体、寄生虫等，还因为会有新的病原体出现，并对人类和动物造成危害。该功能正常时，机体能抵抗病原体的入侵，通过机体的非特异性和特异性免疫力，清除已入侵的病原体及有害的生物性分子。若免疫功能异常亢进，可引起传染性变态反应（如药物过敏、呼吸道过敏等）；而免疫功能低下或免疫缺陷，可引起机体的反复感染。

免疫内环境稳定（immune homeostasis）是指机体清除衰老或损伤的细胞，进行自身调节，维持体内生理平衡，涉及机体对自身应答的耐受和调节。免疫系统对自身表达抗原不产生免疫应答，对少量、持续刺激的外源物质也不产生免疫应答。一旦调节失控会引发自身免疫病和过敏性疾病。

免疫监视（immune surveillance）是指机体识别和清除突变细胞，防止发生肿瘤，控制癌变细胞的功能。机体内的细胞常因物理、化学和病毒等致癌因素的作用突变为肿瘤细胞，这是体内最危险的"敌人"。机体免疫功能正常时可对这些肿瘤细胞加以识别，然后调动一切免疫因素将这些肿瘤细胞清除。若此功能低下或失调，可能导致肿瘤的发生或持续性病毒感染。

二、免疫应答的种类及其特点

免疫应答（immune response）是指免疫系统识别和清除抗原的整个过程。根据免疫应答识别的特点、获得形式及效应机制，可将其分为固有免疫（innate immunity）和适应性免疫（adaptive immunity）两大类。固有免疫又称为先天性免疫（natural immunity or native immunity）或非特异性免疫（non-specific immunity），适应性免疫又称为获得性免疫（acquired immunity）或特异性免疫（specific immunity）。

1. 固有免疫 是生物在长期进化中逐渐形成的，是机体抵御病原体入侵的第一道防线。参与固有免疫的细胞，如单核巨噬细胞、树突状细胞（dendritic cell，DC）、自然杀伤细胞（natural killer cell，NK 细胞）、粒细胞等，经其表面表达的受体能识别一种分子，这种分子表达于多种病原体表面，如单核巨噬细胞表面的 Toll 样受体 4（Toll-like receptor 4，TLR4）能识别多种革兰氏阴性菌细胞壁成分脂多糖（LPS），经受体配体作用，固有免疫细胞被活化，迅速执行免疫效应，吞噬杀伤病原体，并释放细胞因子（如干扰素），抑制病原体复制，这类细胞在病原体入侵早期即发挥免疫防御作用。固有免疫应答不经历克隆扩增，不产生免疫记忆。

固有免疫主要有以下几个特点。

1) 有特异的选择性。作用范围广，不针对某一特定抗原。

2) 反应出现快。首先与入侵抗原物质起作用，将其排斥与清除，但作用强度较弱。

3) 具有相对稳定性。不受抗原性质、抗原刺激强弱或刺激次数的影响，但也不会固定不变，当机体受到共同抗原或佐剂的作用时，也可产生获得性非特异性免疫，以增强非特异性免疫。

4) 参与的免疫细胞较多。包括巨噬细胞、中性粒细胞及 NK 细胞等。

5) 遗传性。生物个体出生后即具有，能遗传给后代，也称种的免疫（species immunity）。

2. 适应性免疫 是指体内 T 细胞、B 细胞接受"非己"物质刺激后，自身活化、增殖、分化为效应细胞，产生一系列生物学效应的全过程。适应性免疫可分为三个阶段：①识别阶段。T 细胞和 B 细胞分别通过 T 细胞受体（TCR）和 B 细胞受体（BCR）精确识别抗原，其中 T 细胞识别的抗原必须由抗原提呈细胞（antigen-presenting cell，APC）提呈。②活化增殖阶段。识别抗原后的淋巴细胞在协同刺激分子（co-stimulatory molecule）的参与下，发生细胞的活化、增殖和分化，产生效应细胞（如杀伤性 T 细胞）、效应分子（如抗体、细胞因子等）和记忆细胞。③效应阶段。由效应细胞和效应分子清除抗原。

适应性免疫主要有以下几个特点。

1) 识别自身与非自身。能识别自身与非自身的大分子物质是机体产生免疫应答的基础。机体的这种免疫识别功能相当精细，不仅能识别存在于异种个体之间的一切抗原物质，而且对于同种不同个体之间的组织和细胞，即使这些细胞和蛋白质成分存在微细的差别也能加以识别。免疫系统对非自身抗原能识别、清除，而对自身成分表现耐受。由于某些原因也会使"自身成分"成为机体识别的抗原，机体则会发生自身免疫应答。

2) 特异性。免疫系统的应答是针对不同的分子结构而发生的，一个细胞克隆的受体只能与一种抗原决定簇（antigenic determinant）结合而诱发免疫应答。结构已经确定的抗原决定簇称为抗原表位（epitope）。

3）多样性。机体的免疫系统能对不同的分子做出特异性免疫应答，甚至能对以前地球上从未出现过的新分子做出免疫应答。因为机体有多达 10^{12} 种以上的细胞克隆分别与这些分子结合，也就是说能与 10^{12} 种以上不同的抗原决定簇结合。

4）记忆性。识别"自身"与"非自身"是通过淋巴细胞表面表达的分子进行的。第一次接触过的外来分子能被淋巴细胞记忆，当再次遇到相同抗原分子时会做出更快和更强的应答，这些记忆的 T 淋巴细胞和 B 淋巴细胞多为长命的细胞。

5）自我调节性。免疫应答有自我调节能力，一方面受抗原刺激的淋巴细胞能被活化，另一方面也有一些细胞对活化的细胞有抑制作用或调节作用，如调节性 T 细胞（Tr）对辅助性 T 细胞（Th）的活化或抑制作用。同样，抗体的产生达到一定浓度也会出现抑制抗体产生的负调节。这种自我调节是机体维持正常的免疫应答平衡的重要机制，一旦自我调节失灵，机体免疫系统也会失去平衡，从而导致疾病发生。

适应性免疫应答比固有免疫应答产生晚，常在感染 5～7d 后才起作用，但其作用特异，强而有力，故能在消除病原体、促进疾病康复及防止再感染中发挥重要作用。

固有免疫和适应性免疫相辅相成、密不可分。固有免疫往往是适应性免疫的先决条件，如树突状细胞和吞噬细胞吞噬病原微生物实际上是一个加工和提呈抗原的过程，为适应性免疫应答的识别准备条件。适应性免疫的效应分子可大大促进固有免疫应答，如抗体可提高吞噬细胞的吞噬能力，或促进 NK 细胞的细胞毒作用；又如，许多由 T 细胞分泌的细胞因子可促进参与固有免疫应答细胞的成熟、迁移，并增强其杀伤功能。

三、免疫学的应用

（一）免疫预防、诊断与治疗

免疫应答的结果是抵御、清除外来抗原对机体的伤害，维持机体的正常生理状态甚至监视预防病原体的感染及肿瘤的发生，即抗感染免疫和免疫监视。疫苗的预防免疫在世界范围内消灭了"天花"。现今世界上许多重大流行性疾病，如麻疹、肺结核、小儿麻痹症、乙型肝炎、流感，以及疟疾、艾滋病、埃博拉出血热等还在继续使用疫苗及研制新疫苗进行积极有效的预防。而且疫苗技术近十多年来也得到了长足的发展，基于高效价广泛性中和抗体的多表位疫苗、多肽疫苗、基因工程疫苗、黏膜疫苗、多糖疫苗、DNA 疫苗和治疗性疫苗及耐受性疫苗等成为新一代疫苗研制的热点。

免疫诊断与治疗是临床免疫学的重要研究内容。抗原与抗体的特异性反应及反应检测的灵敏技术是免疫诊断的基础。抗体，特别是单克隆抗体（简称单抗）、工程抗体等已被广泛用于被动免疫治疗。白细胞介素和细胞因子，如白细胞介素-2（interleukin-2，IL-2）、肿瘤坏死因子（tumor necrosis factor，TNF）、干扰素（interferon，IFN）等也被用于免疫治疗。协同信号刺激分子细胞毒性 T 淋巴细胞相关抗原 4（CTLA-4）被用于免疫耐受性的诱导。淋巴因子激活的杀伤细胞（LAK）和肿瘤浸润淋巴细胞（TIL）都被用于肿瘤的免疫治疗，树突状细胞的胞外体（exosome）分泌颗粒也有希望用作非细胞的新型治疗疫苗进行肿瘤治疗。RNA干扰基因沉默很有希望用于肿瘤治疗。21 世纪以来，人们对于肿瘤免疫逃逸的细胞与分子机制有了较过去更为全面的认识，并由此提出了通过阻断肿瘤诱导的免疫抑制的方法治疗肿瘤的新思路，大大推动了肿瘤免疫学理论的发展，也促进了肿瘤免疫诊断和免疫治疗的应用。

因此，负向免疫机制在肿瘤免疫和免疫逃逸中作用的研究所取得的进展也成为肿瘤研究和应用领域最重要的进展之一。

（二）免疫学在农业中的应用

免疫学作为工具在农业中的应用集中体现在免疫血清学技术的应用上，一些高特异性、高灵敏度、易于标准化和商品化、便于操作的血清学技术，如放射免疫分析、ELISA（酶联免疫吸附测定）等标记技术，已广泛用于农药和兽药残留的检测、动物遗传育种、植物保护及其他农业领域。免疫组织化学（简称免疫组化）是用标记的特异性抗体或抗原对组织内抗原或抗体的分布进行原位检测的一种技术。近年来，免疫组化也应用于药物动力学的研究，确定药物分子在动植物机体组织细胞中的分布与定位。

（三）免疫学在生物科学中的应用

免疫学技术的发展，为生命科学的研究提供了有力的手段。单克隆抗体的应用给生物科学的发展带来了突破性的变革。免疫组化技术与分子杂交技术的结合，使得对基因及其表达的研究可达到定性、定量、定位的程度。20世纪前后，免疫学在抗感染方面的巨大成功，促进了生物制品业的发展。用细胞工程产生的单克隆抗体、用基因工程产生的细胞因子为临床医学提供了一大类具有免疫调节作用的新型药物。

近些年来，后基因组学的研究成果为现代免疫学的发展提供了新的研究思路和策略。免疫基因传统的检测方法主要是以免疫基因所表现出的功能为依据，通过鉴定其表达产物或表型的改变进行克隆。反向免疫学是后基因组时代免疫学的新概念，即以基因序列为依据，通过基因组学、转录组学、蛋白质组学等高通量手段寻找候选免疫功能基因，再以实验验证。自身免疫病主要为多基因遗传病，存在个体的易感性差异，传统的"单基因"研究方法已经不适合用来开展这种疾病的研究，而基因组学的研究方法恰好适合于自身免疫病的研究。

总之，免疫学已发展成为一门进展最快、应用性和渗透性最强的生物学科。

第二节 免疫学发展简史及展望

免疫学的发展过程大致可分为3个时期，即经验免疫学时期、科学免疫学时期和现代免疫学时期。

一、经验免疫学时期

11～18世纪末为经验免疫学时期。人类在长期实践和同疾病做斗争的过程中，积累了大量的、朴素的免疫学知识，如观察到许多传染病（如麻疹、天花、腮腺炎、马腺疫等）患者在其康复后，很少再患同一类疾病。

天花曾是一种烈性传染病，由于其通过呼吸道传播，人是唯一的易感宿主，死亡率极高，严重威胁人类的生存。18世纪在欧洲天花的大流行造成6000万人死亡。我国早在宋朝（11世纪）已有天花痂粉可预防天花的说法。到明代，即17世纪70年代，则有正式记载接种"人痘"预防天花，应用良性天花患者的干燥痂皮制成粉末进行吹鼻免疫接种。此种种痘方法不仅当时在国内广泛应用，还传到俄国、朝鲜、日本、土耳其等国家，并在 18 世纪初，被英国驻土耳其大使的夫人 Wortiey Montague 引入欧洲。1772 年英国王室开始允许在英国儿童中采用种痘的方法。据记载，在天花流行时，种痘的人群中死亡率只有不接种人群的 1/10～1/5。由于接种人痘预防天花具有一定的危险性，这一方法未能得到广泛的应用。然而，其传播至世界，对人类寻求预防天花的方法有重要影响。

18 世纪后叶，英国乡村医生 Edward Jenner 观察到牛患有牛痘，局部痘疹酷似人类天花，挤奶女工为患有牛痘的奶牛挤奶，其手臂也得"牛痘"，但不得天花。于是他意识到接种"牛痘"可预防天花。为证实这一设想，他将牛痘接种于一名 8 岁男孩手臂，2 个月后，再接种天花患者来源的痘液，只致局部手臂疱疹，未引起全身天花。他于 1798 年公布了他的论文，Jenner 的这种方法称为种痘法（vaccination），"预防接种"一词即源于此，并将疫苗称为 vaccine。Jenner 因该发明获得英国国会奖金。该发明开创了人工主动免疫的先河。

二、科学免疫学时期

到 19 世纪末，微生物病原研究取得突破后，免疫学在人工主动免疫和被动免疫及免疫应答机制方面取得了大量的研究进展。Pasteur 在 1881～1885 年成功研制出禽霍乱、炭疽、狂犬病弱毒疫苗。Daniel Elmer Salmon 和 Theobald Smith（1886）采用加热杀死的禽霍乱多杀巴氏杆菌制成灭活疫苗。Richard Pfeiffer（1889）用霍乱弧菌的死菌苗免疫豚鼠，能抵抗同源细菌的攻击，但不能抵抗其他菌株，由此证明了免疫现象具有高度的特异性。当时在免疫机制方面形成了两大派别：一是细胞免疫学说；二是体液免疫学说。Elie Metchnikoff（1883）由于发现吞噬细胞的吞噬作用，而提出细胞免疫学说。Georg Nuttal（1888）和 Hans Buchner（1889）发现血清的杀菌作用和血清中存在一种非耐热性的杀菌因子，当时称为防御素（alexin），即补体（complement）。Emil von Behring 和他的同事 Kitasato Shibasaburo（1890）发现，在破伤风毒素免疫动物的血清中，存在一种能中和毒素的因子，即抗体（antibody）。1894 年 Pfeiffer 发现免疫血清对细菌有特异性溶解作用。Herbert Edward Durham 和 Max von Gruber（1896）发现免疫血清有凝集细菌的作用，并应用凝集试验诊断细菌性传染病。Paul Ehrlich 于 1889～1900 年创立了毒素和抗毒素的定量标准化方法，并提出抗体产生的侧链学说（side chain theory），试图解释抗体产生的机制。Jules Bordet（1898）较好地阐述了免疫血清溶菌作用中抗体和补体的作用。在以上实验的基础上，以 Ehrlich 为首的一派学者提出了免疫现象的体液免疫学说，而与细胞免疫学说形成对立。直到 20 世纪初，Almroth Wright（1903）观察到免疫血清能显著增强白细胞的吞噬作用，并将此种抗体称为调理素（opsonin），从而将细胞免疫与体液免疫联系起来。

进入 20 世纪，免疫学步入发展时期，随着各生物学科的发展，在很多方面进行了深入研究，许多免疫现象得到圆满的阐明。免疫学无论在理论上还是技术上均取得突飞猛进的发展，突出表现在形成了众多分支学科与边缘学科。其中，主要的分支学科有免疫生物学（immunobiology）、免疫血清学（immunoserology）、免疫化学（immunochemistry）、免疫遗传学（immunogenetics）、免疫病理学（immunopathology）、肿瘤免疫学（tumor immunology）、分子免疫学（molecular immunology）等。

免疫学的主要成就表现在以下几个方面。

（一）在免疫生物学方面

抗体和补体对红细胞的溶解、ABO 血型、动物对异种蛋白产生抗体、异嗜性抗原等现象的发现，使人们认识到抗体的产生不是局限于病原微生物，而是一种对异种蛋白的普遍反应。抗体的发现引起很多学者对抗体产生机制的研究，继 Ehrlich 的侧链学说之后，Breil Haurowitz 和 Linus Carl Pauling（1940）、Niels Kaj Jerne（1955）分别提出抗体产生的诱导学说（instructive theory）和自然选择学说（natural selection theory），这些学说都未能圆满解释抗体产生的机制。直到 1959 年 MacFarlane Burnet 在研究免疫耐受性和 Jerne 的自然选择学说的基础上，提出了举世公认的克隆选择学说（clonal selection theory）才合理地解释了诸如免疫反应的特异性、免疫记忆、免疫识别和免疫耐受性等免疫学的核心问题。这一学说奠定了现代免疫生物学研究的理论基础。

禽类法氏囊的免疫功能是免疫学在 20 世纪 50 年代的一个重要发现。通过对免疫系统的深入研究，明确了 T 淋巴细胞、B 淋巴细胞及各免疫细胞在免疫应答中的作用。20 世纪 70 年代 Jerne 提出的免疫网络学说（immune network theory），进一步发展了克隆选择学说。

（二）在免疫血清学方面

抗体在体外可与抗原结合并引起多种免疫反应，基于这一现象的发现，人们建立了很多血清学技术，如血清凝集试验、补体结合试验，并用于传染病的诊断、病原鉴定、血清型鉴定等。随着科学技术的发展，血清学技术与一些物理、化学及分子生物学技术相结合，使新的血清学技术层出不穷，如琼脂免疫扩散试验、免疫电泳技术、间接凝集试验、免疫荧光抗体技术、免疫酶技术、放射免疫分析等，这些技术不仅广泛用于传染病的诊断、监测与检疫，以及病原鉴定，而且在一些诸如激素、酶、药物等微量生物活性物质的超微定量方面取得了巨大成功。

（三）在免疫化学方面

很多学者对各种抗原的物理、化学性质进行了深入研究，特别是半抗原载体合成技术的创立，为人们研究抗原、抗体结合的特异性提供了有效的手段。20 世纪 30 年代开始，人们对抗体的本质进行了大量的研究，Elvin A. Kabat 和 Arne Tiselius（1939）首先证实抗体的本质属于 γ 球蛋白。随后，Rodney Porter 和 Gerald Edelman（1959）阐明了抗体的化学结构，提出了抗体分子的结构模型。1975 年，Georges Köhler 和 César Milstein 创立了单克隆抗体，一方面有力地证实了克隆选择学说，另一方面实现了免疫学家多年在体外制备单克隆抗体的梦想，推动了免疫学和其他生物科学的发展。近年来，人们在利用基因工程技术制备抗体方面也获得了成功，为抗体的制备又开创了一条新路。

（四）在免疫遗传学方面

免疫应答与遗传具有密切的关系，免疫应答的产生受到遗传基因控制。免疫应答的遗传控制主要与两类基因有关：一类是主要组织相容性复合体（major histocompatibility complex，MHC）基因；另一类是免疫球蛋白可变区基因。MHC 基因通过编码基因产物控制着机体的免疫应答，研究表明，T 淋巴细胞、B 淋巴细胞对抗原的识别，抗原提呈细胞（树突状细胞、巨噬细胞、B 淋巴细胞、有核细胞）对抗原的提呈，免疫细胞之间的相互作用，细胞毒性 T

细胞（cytotoxic T lymphocyte，CTL）杀伤靶细胞等都与 MHC 基因编码的 II 类和 I 类分子有关。免疫球蛋白可变区基因是决定抗体分子特异性和多样性的基因，在 20 世纪七八十年代，Tonegawa 等研究和阐明了抗体球蛋白的基因结构，从分子水平上解释了抗体分子的多样性，也论证了克隆选择学说的可信性。

三、现代免疫学时期

1953 年 James Dewey Watson 和 Francis Harry Compton Crick 揭示了遗传信息携带者 DNA 的双螺旋结构，开创了生命科学的新纪元。分子生物学的迅速兴起，极大地推动了免疫学的发展，不仅大量免疫分子的基因被克隆，新的免疫分子被表达，而且人们对免疫应答的研究深入基因水平和分子水平，分子免疫学应运而生，成为免疫学诸多分支中的核心。

（一）抗体多样性和特异性的遗传学基础

1978 年日本分子生物学家 Susumu Tonegawa 应用基因重排技术，揭示出免疫球蛋白（Ig）C 区和 V 区基因在胚系的 DNA 中是分隔的，而 V 区包括了被分隔的数目众多的 V 基因、D 基因和 J 基因片段。V 基因、D 基因、J 基因片段的重排是产生抗体多样性最重要的一种机制。而 C 基因片段则决定了免疫球蛋白的类、亚类和型，相同的 V 基因、D 基因、J 基因按一定顺序分别与不同的 C 基因片段重组是免疫球蛋白类别转换的遗传学基础。膜型免疫球蛋白分子是 B 细胞抗原识别受体。Tonegawa 有关免疫球蛋白基因结构和重排的理论，对日后 T 细胞受体基因结构和重排的发现产生了重要影响。

（二）T 细胞抗原受体的基因克隆

在免疫球蛋白基因结构和重排发现后不久，1984 年 Mark Davis 和 Chien Saito 等成功克隆了 T 细胞受体（TCR）的基因。TCR β 链基因与免疫球蛋白重链基因，TCR α 链基因与免疫球蛋白轻链基因的结构和重排惊人地相似。而且 TCR 的多样性可能比 BCR 还要高。在此基础上，产生了 T 细胞杂交瘤和 T 细胞克隆技术。

（三）免疫遗传学和 MHC 限制性的发现

MHC 是哺乳动物基因中基因组数量最多、结构最为复杂的基因群。MHC 的基因型和表型在群体中具有高度多态性，正是这种多态性造成了不同个体之间识别抗原肽能力的差别，由此也决定了在群体中不同个体对同一种抗原（如病原微生物）免疫应答能力的差别。MHC 从被发现到其基因结构、编码蛋白质分子的结构和功能的阐明经历了半个多世纪，分子生物学技术的应用，尤其是人类基因组计划的完成使 MHC 的遗传密码得以全面破译。

（四）细胞因子及其受体

20 世纪 80 年代先后克隆出许多有重要生物学功能的细胞因子，它们在造血，细胞活化、生长和分化，免疫调节，炎症等许多重要生理和病理过程中发挥重要作用。到了 90 年代，由于人类基因学研究的突飞猛进及生物信息学的应用，人们对新的细胞因子及其受体结构和功能的研究，达到了前所未有的速度，而且迅速被应用到临床医学中去，成为免疫生物治疗的一项重要内容。

（五）固有免疫的模式识别理论

1989 年 Charles Janeway 提出了固有免疫的模式识别理论，1994 年 Polly Matzinger 以模式识别理论为基础进一步提出了危险模式理论。认为固有免疫细胞通过其表达的模式识别受体（pattern-recognition receptor，PRR），选择性地识别病原体及其产物所共有的高度保守的分子结构（非己成分），即病原体相关分子模式（pathogen associated molecular pattern，PAMP）后，吞噬病原体、加工与提呈抗原，并在危险信号的参与下，启动适应性免疫应答。该理论从新的角度解释了免疫系统为什么针对病原体入侵和组织损伤产生应答，而不对正常自身组织产生应答，即保持免疫耐受。

（六）免疫细胞受体信号转导的研究

免疫细胞通过其膜表面的免疫受体（如 TCR、BCR、NK 受体等）、细胞因子受体、固有免疫识别受体、黏附分子及死亡受体等，感应来自细胞外或细胞内的各种刺激。这些刺激参与或调节免疫应答必须与上述相应受体结合后，通过受体介导的信号途径，调节特定基因的表达。免疫细胞的信号转导途径十分复杂，不同的免疫膜分子介导的信号途径各不相同，反映了免疫应答和免疫调节的复杂性。而且不同信号途径之间存在着"串流"（cross-talking），在信号转导水平上形成了网络。免疫细胞信号转导途径的下游是通过活化特定的转录因子，使其进入细胞核，调控基因的表达。值得注意的是，不同的信号途径可以激活相同的转录因子，可谓是"殊途同归"，生物体巧妙地应用有限的基因和分子，完成极其复杂的生物学功能。

现今，随着细胞生物学、分子生物学、遗传学等学科的渗透，免疫学已成为生命科学的前沿领域和现代医学的支撑学科之一。表 1-1 列举了因从事免疫学及相关学科研究而获得诺贝尔生理学或医学奖的科学家。1901 年，第一届诺贝尔生理学或医学奖便颁给了使用抗毒素治疗白喉病的贝林（Behring）。1908 年，诺贝尔奖同时授予免疫学的体液免疫和细胞免疫理论的创始人（Ehrlich 和 Metchnikoff），这常被看作免疫学诞生的标志。此后，诺贝尔奖又见证了免疫学从化学免疫学向生物免疫学的转型。长长的诺贝尔奖获奖名单清晰地展现出免疫学发展的百年轨迹。其中几次重要免疫学成果的获奖，更加成为划分免疫学发展若干时期的历史节点。

表 1-1 免疫学领域获诺贝尔生理学或医学奖的人物及研究成果

获奖时间	获奖人物	获奖成果
1901 年	Emil von Behring（1854～1917）	血清疗法及其在白喉病中的应用
1905 年	Robert Koch（1843～1910）	对结核病及结核杆菌的研究
1908 年	Paul Ehrlich（1854～1915）	抗体形成侧链学说
	Elie Metchnikoff（1845～1916）	免疫细胞学说-吞噬细胞的作用
1913 年	Charles Robert Richet（1850～1935）	过敏反应的研究
1919 年	Jules Bordet（1870～1961）	补体及补体结合反应
1930 年	Karl Landsteiner（1868～1943）	发现 ABO 血型系统
1951 年	Max Theiler（1899～1972）	发明抗黄热病疫苗

获奖时间	获奖人物	获奖成果
1957 年	Daniel Bovet（1907～1992）	用组胺药物治疗变态反应
1960 年	MacFarlane Burnet（1899～1985）	克隆选择学说
	Peter Brian Medawar（1915～1987）	适应性免疫耐受
1972 年	Rodney Robert Porter（1917～1985）	抗体结构的研究
	Gerald Maurice Edelman（1929～2014）	抗体结构的研究
1977 年	Yalow Rosalyn Sussman（1921～2011）	建立放射免疫分析技术
1980 年	Baruj Benacerraf（1920～2011）	发现免疫应答基因
	Jean Dausset（1916～2009）	发现人类白细胞抗原（HLA）结构
	George Davis Snell（1903～1996）	发现小鼠主要组织相容性复合体Ⅱ类（H-2）结构
1984 年	César Milstein（1927～2002）	单克隆抗体技术及免疫球蛋白遗传学研究
	Georg Köhler（1946～1995）	单克隆抗体技术
	Niels Kaj Jerne（1911～1994）	单克隆抗体技术、天然选择学说及免疫网络学说
1987 年	Susumu Tonegawa（1939～）	抗体基因及抗体多样性遗传基础
1990 年	Joseph Murray（1919～2012）	抗移植免疫排斥开展肾移植
	Edward Donnall Thomas（1920～2012）	抗移植免疫排斥开展骨髓移植
1996 年	Peter Charles Doherty（1940～）	MHC 生物学功能
	Rolf Martin Zinkernagel（1944～）	MHC 生物学功能
2008 年	Harald zur Hausen（1936～2023）	发现人乳头瘤病毒（HPV）导致宫颈癌
	Françoise Barré-Sinoussi（1947～）	发现人类免疫缺陷病毒（HIV）
	Luc Montagnier（1932～2022）	发现人类免疫缺陷病毒（HIV）
2011 年	Bruce Alan Beutler（1957～）	Toll 样受体在固有免疫中作用的研究
	Jules Alphonse Hoffmann（1941～）	Toll 样受体在固有免疫中作用的研究
	Ralph Marvin Steinman（1943～2011）	树突状细胞功能的研究
2018 年	James Patrick Allison（1948～）	负性免疫调节癌症疗法的研究
	Tasuku Honjo（1942～）	负性免疫调节癌症疗法的研究
2020 年	Harvey James Alter（1935～）	发现丙型肝炎病毒
	Michael Houghton（1949～）	发现丙型肝炎病毒
	Charles Moen Rice（1952～）	发现丙型肝炎病毒

四、免疫学展望

免疫学是一门比较年轻的学科，如果从 1798 年 Jenner 发现牛痘疫苗算起只有 200 多年的历史，当然免疫学的快速发展还是近几十年的事情。免疫学在发展成一门独立学科的同时还发展了许多新的分支学科。例如，同医学实践密切相关的医学免疫学、抗感染免疫学、肿瘤免疫学、临床免疫学、移植免疫学等对感染及肿瘤的免疫诊断和治疗及组织器官的移植存活起到重要作用。此外，还有免疫病理学及免疫药理学等，它们分别研究免疫应答的病理过程、免疫病的发生机制等，以及药物对免疫应答的调节机制和应用。在分子与基础理论方面的分支学科有分子免疫学及免疫遗传学、免疫生物学等，它们分别研究免疫分子的结构功能及相关作用的机制，以及免疫分子的基因结构及遗传规律等。它们在研究与生物的普遍规律有关的免疫现象等方面担负着重要任务。此外，近年来精神神经免疫学、心理免疫学、免疫精神病学、神经免疫学、神经免疫内分泌学等越来越引起人们的关注。许多分支学科的发展表明免疫学是一门具有广泛实践基础和理论基础的学科，而且随着研究的深入还将有更多的分支或边缘学科出现。

免疫学的快速发展得益于分子生物学的发展。随着分子生物学理论与技术的发展，免疫学还将得到进一步的发展。分子免疫学在今后仍将是免疫学发展的热点。将会有更多的免疫分子及其功能被发现。在免疫应答中的信号传递机制、MHC 的等位基因多态性及其与疾病的关系等都将会得到更进一步的揭示和阐明；免疫耐受性的分子诱导和控制会为人类器官及干细胞移植的成功创造更多机会；免疫进化的研究，特别是对低等动物，如海胆复杂免疫系统的研究，不仅有助于了解免疫进化的踪迹，更有助于揭示自然免疫的复杂性和重要性；随着固有免疫与适应性免疫之间关系的进一步揭示，固有免疫在免疫中的地位和作用还将进一步提升和发展。

目前，免疫学正以前所未有的蓬勃态势向前发展，体现在：①基础免疫学研究更加深入和广泛，免疫学理论体系更加完善，诞生了很多新的研究方向和热点；②临床免疫学在临床的价值更为明显，免疫学几乎已经渗透到临床的每一个角落，其技术和方法已广泛应用于疾病的预防、诊断和治疗；③基础免疫学与临床免疫学结合更加紧密，基础研究与应用研究并重且紧密结合，相辅相成；④免疫学与其他很多生命学科和医学交叉融合，极大地促进了免疫学和其他学科的共同发展。免疫学在推动生物高科技产业化中的技术支撑作用及效益日益突出。因此，我们要始终把握当今国际免疫学发展的方向、研究热点及应用前景，结合我国免疫学发展的现状、国情与需求，既立足当前，锤炼过硬本领，又要放眼长远，融入时代发展需要，大力发展我国免疫学研究。

小 结

免疫学是当今生命科学的前沿学科和现代医学的支撑学科之一。人和动物机体通过免疫系统来执行免疫功能。免疫系统包括免疫器官、免疫细胞和免疫分子。机体的免疫功能主要有免疫防御、免疫内环境稳定和免疫监视。免疫应答依据其识别特点、获得形式和效应机制，可分为固有免疫和适应性免疫。免疫学是在人类与传染病做斗争的过程中发展起来的。经历了经验免疫学时期、科学免疫学时期和现代免疫学时期3个时期。免疫学在21世纪的生命科学和医学发展中，必将扮演更加重要的角色。我们应始终把握当今国际免疫学发展的方向、研究热点及应用前景，结合我国免疫学发展的现状、国情与需求，既立足当前，锤炼过硬本领，又要放眼长远，融入时代发展需要，大力发展我国免疫学研究。

复习思考题

1. 免疫系统的三大基本功能是什么？
2. 简述免疫应答的种类及其特点。
3. 简述免疫学在生物科学中的应用。
4. 简述免疫学的发展过程。
5. 谈谈你了解的免疫学家及他们的奋斗故事，从他们的事迹中受到了哪些启发？
6. 展望免疫学在21世纪生命科学中的作用和地位。

思考与探索

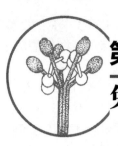

第二章
免疫器官与组织

视频

思 维 导 图

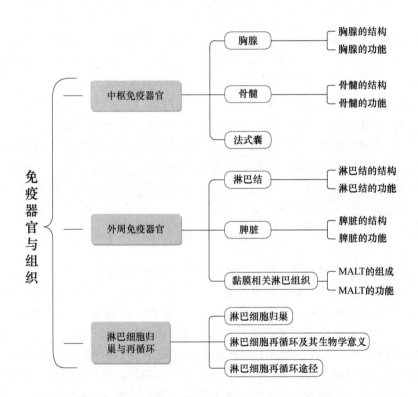

　　免疫系统（immune system）是机体执行免疫应答和免疫功能的组织系统。免疫系统由免疫器官、免疫细胞（淋巴细胞、抗原提呈细胞、粒细胞、肥大细胞、血小板等）及免疫分子（补体、免疫球蛋白、细胞因子等）组成。免疫系统的各部分在免疫细胞和免疫相关分子的协作及制约作用下，共同完成机体的免疫功能。本章重点介绍免疫器官和组织的主要特点，免疫细胞和免疫分子将在后续的相关章节中介绍。

　　免疫器官（immune organ）按其功能不同可分为中枢免疫器官（central immune organ）和外周免疫器官（peripheral immune organ），两者通过血液循环和淋巴循环相互联系。中枢免疫器官也称为初级免疫器官（primary immune organ），包括胸腺、骨髓和法氏囊（禽类），多能造血干细胞在这些部位产生、发育、成熟为免疫细胞，并通过血液循环运送至外周免疫器官。外周免疫器官也称为次级免疫器官（secondary immune organ），包括淋巴结、脾脏及黏膜相关淋巴组织等，成熟免疫细胞定居在这些部位，并在此接受抗原刺激产生免疫应答。

第一节 中枢免疫器官

中枢免疫器官是免疫细胞发生、分化、发育和成熟的场所，包括胸腺、骨髓和法氏囊。中枢免疫器官发生在胚胎早期，起源于内、外胚层连接处，它们中的某些器官（如胸腺和法氏囊）在青春期后就逐步退化为淋巴上皮组织，具有诱导淋巴细胞增殖分化为免疫活性细胞的功能。中枢免疫器官本身及其中淋巴细胞的发育增殖不需要抗原刺激，其缺陷或疾病将严重影响机体的免疫功能。

一、胸腺

胸腺（thymus）是胚胎发生最早的免疫器官。不同的动物随着进化程度的不同，胸腺的位置、起源、发育会有所不同。无脊椎动物没有胸腺；脊椎动物圆口类的八目鳗幼鱼形成原始的胸腺；板鳃类鳐科胸腺起源于前 6 个鳃囊；软骨硬鳞鱼类胸腺从头四鳃囊产生；两栖类均有发育良好的胸腺；爬行类胸腺由鳃囊背部的突起衍生而成；鸡的胸腺分为 7 对，伸向颈前方，而鸭、鹅有 5 对胸腺；哺乳动物的胸腺是由第Ⅲ咽囊的内胚层分化而来，马、牛、猪、犬、鼠等动物的胸腺可延伸到颈部直至甲状腺；人的胸腺位于胸骨后、心脏上方，分左、右两叶。胸腺的大小因年龄不同而异，就胸腺与体重的相对大小来说，初生时最大，但其绝对大小在青春期最大，可达 30～40g，青春期后开始逐渐缩小，以后缓慢退化，逐渐被脂肪组织代替，但仍残留一定的功能，此种退化称为生理退化或年龄退化（age involution）。此外，严重营养不良、内分泌失调、微生物感染、药物中毒、应激反应及免疫排斥（移植物抗宿主反应）均可导致胸腺萎缩退化，称为意外退化（accident involution）。

（一）胸腺的结构

尽管胸腺在解剖学上具有多样性，但组织学上基本相同。胸腺外包被结缔组织被膜，被膜向内伸入，将胸腺分为许多不完全分隔的小叶（lobulus）。小叶外层为皮质（cortex），内层为髓质（medulla），皮质和髓质交界处含有大量血管（图 2-1）。

胸腺皮质分为浅皮质区（outer cortex）和深皮质区（inner cortex）。胸腺实质由胸腺细胞（thymocyte）和胸腺基质细胞（thymic stromal cell，TSC）组成。前者绝大多数为处于不同分化阶段的未成熟 T 细胞；后者以胸腺上皮细胞（thymus epithelial cell，TEC）为主，还包括树突状细胞（dendritic cell，DC）、巨噬细胞（macrophage，Mφ）及成纤维细胞（fibroblast）等。TSC 构成了决定 T 细胞分化、增殖和选择性发育的胸腺微环境。浅皮质区中有未成熟 T 细胞和一种特殊的胸腺上皮细胞，称为胸腺抚育细胞（thymic nursing cell，TNC），其包绕着胸腺细胞，可产生某些促进胸腺细胞发育的激素和细胞因子。深皮质区内主要为体积较小的皮质胸腺细胞。髓质内含有大量胸腺上皮细胞和疏散分布的较成熟的胸腺细胞、Mφ 和 DC。在正常胸腺髓质内存在着由扁平细胞呈同心圆排列而成的胸腺小体或称哈索尔小体（Hassall's corpuscle），由髓质上皮细胞、Mφ 和细胞碎片组成，是胸腺结构的重要特征。

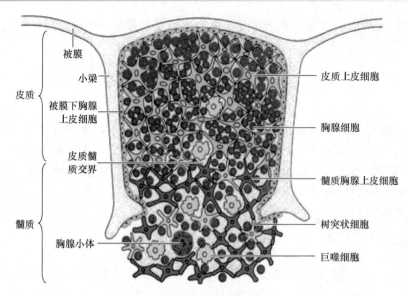

图 2-1　胸腺的结构（金伯泉，2008）

　　胸腺的血管有与其功能相关的血-胸腺屏障和毛细血管后微静脉两种结构：①血-胸腺屏障。由皮质毛细血管和上皮网状细胞组成，使血液与胸腺组织之间的物质交换受到一定的限制，因而抗原物质很难与淋巴细胞接触；血-胸腺屏障可保证胸腺中淋巴细胞在抗原物质难以进入的微环境中增殖分化。②毛细血管后微静脉。其为血流中的淋巴细胞进出胸腺的重要通道，位于髓质的外周部分；此种血管的内皮细胞呈立方形或柱状，淋巴干细胞可穿过它的内皮细胞或内皮细胞间隙进入胸腺，在胸腺中分化的 T 淋巴细胞，可以从同一途径进入血流到达外周淋巴器官。

　　（二）胸腺的功能

　　胸腺的功能大概包括以下三点：①T 细胞分化、成熟的场所（T 细胞的阳性选择）。骨髓内的前 T 细胞通过血液进入胸腺，经有序分化、发育后进入外周血和淋巴组织成为成熟 T 细胞；后者定居于外周免疫器官的胸腺依赖区，并经淋巴细胞再循环而分布于全身。②免疫调节功能（产生胸腺激素和多种细胞因子）。胸腺具有内分泌功能，目前已经从胸腺提取物中提纯了几十种具有生物活性的胸腺素，既能诱导干细胞分化为 T 细胞，又具有调节外周淋巴器官和免疫细胞的功能。③胸腺同时还具有自身免疫耐受的建立与维持功能（T 细胞的阴性选择）。当此功能障碍时，易患自身免疫病。

　　1. T 细胞分化、成熟的场所　　未成熟的前 T 细胞由骨髓经血液循环进入胸腺，首先进入浅皮质区，在此处未成熟的 T 淋巴细胞表面带有 CD4$^-$CD8$^-$双阴性的表面标志。之后这些细胞进入深皮质区，在胸腺上皮网状细胞分泌的胸腺素和胸腺生成素的作用下分化增殖，形成许多小型 T 细胞，细胞表面标志由 CD4$^-$CD8$^-$双阴性变为 CD4$^+$CD8$^+$双阳性，其中只有少数（＜5%）小型 T 细胞可进入髓质继续分化、发育、成熟，大多数（＞95%）小型 T 细胞不久即死亡。髓质大量成熟的 T 细胞表面标志抗原也随之分化表达为 CD4$^+$CD8$^-$或者 CD4$^-$CD8$^+$等单阳性 T 细胞，并表达抗原受体等细胞表面分子，这些 T 细胞具有免疫应答能力。成熟 T 细胞通过血液、淋巴转移到外周免疫器官的胸腺依赖区（图 2-2）。

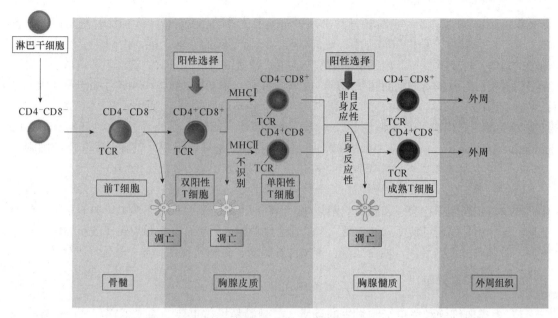

图 2-2　T 细胞在胸腺中阳性-阴性选择

由于胸腺是 T 细胞分化、成熟的主要场所，摘除胸腺的新生动物，在成年后外周血和免疫器官中的淋巴细胞明显减少，排斥异体移植物能力下降，抗体生成反应表现低下，动物极易患病死亡。如果动物在出生后数周摘除胸腺，则不易发生明显的免疫功能受损，这是因为在新生期前后已有大量成熟 T 细胞从胸腺输送到外周免疫器官，建立了强大的细胞免疫功能。所以，成年动物切除胸腺后果不会十分严重。

2. 免疫调节　　胸腺具有内分泌功能，目前已经从胸腺提取物中提纯了几十种具有生物活性的胸腺素（thymosin）。胸腺基质细胞产生多种细胞因子和胸腺肽类分子，如胸腺素、胸腺生成素（thymopoietin）、胸腺血清因子（thymic serum factor）及胸腺体液因子（thymic humoral factor）等，这些活性因子调节胸腺内 T 细胞的分化和发育，也对外周免疫器官和免疫细胞具有调节作用。

3. 自身免疫耐受的建立与维持　　T 细胞在胸腺微环境发育过程中，自身反应性 T 细胞通过 T 细胞受体（TCR）与胸腺基质细胞表面表达的自身抗原肽-MHC 复合物呈高亲和力结合，引发阴性选择，启动细胞程序性死亡，导致自身反应性 T 细胞被清除或抑制，形成对自身抗原的中枢耐受。胸腺功能障碍时，由于 TCR 基因重排异常或阴性选择障碍，可能导致自身免疫病的发生。

二、骨髓

骨髓（bone marrow）具有造血和免疫双重功能，它由网状结缔组织构成支架，网眼中充满多种细胞。骨髓是各种血细胞和免疫细胞的发源地和分化场所，是机体重要的中枢免疫器官。

（一）骨髓的结构

骨髓存在于机体所有骨的骨髓腔中，可分为红骨髓和黄骨髓。胎儿及婴幼儿时期的骨髓都是红骨髓，大约从 5 岁开始，长骨中的骨髓腔内出现脂肪组织，并随年龄的增长而增多，即黄骨髓，至 18 岁以后，全身长骨骨干几乎充满了黄骨髓。正常成年人的红骨髓与黄骨髓各占一半。红骨髓位于骨松质腔隙中，呈海绵样，具有活跃的造血功能，由网状疏松结缔组织组成的基质构成支架支持其内的造血细胞和血管。造血细胞形成条状的造血索和造血岛，血管则多为血窦。组成基质细胞的网状细胞、成纤维细胞、血管内皮细胞和 Mφ 等细胞及其所分泌的多种细胞因子［IL-3、IL-4、IL-6、IL-7、粒细胞-巨噬细胞集落刺激因子（GM-CSF）等］和细胞外基质共同构成了造血细胞赖以分化发育的环境，简称造血诱导微环境（hematopoietic inductive microenvironment，HIM）。黄骨髓的主要成分是结缔组织，富含血管和脂肪细胞，其内也可见少量的典型红骨髓细胞，当机体需要大量血细胞时重新活化造血。

红黄骨髓转化：红骨髓受到损伤时会转化为黄骨髓，此时造血功能会严重下降，放射线及化疗药物等损伤因子均会引起红黄骨髓转化。而在应激状态下，如大量失血、血液系统疾病恢复期，部分黄骨髓还可转变为红骨髓，恢复其造血功能；引起这种骨髓反转换的疾病包括慢性贫血、骨髓恶性细胞浸润，如白血病、多发性骨髓瘤、骨髓转移性肿瘤、骨髓纤维化等。

（二）骨髓的功能

1. 各类血细胞和免疫细胞发生的场所　　骨髓是机体重要的造血器官，是产生各类细胞的源泉。动物或人出生后一切血细胞均来自骨髓，同时骨髓也是各种免疫细胞发生和分化的场所。骨髓中的多能造血干细胞（hematopoietic stem cell，HSC）首先分化成髓样祖细胞（myeloid progenitor）和淋巴样祖细胞（lymphoid progenitor）。前者进一步分化成红细胞系、单核细胞系、粒细胞系和巨核细胞系等；后者则发育成各种淋巴细胞（T 细胞、B 细胞、NK 细胞等）的前体细胞（图 2-3）。

2. B 细胞分化成熟的场所　　在骨髓中产生的淋巴样祖细胞一部分分化为前 T 细胞，随血流进入胸腺后，被诱导并分化为成熟 T 淋巴细胞（胸腺依赖性淋巴细胞），参与细胞免疫。一部分淋巴样祖细胞分化为前 B 细胞。在禽类中，这部分前体细胞随血流进入法氏囊发育为成熟的 B 细胞，又称囊依赖淋巴细胞，参与体液免疫；在哺乳动物中，这些前体细胞则在骨髓内进一步分化发育为成熟的 B 细胞（骨髓依赖性淋巴细胞）。成熟 B 细胞随血液循环迁移并定居于外周免疫器官。

3. 再次体液免疫应答发生的场所　　骨髓是发生再次免疫应答和形成抗体的重要部位。相同抗原再次免疫机体后，外周免疫器官内活化的记忆 B 细胞经淋巴或血液迁移至骨髓，在此进一步分化为成熟的浆细胞，并产生抗体。抗原再次免疫机体后，外周免疫器官对该抗原可快速应答，但产生抗体的持续时间短；而骨髓可缓慢、持久地大量产生抗体，此抗体是血清抗体的主要来源，骨髓产生抗体的类别主要是 IgG，其次为 IgA。

三、法氏囊

法氏囊（bursa of Fabricius）是禽类特有的免疫器官，功能与骨髓类似，是 B 细胞分化的场所，为意大利解剖学家 H. Fabricius 所发现，故称法氏囊。它位于禽类泄殖腔背侧后上方，故又称腔上囊（图 2-4）。来自骨髓的由淋巴样祖细胞分化的前 B 细胞，经血流进入法氏囊后，在法氏囊生成素（bursopoietin）或称囊素（bursin）的诱导下，分化为成熟 B 细胞，经淋巴和血液循环移至外周免疫器官的非胸腺依赖区（thymus independent area）并继续增殖，参与体液免疫。

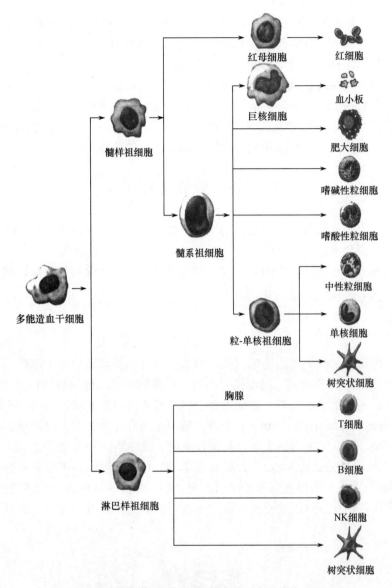

图 2-3　骨髓中多能造血干细胞的分化（金伯泉，2008）

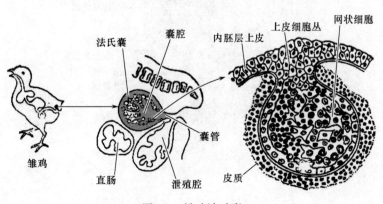

图 2-4　雏鸡法氏囊

　　研究证明，出生后将此囊用外科手术摘除或注射睾酮（testosterone）或可的松（cortisone），干扰控制法氏囊的发育，使雏鸡法氏囊发生萎缩，结果鸡的再循环淋巴细胞数量只有少许下降，但雏鸡不能产生抗体，而对细胞免疫无明显影响。

　　哺乳动物只有胸腺而没有法氏囊。肠道的派尔集合淋巴结（Peyer patch）曾被认为是类似于法氏囊的淋巴组织。此外，如肠淋巴滤泡、阑尾和扁桃体也都曾被怀疑为法氏囊类似组织，但均未获得证实。现在普遍认为，哺乳动物并不存在独立的类似法氏囊的器官组织，B细胞在骨髓内发育成熟，因此法氏囊的功能可能是由骨髓兼管。

第二节　外周免疫器官

　　外周免疫器官是成熟淋巴细胞定居的场所，也是淋巴细胞对外来抗原刺激产生免疫应答的主要部位。外周免疫器官包括淋巴结、脾脏和黏膜相关淋巴组织等。其与中枢免疫器官的差别在于它们都起源于胚胎晚期的中胚层，终生存在，部分切除后对免疫影响较小。

一、淋巴结

（一）淋巴结的结构

　　淋巴结（lymph node）呈圆形或豆状，遍布于淋巴循环系统的各个部位，具有捕获体外进入血液-淋巴液的抗原的功能。淋巴结表面有一层结缔组织构成的被膜，被膜结缔组织伸入实质构成小梁，形成淋巴结支架。被膜外侧有多条输入淋巴管（afferent lymphatic vessel），输出淋巴管（efferent lymphatic vessel）由淋巴结门部离开（图2-5）。淋巴结的实质由皮质和髓质两部分组成。皮质又分为浅皮质区和深皮质区。浅皮质区是B细胞定居区，称为非胸腺依赖区（thymus independent area），大量B细胞聚集成淋巴滤泡，可分为初级淋巴滤泡和次级淋巴滤泡，初级淋巴滤泡中多为未受抗原刺激、成熟、静止的B细胞，内无生发中心（germinal center）。生发中心由初级淋巴滤泡经抗原刺激而形成，内含大量增殖分化的B淋巴母细胞，

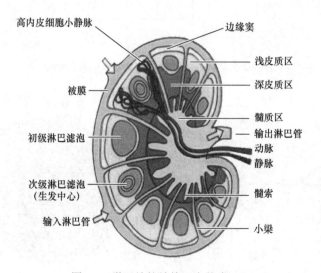

图 2-5　淋巴结的结构（金伯泉，2008）

这些细胞随后可进入髓质成为产生抗体的浆细胞。浅皮质区与髓质交界处是深皮质区，有许多弥散的淋巴细胞聚集，又称副皮质区（paracortical area），是 T 细胞定居区，称为胸腺依赖区（thymus dependent area）。深皮质区含有部分自组织迁移而来的并指树突状细胞，具有抗原提呈功能。深皮质区中的毛细血管后微静脉在淋巴细胞再循环中发挥重要作用。在发生免疫应答的淋巴结中，这两个区域组成一个分界清楚的复合结节（composite nodule），这一结构为 T 细胞、B 细胞相互作用的解剖学基础。

髓质由髓索和髓窦组成。髓索中含有 B 细胞、浆细胞和巨噬细胞等。髓窦位于髓索之间，是淋巴汇集入淋巴管的通道，也是滤过淋巴液的场所，其中有许多巨噬细胞，可以清除流经淋巴液中的细菌等异物。

（二）淋巴结的功能

1. 成熟 T 细胞和 B 细胞定居的场所　　T 细胞主要分布于深皮质区，B 细胞主要分布于浅皮质区。髓质中 T 细胞、B 细胞均有分布，但以 T 细胞为主。T 细胞约占淋巴结内淋巴细胞总数的 75%，B 细胞约占 25%。

2. 免疫应答发生的场所　　抗原通过淋巴液进入局部引流淋巴结，位于胸腺依赖区的 DC 将抗原提呈给 T 细胞，促使其活化、增殖、分化为效应 T 细胞。从血流进入淋巴结的 B 细胞首先经过富含 T 细胞的深皮质区，部分 B 细胞识别抗原，通过 T 细胞、B 细胞的协同作用，B 细胞增殖、分化为浆细胞，并分泌抗体。浆细胞所产生的特异性抗体及效应 T 细胞汇集于淋巴结髓窦内，由输出淋巴管输出，最后进入血液循环遍布全身。

3. 参与淋巴细胞再循环　　正常时，只有少部分淋巴细胞在淋巴结内分裂增殖，大部分是血液经淋巴系统再循环的淋巴细胞。淋巴结深皮质区的高内皮细胞小静脉（high endothelial venule，HEV）在淋巴细胞再循环中发挥重要作用。血液中淋巴细胞穿过 HEV，由血液循环到淋巴结，再向髓质移动，然后经淋巴窦汇入输出淋巴管，经胸导管进入血流，如此反复循环，T 细胞循环一周需 18～24h。

4. 过滤和清除异物　　侵入机体的抗原物质（如微生物及其毒素、癌细胞或大分子抗原等），随组织淋巴液进入局部引流淋巴结，当它们缓慢流经淋巴结时，可被淋巴窦中的巨噬细胞和抗体有效地吞噬和清除，使淋巴液进入血液时无异物。但淋巴结对癌细胞和病毒的清除能力较低。

二、脾脏

（一）脾脏的结构

脾脏（spleen）是体内最大的淋巴器官，也是血流通路中的过滤器官。它的结构特点是淋巴组织围绕着小动脉分布。脾脏外包有结缔组织被膜，并伸入脾脏实质形成脾脏小梁。脾脏的一侧为脾门，是血管、输出淋巴管和神经的通道。脾脏可分为白髓（white pulp）和红髓（red pulp）两部分。白髓是淋巴细胞聚集之处，淋巴细胞沿中央动脉呈鞘状分布，相当于淋巴结的深皮质区，为 T 细胞集中的区域，即胸腺依赖区。白髓中还有淋巴小结，是 B 细胞居留之处，为非胸腺依赖区。在脾脏中 T 细胞占 35%～50%，B 细胞占 50%～65%。红髓位于白髓周围，可分为脾索和血窦（或称脾窦）两部分。脾索为网状结缔组织形成的条索状分支结构，网脉中有大量红细胞、血小板、淋巴细胞和浆细胞等，血窦为迂曲的管道，其分支吻合成网。中央动脉离开白髓后，其分支通过脾索与血窦相连，血窦汇成小静脉，最后形成脾静脉出脾脏。红髓与白髓之间称为边缘区，中央动脉分支由此进入，是再循环淋巴细胞入脾脏之处。和淋巴结不同，脾脏没有输入淋巴管（图 2-6）。

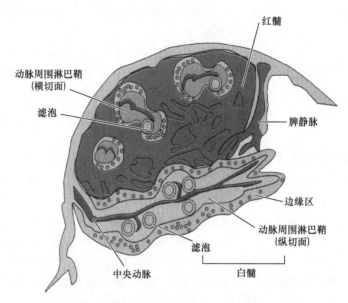

图 2-6　脾脏的结构（龚非力，2009）

（二）脾脏的功能

1. 血液滤过作用　循环血液通过脾脏时，脾脏红髓中的巨噬细胞负责清除血液中的外来抗原及发生突变和衰老的自身细胞。

2. 滞留淋巴细胞的作用　当抗原进入脾脏或淋巴结以后，就会引起淋巴细胞的滞留，即在正常情况下能在这些器官中自由通过的淋巴细胞被滞留而不离去，从而使抗原敏感细胞集中到抗原集聚的部位附近，增进免疫应答的效应。许多佐剂能触发这种滞留，所以滞留作用可能是佐剂作用的原理之一。

3. 产生免疫应答的重要场所　脾脏内定居着大量淋巴细胞和其他免疫细胞，抗原一旦进入脾脏即可发生 T 细胞和 B 细胞的活化和增殖，产生致敏 T 细胞和浆细胞。脾脏是体内产生抗体的主要器官。脾脏与淋巴结的重要区别在于脾脏是对血源性抗原产生应答的主要场所，而淋巴结主要对淋巴液中的抗原产生应答。

4. 产生吞噬细胞增强激素　促吞噬肽（tuftsin）是一种含苏氨酸、赖氨酸、脯氨酸和精氨酸的四肽激素，由美国塔夫茨大学教授 Najjara 于 1970 年首次发现。目前已知脾脏是体内促吞噬肽的唯一来源。一旦促吞噬肽被激活，会促进巨噬细胞和小胶质细胞等吞噬细胞的吞噬活性，促吞噬肽通过促进吞噬作用影响抗炎和免疫作用。

三、黏膜相关淋巴组织

黏膜相关淋巴组织（mucosal associated lymphoid tissue，MALT）是指呼吸道、消化道、

泌尿生殖道黏膜及黏膜下聚集的无被膜的淋巴组织，包括鼻相关淋巴组织、支气管相关淋巴组织、肠相关淋巴组织等。目前认为，MALT 是执行局部免疫功能的主要场所，并提出了黏膜免疫系统（mucosal immune system，MIS）的概念。MIS 总体积比器官化的免疫组织（如淋巴结、脾脏等）更大，同时还分布于大多数抗原进入机体的浅表部位。人体黏膜表面积约 $400m^2$，是机体最大的免疫组织，所含淋巴细胞占全身淋巴细胞总数的 3/4，是抗原入侵机体的第一道门户，因此 MIS 是人体重要的防御屏障。

（一）MALT 的组成

MALT 主要包括肠相关淋巴组织、鼻相关淋巴组织和支气管相关淋巴组织等。

1. 肠相关淋巴组织 肠相关淋巴组织（gut associated lymphoid tissue，GALT）包括派尔集合淋巴结、淋巴小结（淋巴滤泡）、上皮间淋巴细胞、固有层中弥散分布的淋巴细胞等。GALT 的主要作用是抵御侵入肠道的病原微生物感染。

2. 鼻相关淋巴组织 鼻相关淋巴组织（nasal associated lymphoid tissue，NALT）包括咽扁桃体、腭扁桃体、舌扁桃体及鼻后部其他淋巴组织，它们共同组成韦氏环（Waldeyer's ring），其主要作用是抵御经空气传播的病原微生物感染。NALT 与淋巴结的结构相似，表面覆盖有上皮细胞，但无结缔组织被膜，也无输入淋巴管。抗原和异物陷入淋巴上皮隐窝中，然后被送至淋巴小结。淋巴小结主要由 B 细胞组成，受抗原刺激后增殖，形成生发中心。

3. 支气管相关淋巴组织 支气管相关淋巴组织（bronchus associated lymphoid tissue，BALT）主要分布于各肺叶的支气管上皮下，其结构与派尔集合淋巴结相似，滤泡中的淋巴细胞受抗原刺激后增殖，形成生发中心，其中主要是 B 细胞。

（二）MALT 的功能

1. 黏膜局部防御功能 以肠黏膜为例，经口腔进入体内的抗原穿过肠壁，引流至肠系膜淋巴结，激活局部淋巴细胞，后者可返回至固有层的细胞群体中；某些已被部分消化的蛋白抗原可能通过 M 细胞（黏膜免疫系统中一种特化的抗原转运细胞）进入集合淋巴结，激活 T 细胞和 B 细胞，后者也可迁移至固有层，或进入肠系膜淋巴结并最终进入循环。

2. 产生分泌型 IgA 分泌型 IgA（secretory IgA，sIgA）在抵御消化道和呼吸道病原体侵袭中发挥关键作用，为黏膜局部抵御病原微生物入侵的主要防御机制。口服蛋白抗原进入集合淋巴结后，可刺激滤泡间的 T 细胞和滤泡内的 B 细胞。产生 sIgA 的 B 细胞可能滞留在固有层，也可迁移至其他黏膜组织或淋巴器官。sIgA 是婴儿通过母乳获得被动免疫的关键成分，可为婴儿提供免疫保护，直至自身免疫系统成熟。

3. 口服抗原介导的免疫耐受 口服蛋白抗原刺激黏膜免疫系统后，常导致免疫耐受。这种耐受的生物学意义在于：它可阻止机体对肠腔内共栖的正常菌群产生免疫应答。资料表明，口服抗原可导致 T 细胞克隆无能及抑制性细胞因子［如转化生长因子-β（TGF-β）］的释放，使免疫系统对自身成分产生耐受。口服抗原诱导免疫耐受具有重要的临床应用价值，可为自身免疫病的治疗提供新途径。

第三节 淋巴细胞归巢与再循环

一、淋巴细胞归巢

成熟淋巴细胞离开中枢免疫器官后，经血液循环趋向性迁移并定居于外周免疫器官或组织的特定区域，称为淋巴细胞归巢（lymphocyte homing）。例如，T 细胞定居于深皮质区，B 细胞定居于浅皮质区；不同功能的淋巴细胞亚群也可选择性迁移至不同的淋巴组织，如产生 sIgA 的 B 细胞可定向分布于 MALT。

淋巴细胞是一个不均一的群体，可以分为不同的群或亚群。淋巴细胞归巢过程的一个显著特征是某一特定的淋巴细胞群或亚群定向归巢到相应的组织或器官。组织特异性的淋巴细胞与内皮细胞间的相互识别在淋巴细胞选择性归巢中起着重要的作用。一般将介导淋巴细胞特异性归巢的表面黏附分子称为淋巴细胞归巢受体（lymphocyte homing receptor，LHR），而将其对应的血管内皮细胞的黏附分子称为血管地址素（vascular addressin）。LHR 与血管地址素之间的特异性识别，构成了淋巴细胞选择性归巢的分子基础。

二、淋巴细胞再循环及其生物学意义

淋巴细胞在血液、淋巴液、免疫器官及相关淋巴组织之间的反复循环称为淋巴细胞再循环（lymphocyte recirculation）。参加淋巴细胞再循环的以 T 细胞为主，占 70%～75%，B 细胞为 25%～30%。淋巴细胞再循环的生物学意义有以下三个：①使带有各种不同抗原受体的淋巴细胞不断在体内循环，增加与抗原和抗原提呈细胞（antigen presenting cell，APC）接触的机会，有利于适应性免疫应答产生。许多免疫记忆细胞也参与淋巴细胞再循环，一旦接触相应抗原，可迅速进入淋巴组织产生免疫应答。②充实淋巴组织，即淋巴组织可从反复循环的"细胞库"中补充新的淋巴细胞。③保证淋巴细胞在组织中的均匀分布。

三、淋巴细胞再循环途径

1. 从中枢免疫器官向外周免疫器官的转移 在骨髓、胸腺和法氏囊分化成熟的免疫细胞，经过血液循环转移至外周淋巴器官和相关淋巴组织。

2. 从淋巴结向血液循环的转移 在淋巴结中淋巴细胞再循环最重要的途径是随血液进入深皮质区后，穿过 HEV 进入淋巴组织的 T 细胞和 B 细胞定居区，随后再移向髓窦，经输出淋巴管进入胸导管返回血液循环。

3. 从脾脏向血液循环的转移 在脾脏由血液途径随脾动脉进入脾脏的淋巴细胞穿过血管壁进入白髓区，然后移行至脾索，再穿过血管壁进入脾窦内，经脾静脉返回血液循环。

4. 从散在淋巴组织向血液循环的转移 在一般组织中，随血流进入毛细血管的淋巴细胞可穿出血管壁进入组织间隙，随淋巴液回流至淋巴结后再经输出淋巴管进入胸导管和血液循环（图 2-7）。

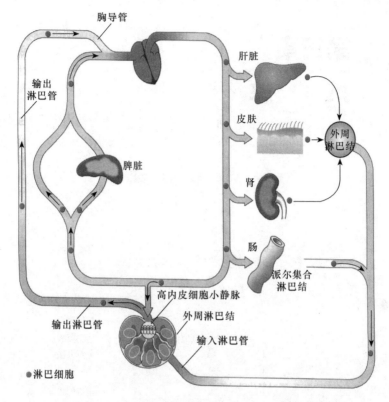

图 2-7　淋巴细胞归巢与再循环（龚非力，2009）

小　结

　　免疫系统是机体执行免疫功能的物质基础，由免疫器官、免疫细胞及免疫分子组成。免疫器官按其功能不同可分为中枢免疫器官和外周免疫器官。中枢免疫器官也称为初级免疫器官，包括胸腺、骨髓和法氏囊（禽类），多能造血干细胞在这些部位产生、分化、发育、成熟为免疫细胞，并通过血液循环运送至外周免疫器官。外周免疫器官也称为次级免疫器官，包括淋巴结、脾脏及黏膜相关淋巴组织等，成熟免疫细胞定居在这些部位，并在此接受抗原刺激产生免疫应答。黏膜相关淋巴组织主要包括肠相关淋巴组织、鼻相关淋巴组织和支气管相关淋巴组织等，它们在肠道、呼吸道及泌尿生殖道等黏膜局部发挥重要的抗感染作用。成熟淋巴细胞可通过淋巴细胞再循环运行于全身，以增强机体的免疫应答和免疫效应。

复习思考题

1. 简述中枢免疫器官和外周免疫器官的组成及其功能。
2. 淋巴细胞再循环在机体免疫防御上有何重要作用？
3. 详述淋巴细胞再循环途径。
4. 胸腺是重要的免疫器官，青春期后，胸腺开始逐步退化，请说明胸腺未完全退化引起重症肌无力的原理。
5. 淋巴结为什么容易发炎？
6. 移植器官引起的人体免疫属于自身免疫病吗？

思考与探索

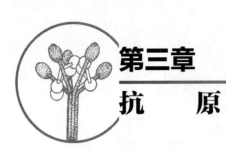

第三章
抗　原

思维导图

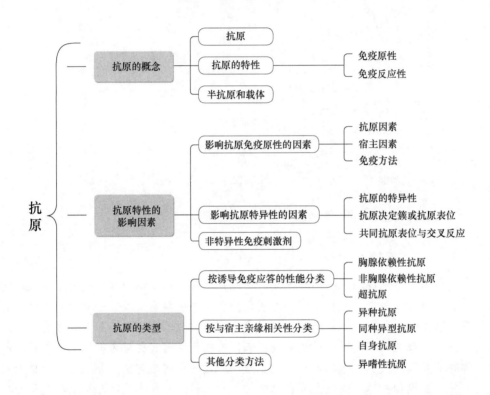

抗原一词的英文名称为antigen，缩写以 Ag 表示，antigen 源于希腊文的 anti（抗）和 genes（产生、成为），早在 1897 年抗原就被人类所认识。抗原一词，原指能刺激机体产生抗体的物质。随着免疫学的发展，人们逐渐认识到除了产生抗体的体液免疫之外，还有细胞免疫；除了形成体液免疫、细胞免疫的正免疫应答之外，还有形成免疫耐受的负免疫应答；无论抗原刺激机体最终产生何种结局，总之抗原是被 T 细胞或 B 细胞抗原受体所识别的物质，即机体内凡诱发免疫反应的物质皆可称为抗原。当强调它能诱导出正免疫应答时称其为免疫原（immunogen）；当描述它能诱导出负免疫应答时则称其为耐受原（tolerogen）。

第一节 抗原的概念

一、抗原

抗原是指能刺激机体免疫系统诱导免疫应答并能与应答产物，如抗体或致敏淋巴细胞发生特异性反应的物质。免疫系统的反应是由抗原引发的。抗原被机体识别为外来物质，机体对其产生免疫反应，故也可称为免疫原。免疫原以适当的方式进入机体时，即可诱导免疫应答。免疫应答可能是抗体的产生或特异性免疫活性细胞的活化，或两者兼有。

对于宿主来说，外源的各种各样大分子物质，在适当的条件下可以作为免疫原，包括一些复杂的大分子物质，这些大分子物质必须有很高的相对分子质量，如蛋白质、脂质、碳水化合物、某些核酸和磷壁酸等。另外，一个细胞或一个病毒是由多种蛋白质、多糖和其他大分子镶嵌拼成的，这些都是潜在的抗原，因此，微生物有许多不同的能被免疫系统识别的抗原。

二、抗原的特性

抗原的两种基本特性是免疫原性（immunogenicity）和免疫反应性（immunoreactivity），其中免疫原性是指能够刺激机体形成特异抗体或致敏淋巴细胞的能力；免疫反应性是指能与由抗原刺激所产生的抗体或致敏淋巴细胞发生特异性反应的能力，又称抗原性（antigenicity）。由于抗原的性质、机体本身的条件及抗原与抗体相互接触时的具体情况不同，免疫应答表现出的现象，可以是产生出抗体和（或）致敏淋巴细胞的正免疫应答，也可以是形成免疫耐受状态的负免疫应答。

三、半抗原和载体

抗原在免疫应答过程中大多可刺激机体产生出免疫应答产物（如抗体），并能与其在体内外发生特异性反应。抗原的前一种能力为免疫原性，后一种能力为免疫反应性，兼备这两种能力的抗原称为完全抗原（complete antigen），即通常所称的抗原或免疫原，如病原体、异种动物血清等。本身无免疫原性，但能与已经产生出的抗体反应的抗原，即只具有免疫反应性而没有免疫原性的物质，称为不完全抗原（incomplete antigen），又称半抗原（hapten），如青霉素、磺胺等。半抗原没有免疫原性，因而不会引起免疫反应。但在某些特殊情况下，如果半抗原和大分子蛋白质（载体）结合以后，刺激机体产生出针对该半抗原的抗体，就获得了免疫原性而变成完全抗原，也就可以刺激免疫系统产生抗体和效应细胞。

与半抗原结合，赋予半抗原免疫原性的物质称为载体（carrier）。半抗原诱导机体产生抗体的作用方式见图 3-1，如寡糖、类脂和一些简单的化学物质等。吗啡是一种半抗原，把它与蛋白质分子结合，就可以使动物体产生相应抗体，此抗体可作为检测是否吸毒的试剂。除大分子蛋白质外，一些非抗原性的多聚赖氨酸等载体与半抗原交联或结合也可成为完全抗原。例如，许多小分子化合物及药物属半抗原，其与血清蛋白结合可成为完全抗原，并介导变态反应，即超敏反应，如青霉素过敏。在青霉素进入体内后，如果其降解产物和组织蛋白结合，就获得了免疫原性，并刺激免疫系统产生抗青霉素抗体。当青霉素再次注射入体内时，抗青霉素抗体立即与青霉素结合，产生病理性免疫反应，出现皮疹或过敏性休克，甚至危及生命。

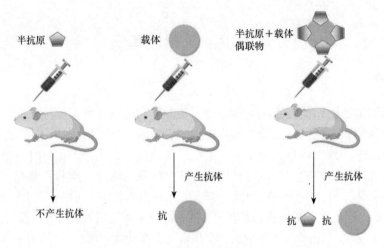

半抗原   载体   半抗原＋载体
偶联物

产生抗体   产生抗体

不产生抗体   抗   抗   抗

图 3-1 半抗原诱导机体产生抗体的作用方式

第二节 抗原特性的影响因素

抗原特性是指抗原刺激机体产生免疫应答及其与应答产物发生反应的基本能力。其一方面取决于抗原物质本身的性质，另一方面取决于机体对该种抗原物质的应答性。

一、影响抗原免疫原性的因素

（一）抗原因素

1. 异物性抗原   免疫原性的本质是异物性，即异物性是抗原的重要性质。异物即非己的物质，一般来说，抗原与机体之间的亲缘关系越远，组织结构差异越大，则异物性越强，其免疫原性就越强。结构与宿主成分不同的"非己"异种或异体物质，如鸡卵蛋白对鸭是弱抗原，对哺乳动物则是强抗原；灵长类（猴或猩猩）组织成分对人是弱抗原，而对啮齿动物则多为强抗原。异物性不仅存在于不同种属之间，如各种病原体、动物蛋白制剂等对人是异物，为强抗原；在同种异体之间，如同种异体移植物也是异物，也有免疫原性。有时自身物质也可以成为抗原，一般是指隐蔽的自身成分，如眼晶状体蛋白。自身成分如发生改变，也可被机体视为异物；即使自身成分未发生改变，但在胚胎期未与免疫活性细胞充分接触，也具有免疫原性，如精子、脑组织、眼晶状体蛋白等如因外伤逸出，与免疫活性细胞接触后，也被认为是异物。

2. 理化特性

（1）分子质量   抗原的免疫原性与抗原分子大小有密切关系。通常情况下，具有免疫原性的物质分子质量大于 10kDa，分子质量小于 5kDa 的肽类一般无免疫原性；对于分子结构相似的抗原，一般是分子质量越大，免疫原性越强。这与大分子表面可能分布较多抗原决定簇，以及化学性质相对稳定，从而降解及排除速率较慢，有利于持续刺激机体免疫系统有关。但也有大分子质量物质呈弱免疫原性的例子，如明胶分子质量可达 100kDa，但因其为直链氨基酸结构，易在体内降解为低分子物质，所以呈弱免疫原性。

（2）分子组成　　天然抗原多为大分子有机物，如蛋白质是最主要的抗原，包括脂蛋白、糖蛋白和核蛋白等，有些呈现于细菌、细胞等表面，有的在细胞内，一般都具有很强的免疫原性，如由核酸和蛋白质结合起来的病毒颗粒核蛋白。小分子的多肽及多糖也具有一定的免疫原性。一般化学结构越复杂，其免疫原性越强。在氨基酸组成上，有较复杂的化学组成和特殊的化学基团，如含芳香族氨基酸尤其是酪氨酸，一般免疫原性较强。在结构上，一般环状结构免疫原性强，而直链结构免疫原性弱。单纯的脂肪和核酸几乎无免疫原性，因此多糖虽具有免疫原性，但较蛋白质弱；核酸则大多无免疫原性。

（3）分子构象和易接近性　　分子构象是指抗原分子中一些特殊化学基团的立体构象。易接近性是指抗原表面这些特殊的化学基团与淋巴细胞表面相应受体相互接触的难易程度。易接近性常与这些化学基团在抗原分子中分布的部位有关。

（4）物理状态　　物理状态对免疫原性具有重要影响。一般聚合状态的蛋白质较其单体免疫原性强，颗粒性抗原强于可溶性抗原。可溶性抗原一般免疫原性较弱，当分子聚集或吸附在颗粒表面时，其免疫原性增强。

（5）某些氨基酸在肽链中的位置　　氨基酸残基在合成多肽骨架侧链上的位置和间距与免疫原性的关系如图3-2所示。一般某些化学基团（如酪氨酸）在分子中分布的部位与免疫原性强弱有关，在分子表面时，因易与免疫细胞抗原受体结合，免疫原性强，见图3-2A；若在分子内部，则无免疫原性或免疫原性较弱，见图3-2B。

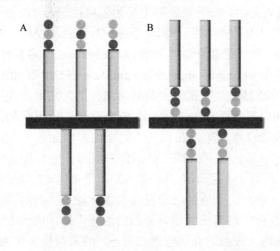

●L-酪氨酸　　●L-谷氨酸　　poly-DL-丙氨酸　　■酪氨酸骨架

图3-2　氨基酸残基在合成多肽骨架侧链上的位置和间距与免疫原性的关系

（二）宿主因素

某一物质是否具有免疫原性，除了与上述抗原方面的因素有关外，还受到宿主机体包括遗传、年龄、性别、生理状态、个体差异等诸多因素的影响。

1. 宿主的遗传性　　不同种类的动物对同一抗原的应答有很大差别，同种动物不同品系及不同个体对同种抗原也产生不同强度的免疫应答，这与免疫应答基因（Ir gene）及其表达水平有密切关系。一般受体动物的基因型决定宿主对某种抗原免疫应答的强度。例如，哺乳动物对破伤风抗毒素敏感，而两栖类则不敏感。

2. 年龄、性别与生理状态　　受体动物的年龄、性别与生理状态影响免疫应答。一般青壮年动物的免疫应答能力强；雌性动物产生抗体的能力强，但怀孕动物的免疫应答能力受到显著抑制。

（三）免疫方法

1. 抗原的剂量与接种次数　　免疫动物所用的抗原剂量要视不同动物和免疫原的种类而定。剂量要适宜，剂量不足或过多均不引起免疫应答。用量过大会引起动物死亡，也会引起免疫耐受而不发生免疫应答；用量过少不能刺激有效的免疫应答。一般适宜的剂量、适当次数的重复接种，可引起强免疫应答，即免疫间隔时间要适当，次数不要太多。

2. 进入机体的途径　　抗原进入机体的方式和途径也影响其免疫原性的强弱。抗原进入机体一般以皮内途径最佳，皮下次之，以肌内注射、腹腔注射和静脉注射效果稍差，但也可以诱导正免疫应答产生，而以口服消化道途径摄入的抗原易于诱导免疫耐受，即产生负免疫应答。

3. 免疫佐剂　　免疫佐剂有增强免疫应答的作用，又称佐剂（adjuvant），是一种非特异性免疫增强剂，与抗原一起或预先注入机体，能增强机体对该抗原的免疫应答或改变免疫应答类型。

佐剂有很多种，如氢氧化铝、明矾和磷酸铝等为无机佐剂；有机佐剂包括分枝杆菌（卡介苗）、短小棒状杆菌、脂多糖及细胞因子和源于分枝杆菌的胞壁酰二肽等；合成佐剂一般为人工合成的多聚核苷酸，如多聚肌苷酸∶胞苷酸（poly I∶C）、多聚腺苷酸∶鸟苷酸（poly A∶G）等。弗氏不完全佐剂（Freund's incomplete adjuvant，FIA）和弗氏完全佐剂（Freund's complete adjuvant，FCA）是目前动物试验中最常用的佐剂。其中弗氏不完全佐剂由液体石蜡（或植物油）和乳化剂（羊毛脂或 Tween 80）混合而成，使用时加入水溶性抗原并充分乳化，使抗原和佐剂形成油包水乳剂；在弗氏不完全佐剂中加入卡介苗（或灭活的结核分枝杆菌）即弗氏完全佐剂。弗氏佐剂易在注射部位形成肉芽肿和持久性溃疡，因而不适于人体使用。目前已有研究发现一些新型佐剂，如 C3d，是补体 C3 分子裂解后的小片段，它能提高抗原的免疫原性，增强 B 细胞的抗原提呈和活化能力；CpG 基序对树突状细胞、B细胞、T 细胞、NK 细胞和单核巨噬细胞均有强烈的活化作用，从而增强机体的特异性和非特异性免疫效应，有望成为一种新的分子佐剂；另外，纳米颗粒如作为载体与抗原结合后，同样可以延长抗原在体内的存留时间，有利于抗原对机体的持续刺激，从而增强疫苗的免疫原性。

佐剂增强免疫应答的机制一是通过改变抗原的物理性状，形成抗原储存库，延长抗原在机体内的存留时间；二是诱导炎症反应，刺激单核巨噬细胞对抗原的吞噬、处理和提呈能力；三是刺激淋巴细胞增殖、分化和活化，从而增强机体的免疫应答能力。佐剂能增大抗原表面积，并能延长抗原在体内存留时间，使抗原与淋巴系统细胞有充分接触时间，所以它有多种作用，如把无抗原性的物质转变为有效的抗原；增强循环抗体的水平或产生更有效的保护性免疫；改变所产生的循环抗体的类型及作为非特异性免疫增强剂，用于肿瘤或慢性感染患者的辅助治疗等。

二、影响抗原特异性的因素

（一）抗原特异性

抗原特异性（specificity）是指其诱导机体产生免疫应答及其与免疫应答产物相互作用的高度专一性。特异性是免疫应答中最重要的特性，也是免疫学诊断和免疫学防治的理论依据。抗原特异性既表现在免疫原性上，也表现在免疫反应性上。前者是指抗原只能激活具有相应受体的淋巴细胞，使之发生免疫应答，产生特异性抗体和效应淋巴细胞；后者是指抗原只能与相应的抗体和效应淋巴细胞特异性结合而发生免疫反应。

（二）抗原决定簇或抗原表位

决定抗原特异性的不是整个抗原分子，而是位于抗原物质表面，决定该抗原特异性的一些特殊化学基团，能与抗体特异性结合或能被淋巴细胞抗原受体识别，这些基团即抗原决定簇（antigenic determinant），又称为抗原表位（epitope）。

一个抗原分子可以有一种或多种抗原决定簇。不同的抗原组成其抗原决定簇的特殊化学基团的种类和排列不同。抗原决定簇（或表位）是与T细胞受体（TCR）或B细胞受体（BCR）及抗体特异性结合的基本结构单位，通常由5～17个氨基酸残基或5～7个多糖残基（或核苷酸）组成。抗原表位的性质、数目、位置和空间构象决定着抗原表位的特异性。能和相应抗体分子结合的抗原表位的总数称为抗原结合价（antigenic valence）。天然抗原一般是大分子，由多种或多个抗原表位组成，是多价抗原，可以和多个抗体分子结合。一般半抗原相当于一个抗原表位，仅能与抗体分子的一个结合部位结合。

根据抗原表位的结构特点，可将抗原表位分为顺序表位（sequential epitope）和构象表位（conformational epitope）。前者由连续性线性排列的短肽构成，又称为线性表位（linear epitope）；后者是指短肽或多糖残基在序列上不连续性排列，在空间上形成特定的构象，又称为非线性表位（non-linear epitope）。T细胞仅识别由抗原提呈细胞加工提呈的线性表位，而B细胞则可识别线性或构象表位。因此，也可根据T细胞、B细胞所识别的抗原表位的不同，将其分为T细胞表位和B细胞表位。T细胞表位可存在于抗原物质的任何部位；而B细胞表位多位于抗原表面，可直接刺激B细胞。图3-3是T细胞表位和B细胞表位特性的比较。

（三）共同抗原表位与交叉反应

某些抗原不仅可与其诱生的抗体或致敏淋巴细胞反应，还可与其他抗原诱生的抗体或致敏淋巴细胞反应。理论上，每种表位都能导致B细胞产生一种特异性抗体，因此，复杂抗原进入后能使机体产生多种抗体，如某一细菌感染机体后可检测到体内有针对其表面分子、鞭毛及代谢物等不同成分的抗体。其原因是在这些抗原分子中常带有多种抗原表位，不同抗原之间含有的相同或相似的抗原表位，称为共同抗原表位（common epitope），将具有共同抗原表位的这些抗原分子称为共同抗原。抗体或致敏淋巴细胞对具有相同和相似表位的不同抗原的反应，称为交叉反应（cross-reaction），见图3-4。共同抗原的存在和交叉反应的发生并非否定抗原的特异性，而是由抗原的异质性和共同表位所致。交叉反应是在抗原表位相似的情况下发生的，由于两者并不完全吻合，故一般结合力较弱，亲和力较低。共同抗原常出现在亲缘关系很近的病原生物之间，进行血清学诊断时可能会导致检测结果呈现假阳性，应予以注意。

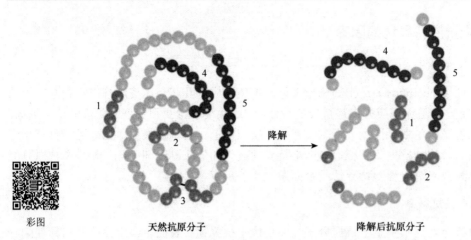

图 3-3 抗原分子中 T 细胞表位与 B 细胞表位示意图

● B 细胞决定基：1. 在分子表面为线性结构；2. 隐蔽性抗原决定基；3. 构象决定基
● T 细胞决定基：4，5 为线性结构，位于分子任意部位
天然抗原分子经酶解后，易失活的是 B 细胞构象表位，如 B 细胞决定基 3

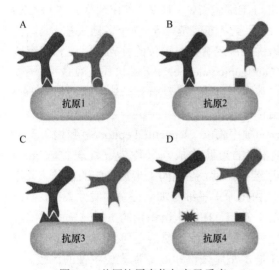

图 3-4 共同抗原表位与交叉反应

图中抗原 1 和抗原 2 有一个相同的抗原表位，抗原 3 具有与抗原 1、抗原 2 相似的表位，因此三者均可与同一抗体发生反应；抗原 4 与抗原 1、抗原 2、抗原 3 无相同或相似的抗原表位，故与相应的抗体不发生反应。A.与相应抗体反应；B.交叉反应；C.交叉反应；D.无反应

三、非特异性免疫刺激剂

非特异性免疫刺激剂是指能激活多数或全部 T 细胞或 B 细胞克隆，不受 TCR 或 BCR 特异性限制的非特异性刺激物质。除免疫佐剂外，超抗原和有丝分裂原也属于非特异性免疫刺激剂。

（一）超抗原

通常，普通蛋白质抗原可激活机体总 T 细胞库中百万分之一至万分之一的 T 细胞。然而，某些抗原物质只需要极低浓度（1～10ng/mL）即可激活机体 5%～20%的 T 细胞克隆，产生极强的免疫应答，这类抗原称为超抗原（superantigen，SAg）。超抗原是一类通过与抗原提呈细胞上的 MHCⅡ类分子和 T 细胞的 TCR Vβ 链结合，刺激表达有特殊 TCR Vβ 的 T 细胞亚群活化的抗原分子。与普通蛋白质抗原不同，SAg 的一端可直接与 TCR 的 Vβ 链 CDR3 外侧区域结合，以完整蛋白质的形式激活 T 细胞，另一端和抗原提呈细胞表面的 MHCⅡ类分子的抗原结合槽外部结合，因而 SAg 不涉及 Vβ 的 CDR3 及 TCRα 的识别，不受 MHC 的限制，见图 3-5。SAg 所诱导的 T 细胞应答，其效应并非针对超抗原本身，而是通过分泌大量的细胞因子而参与某些病理生理过程的发生与发展。因此，超抗原实际为一类多克隆激活剂。普通抗原与 T 细胞超抗原的特性比较见表 3-1。

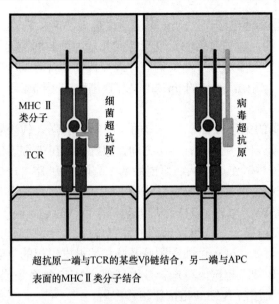

图 3-5 超抗原作用示意图

表 3-1 普通抗原与 T 细胞超抗原的特性比较

特性	普通抗原	T 细胞超抗原
T 细胞反应频率	$1/10^6 \sim 1/10^4$	$1/20 \sim 1/5$
TCR 结合部位	TCRα、Vβ 链的 CDR3 区	TCRVβ 链的 CDR1、CDR2 区
MHC Ⅱ 类分子结合部位	肽结合沟	非多肽区（α 螺旋）外侧
MHC Ⅱ 限制性	有	无
APC 存在	需要	需要
APC 处理	不需要	不需要

SAg 主要有外源性超抗原和内源性超抗原两类。外源性超抗原主要是某些细菌毒素，如金黄色葡萄球菌肠毒素 A～E（*Staphylococcus aureus* enterotoxin A～E，SEA～SEE）、A 族链球菌 M 蛋白和致热外毒素 A～C 等，细菌性超抗原均属于水溶性蛋白质，对靶细胞无直接损伤作用，可与 MHC Ⅱ 类分子结合，激活 CD4$^+$ T 细胞。B 细胞的外源性超抗原有金黄色葡萄球菌 A 蛋白（*Staphylococcus* protein A，SPA）和人类免疫缺陷病毒（human immunodeficiency virus，HIV）gp120 等。内源性超抗原一般为病毒（主要是反转录病毒）感染机体后，病毒 DNA 整合到宿主细胞 DNA 中产生的。例如，小鼠乳腺肿瘤病毒侵染淋巴细胞，其 DNA 整合到淋巴细胞 DNA 中，在体内持续表达病毒蛋白质产物，它表达在细胞表面，即内源性超抗原，也被称为次要淋巴细胞刺激抗原（minor lymphocyte stimulating antigen，MISA），刺激 T 细胞增殖。HIV 在体内的表达产物也属于内源性超抗原，此外近年也发现作用于 TCRγδ T 细胞的超抗原，如热休克蛋白（heat shock protein，HSP）。以上为 T 细胞的内源性超抗原。有关 B 细胞的内源性超抗原目前已知的是人类肠道相关唾液酸蛋白（human gut associated sialoprotein，pFv），能与某些 B 细胞亚群的 BCR 结合，并刺激其增殖。

超抗原可介导多种病理或生理效应，故超抗原具有重要的生物学意义，主要体现在以下几个方面。

1. 超抗原参与某些病理过程 SAg 可激活大量 T 细胞，产生多种细胞因子，使巨噬细胞及其他免疫细胞激活。这种过强的免疫应答尤其是大量的细胞因子的作用可导致毒性效应，引起发热、体重减轻及渗透压平衡失调等，或导致细菌性食物中毒和某些类型的休克及一些疾病的发生和发展。例如，HIV 的 gp120 作为 B 细胞的超抗原，在 HIV 致病过程中发挥重要作用。

2. 超抗原参与自身的免疫应答 一方面，超抗原的强大刺激效应可能激活体内自身反应性 T 细胞，从而诱发自身免疫病；另一方面，超抗原可在 T 细胞的 TCR Vβ 与 B 细胞表面 MHC Ⅱ 类分子间发挥桥联作用，从而可能激活多克隆 B 细胞，产生自身抗体；再者是 B 细胞超抗原介导的免疫应答可促进自身抗体产生。例如，类风湿关节炎患者体内产生类风湿因子的 B 细胞有 85% 属 VH3 家族，VH3 特异的超抗原可作为起始因子而激发自身免疫应答。

3. 超抗原介导免疫自稳 在淋巴细胞的发育过程中，超抗原可能参与阳性选择过程，进而有利于免疫自稳。例如，pFv 可能在胎肝及肠相关淋巴组织的克隆选择过程中，参与 B 细胞前体的克隆选择。B 细胞超抗原可选择性地使部分 VH3 种系基因被监禁。成熟个体中，这些被监禁的基因产物无法与 B 细胞超抗原相互作用。

4. 超抗原介导免疫耐受 内源性超抗原作用于胸腺细胞，可通过克隆选择来清除超抗原反应细胞，进而建立免疫耐受。有实验表明，将外源性超抗原金黄色葡萄球菌肠毒素 B（SEB）注入新生小鼠体内，即可诱导免疫耐受；若给成年小鼠少量、多次注射，同样可诱导免疫耐受。另外，若将内源性超抗原 MISA 1 或可溶性的 SEB 直接注入小鼠体内，均可诱导强免疫应答，并且接着出现免疫无反应性。这种现象的机制可能涉及 T 细胞与超抗原的亲和力，即多数高亲和力 T 细胞在免疫应答中可诱发其程序性死亡，导致克隆排除；而部分低亲和力的 T 细胞被保留，但无反应性。大量的微生物超抗原长期刺激可引起 B 细胞克隆无能或 VH 限制性 B 细胞克隆被清除，此即中枢和外周的免疫耐受机制之一。

5. 超抗原介导免疫抑制 在超抗原的强刺激下，T 细胞可能因过度激活而被耗竭，从而导致 T 细胞功能或数量失调，激发免疫抑制状态。

6. 超抗原与抗肿瘤效应 在超抗原的强刺激下，细胞毒性 T 细胞（cytotoxic T lymphocyte，CTL）被大量激活，其他 T 细胞亚类也被激活并分泌多种细胞因子，即对肿瘤细胞显示出杀伤效应。已有研究表明，金黄色葡萄球菌肠毒素 A（SEA）或 SEB 能激活 CTL，杀伤 MHC Ⅰ 类抗原阳性的结肠癌细胞。由此可见，超抗原可能成为新一代的抗肿瘤效应分子。

（二）有丝分裂原

有丝分裂原属外源性凝集素（lectin），多为植物种子中提取的糖蛋白、细菌的结构成分或产物等。此外，某些抗淋巴细胞表面标志的单克隆抗体（如抗 CD3 抗体）也具有有丝分裂原样的效应。能活化 T 细胞的有丝分裂原主要有伴刀豆球蛋白 A（concanavalin A，ConA）和植物血凝素（phytohemagglutinin，PHA），体外试验表明受刺激活化后的细胞体积增大，胞质丰富，胞膜不规则，出现有丝分裂等。能活化 B 细胞的有丝分裂原主要有脂多糖（lipopolysaccharide，LPS）和金黄色葡萄球菌 A 蛋白（SPA）。与其配体结合，引起 B 细胞发生分化和增殖。另外，美洲商陆丝裂原（pokeweed mitogen，PWM）能够刺激 B 细胞和 T 细胞的增殖。以上有丝分裂原被广泛应用于体外机体免疫功能的检测。

第三节　抗原的类型

自然界中各种生物、各种组织都有其各自特异性的抗原。根据任一性状都可对抗原进行分类，因此分类方法也十分复杂。现按其主要性状分类，叙述几种有重要意义的抗原。

一、按诱导免疫应答的性能分类

根据抗原被淋巴细胞识别的特性和诱导免疫应答的能力，可将抗原分为以下三类。

（一）胸腺依赖性抗原

含有 T 细胞表位、需要 T 细胞参与才能诱导免疫应答的抗原称为胸腺依赖性抗原（thymus dependent antigen，TD-Ag）。TD-Ag 可诱导细胞介导免疫和（或）抗免疫应答，但无一例外地需要 T 细胞的参与。绝大多数天然抗原都是 TD-Ag。

（二）非胸腺依赖性抗原

只含 B 细胞表位、可直接激活 B 细胞的抗原称为非胸腺依赖性抗原（thymus independent antigen，TI-Ag）。TI-Ag 的分子结构比较简单，往往是单一表位规律而密集地重复排列。这样的结构可使 B 细胞表面受体发生广泛的交联，从而像有丝分裂原一样直接使 B 细胞活化。但是这种抗原的免疫能力有限，只能诱导 IgM 类抗体，而且不能产生再次应答效应。近年的研究发现，所谓 TI-Ag 也并非完全不要 T 细胞的帮助，只是对胸腺的依赖性较弱，因此称它们为胸腺增效性（thymus efficient）抗原也许更恰当。

（三）超抗原

少量分子可使大量 T 细胞活化的高效能抗原称为超抗原。超抗原被 T 细胞识别时虽然要与 MHC Ⅱ类分子结合，但不受 MHC Ⅱ类分子的限制，可以直接活化 T 细胞而且效率特别高（详见本章第二节）。

二、按与宿主亲缘相关性分类

（一）异种抗原

与宿主不是同一种属的抗原物质称为异种抗原（xenoantigen）。通常情况下，异种抗原的免疫原性比较强，容易引起较强的免疫应答。与医学有关的异种抗原主要有以下几类。

1. 病原微生物，如细菌、病毒和其他微生物都是良好的抗原　　这些微生物的个体结构虽然简单，但抗原结构却很复杂，是多种抗原的复合体。它们在引起宿主感染的同时，也会诱导宿主产生特异性免疫应答和抗感染能力。因此可用免疫学方法对传染病进行诊断和防治。

2. 细菌外毒素和类毒素　　它们都是很好的抗原，在自然感染和免疫接种后都可产生较强的免疫力。常用于免疫预防的类毒素有白喉类毒素和破伤风类毒素。

3. 抗毒素　　抗毒素是用类毒素免疫动物（常用马）制备的免疫血清或精制抗体。抗毒素具有免疫二重性，既可中和相应外毒素，具有防治作用，又可引起变态反应。所以在应用前必须做皮肤过敏试验。

（二）同种异型抗原

同种间不同个体特异性抗原（alloantigen），如人类的 ABO 和 Rh 血型抗原及主要组织相容性抗原等。这种个体间的抗原性差异虽不像异种抗原的免疫原性那么强，但也可在同种间引起一定程度的免疫应答。例如，ABO 和 Rh 血型不符可引起输血反应，而 HLA 除了可引起移植排斥反应之外，还可调节机体的免疫应答。

（三）自身抗原

能诱导宿主发生自身应答的物质称为自身抗原（autoantigen）。正常情况下免疫系统对自身物质不作为抗原来对待，但当机体受到外伤或感染等刺激时，就会使隐蔽的自身抗原暴露或改变自身的抗原结构，或者免疫系统本身发生异常，这些情况均可使免疫系统将自身物质当作抗原性异物来识别，诱发自身免疫应答，引起自身免疫病。

（四）异嗜性抗原

有些微生物与人体某些组织有交叉反应性抗原，可引起宿主发生自身免疫病。例如，溶血性链球菌与肾小球基底膜和心肌组织、大肠杆菌某些 O 抗原与结肠黏膜等可存在交叉抗原。在临床上也常借助异嗜性抗原对某些疾病做辅助诊断，如诊断某些立克次体病的外斐反应等。

三、其他分类方法

按照抗原的生物来源和在生物体内存在的位置进行命名是一种自然的方法，可以将抗原分成无数不同的类型，这虽不是一种规范的分类方法，却是一种十分实用的命名方式，如小鼠 MHC 抗原、病毒表面抗原和细菌鞭毛抗原等。另外，根据抗原的免疫效果还可以分成完全抗原和半抗原，或免疫原、变应原和耐受原等；根据抗原与宿主的位置关系还可分成内源性抗原和外源性抗原等。

小　　结

抗原是一类能诱导免疫应答，并与其产物发生特异结合的物质。免疫原性和免疫反应性是抗原物质必须具备的两个重要特征。抗原种类很多，蛋白质类抗原免疫原性最强，脂类、糖类较弱，核酸一般无免疫原性。决定抗原特异性的部位是抗原决定簇（抗原表位）。影响抗原免疫效果的因素较多，既有自身因素，又有宿主方面的因素，同时抗原的剂量、途径、次数及免疫佐剂的选择都明显影响机体对抗原的应答。

复习思考题

1. 简述抗原的基本特性。
2. 简述决定抗原特异性的结构基础。
3. 简述 T 细胞表位和 B 细胞表位有何不同。
4. 比较 TD-Ag 和 TI-Ag 的特点有何异同。
5. 简述影响免疫原性的主要因素。
6. 试述超抗原与普通抗原的异同点。

思考与探索

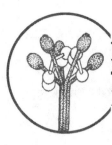

第四章
免疫球蛋白和抗体

视频

思维导图

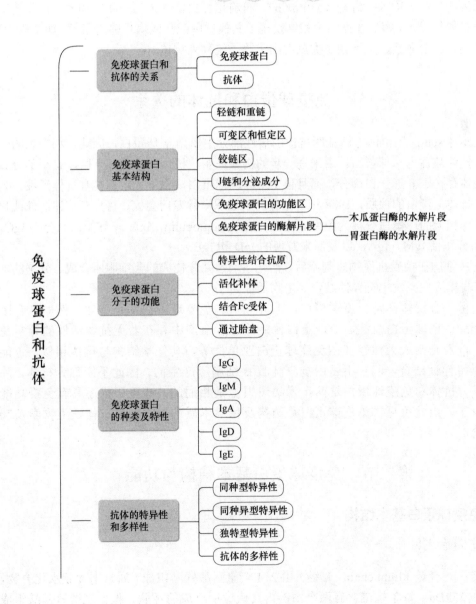

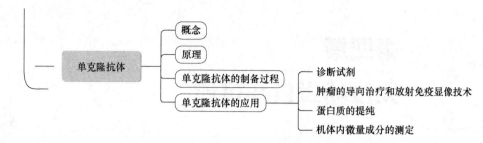

早在 1890 年，德国学者 von Behring 和日本学者 Kitassato 用白喉毒素（diphthero toxin）（一种外毒素）给动物注射后，发现动物产生了对白喉毒素的抵抗力，在动物血清中发现一种能中和外毒素的物质，称为抗毒素（antitoxin）。再将这种血清注入另一正常动物，可使该动物免受白喉毒素的侵害。随后在血清中相继发现了其他抗菌或与疾病相关的因子，如杀菌素、溶菌素、凝集素、溶血素、沉淀素及类风湿因子等，统称为抗体。

第一节　免疫球蛋白和抗体的关系

1939 年，Tiselius 用电泳方法证明抗体的活性部分主要为 γ 球蛋白，因此，相当长的一段时间内，抗体被称为 γ 球蛋白。后来进一步的实验证明，抗体并不都在 γ 区，有小部分具有活性的抗体存在于 β 球蛋白部分，而且位于 γ 区的球蛋白，也不一定都具有抗体活性。为了准确描述抗体球蛋白的性质，1968 年，世界卫生组织举行专门会议，将具有抗体活性或化学结构与抗体相似的球蛋白统称为免疫球蛋白（immunoglobulin，Ig）。γ 球蛋白组分为 IgG，β2 球蛋白组分包括 IgM、IgA，以及后来发现的 IgD 和 IgE。

抗体是 B 细胞在接受抗原物质刺激后，活化、增殖并分化成的浆细胞所合成、分泌的球蛋白，具有与相应抗原发生特异性结合等生物活性。

也就是说所有抗体都是免疫球蛋白，但并非所有免疫球蛋白都是抗体。例如，在医学上的骨髓瘤、巨球蛋白血症、冷球蛋白血症等患者血清中存在着无抗体活性的异常免疫球蛋白，以及正常人天然存在的免疫球蛋白亚单位等，其化学结构与抗体相似，也能与相应抗原特异性结合，但它不是由抗原刺激 B 细胞所产生的，因此不能称为抗体。除以上特例外，抗体和免疫球蛋白这两个术语习惯上是相通的，即用于描述具有免疫功能的蛋白质分子。由此可见，免疫球蛋白是结构及化学本质的概念，而抗体是生物学及功能上的概念。

第二节　免疫球蛋白基本结构与功能

一、免疫球蛋白基本结构

（一）轻链和重链

1. 轻链　　轻链（light chain，L 链）由 214 个氨基酸残基组成，通常不含碳水化合物，分子质量约 25kDa。每条轻链含有两个由链内二硫键所组成的环肽。根据轻链氨基酸组成和排列顺序不同（抗原性的差异），可将轻链分为两种，即 kappa（κ）链与 lambda（λ）链。

据此，免疫球蛋白分子分为两个类型，即 κ 型与 λ 型。同一个天然 Ig 分子上两条 L 链的型总是相同的，但同一个体内可存在两种类型抗体分子。正常人血清中的 Ig 中，κ 和 λ 之比约为 2∶1。

2. 重链　　重链（heavy chain，H 链）　大小约为轻链的 2 倍，含 450～550 个氨基酸残基，分子质量为 55～75kDa。每条 H 链含有 4～5 个链内二硫键所组成的环肽。不同的 H 链由于氨基酸组成和排列顺序及二硫键的数目和位置不同，其抗原性也不相同，根据 H 链抗原性的差异可将其分为 5 类，即 μ 链、γ 链、α 链、δ 链和 ε 链。不同 H 链与 L 链（κ 或 λ 链）组成完整 Ig 的分子分别称为 IgM、IgG、IgA、IgD 和 IgE。γ、α 和 δ 链上含有 4 个环肽，μ 和 ε 链含有 5 个环肽。

总体上看，所有 Ig 的基本结构均是由 4 条多肽链，即 2 条相同的重链和 2 条相同的轻链借二硫键连接组成的对称结构，免疫球蛋白的结构见图 4-1。各类免疫球蛋白之间具有不同的结构特征，如链内、链间二硫键的数目和位置，连接寡糖的数目和结构域的数目均不相同，存在微小差异，据此，又将 Ig 分成亚类。例如，IgG 分子可分成 4 个亚类，分别是 IgG1、IgG2、IgG3 和 IgG4；IgA 分成 2 个亚类，分别为 IgA1 和 IgA2。

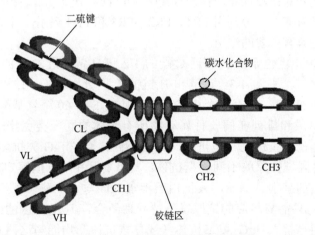

彩图

图 4-1　免疫球蛋白的结构示意图

（二）可变区和恒定区

通过对不同免疫球蛋白 H 链或 L 链的氨基酸序列比较分析，发现其氨基端（N 端）约 110 个氨基酸序列变化很大，称此区为可变区（variable region，V 区），而羧基端（C 端）则相对稳定，变化很小，称此区为恒定区（constant region，C 区）。

1. 可变区　　可变区位于 L 链靠近 N 端的 1/2（含 108～111 个氨基酸残基）和 H 链靠近 N 端的 1/5（γ、α 和 δ）或 1/4（μ 和 ε）。每个 V 区中均有一个由链内二硫键连接形成的肽环，每个肽环含 67～75 个氨基酸残基。V 区氨基酸的组成和排列随抗体结合抗原的特异性不同有较大的变异。由于 V 区中氨基酸的种类和排列顺序千变万化，故可形成许多种具有不同结合抗原特异性的抗体。

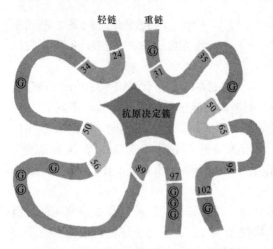

图 4-2 Ig 高变区与抗原表位结合示意图
G 表示相对保守的甘氨酸

彩图

L 链和 H 链的 V 区分别称为 VL 和 VH。在 VL 和 VH 中某些局部区域的氨基酸组成和排列顺序具有更高的变化程度，这些区域称为高变区（hypervariable region，HVR）。VL 和 VH 中的高变区各有三个，通常分别位于轻链的第 24~34 位、第 50~56 位、第 89~97 位和重链的第 31~35 位、第 50~65 位、第 95~102 位氨基酸，见图 4-2。VL 和 VH 的这三个 HVR 分别称为 HVR1、HVR2 和 HVR3。经 X 射线衍射结晶的研究分析证明，高变区为抗体与抗原结合的位置，称为互补决定区（complementarity determining region，CDR）。VL 和 VH 的 HVR1、HVR2 和 HVR3 又可分别称为 CDR1、CDR2 和 CDR3，一般 CDR3 具有更高的变异程度。在 V 区中非 HVR 部位的氨基酸组成和排列相对比较保守，称为骨架区（framework region，FR），VL 和 VH 中的骨架区各有 4 个，分别用 FR1、FR2、FR3 和 FR4 表示。骨架区对维持 CDR 的空间构型具有重要的作用。

2. 恒定区　恒定区位于 L 链靠近 C 端的 1/2 和 H 链靠近 C 端的 3/4（γ、α、δ）区域或 4/5（μ 和 ε）区域，见图 4-3。L 链和 H 链的 C 区分别称为 CL 和 CH。H 链每个功能区含 110 多个氨基酸残基，含有一个由二硫键连接的 50~60 个氨基酸残基组成的肽环。这个区域氨基酸的组成和排列在同一种属动物所有个体的同一类免疫球蛋白具有相同的抗原特异性，称为免疫球蛋白同种型抗原。针对不同抗原的 IgG 类抗体，其可变区不同，但恒定区相同。针对同一抗原的不同类型抗体，其可变区相同，但恒定区不相同，表现为类、亚类或型、亚型的差别。例如，人抗白喉毒素 IgG 与人抗破伤风毒素的抗毒素 IgG，它们的 V 区不相同，只能与相应的抗原发生特异性结合，但其 C 区的结构相同，即具有相同的抗原性。应用马抗人 IgG 第二抗体（或称抗抗体）均能与这两种抗不同外毒素的抗体（IgG）发生结合反应。这是制备第二抗体，应用荧光、酶、同位素等标记抗体的重要基础。

（三）铰链区

铰链区（hinge region，HR）位于 CH1 和 CH2 之间。不同 H 链铰链区含氨基酸数目不等，α1、α2、γ1、γ2 和 γ4 链的铰链区较短，只有 10 多个氨基酸残基；γ3 链和 δ 链的铰链区较长，含 60 多个氨基酸残基，其中 γ3 铰链区含有 14 个半胱氨酸残基。铰链区包括 H 链间二硫键，该区富含脯氨酸，不形成 α 螺旋，易发生伸展及一定程度的转动，当 VL、VH 与抗原结合时此区发生扭曲，使抗体分子上两个抗原结合位点更好地与两个抗原决定簇发生互补。由于 CH2 和 CH3 构型变化，显示出活化补体、结合组织细胞等生物学活性。铰链区对蛋白酶水解作用敏感，易被木瓜蛋白酶和胃蛋白酶水解。5 类 Ig 分子中，IgG1、IgG2、IgG4 和 IgA 的铰链区较短，IgG3 和 IgD 的铰链区较长，IgM 和 IgE 缺乏铰链区。

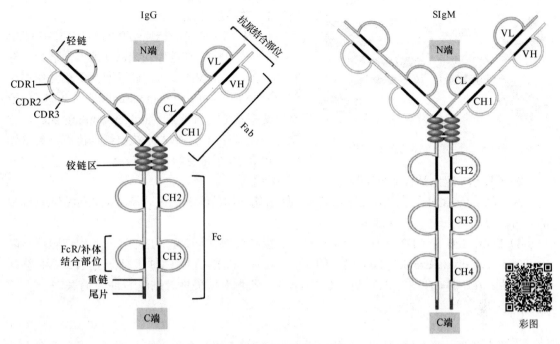

图 4-3 Ig 分子的基本结构

（四）J 链和分泌成分

1. J 链 J 链（joining chain）即连接链，存在于二聚体分泌型 IgA 和五聚体 IgM 中。J 链分子质量约为 15kDa，是由 124 个氨基酸组成的酸性糖蛋白，含有 8 个半胱氨酸残基，通过二硫键连接到 μ 链或 α 链的羧基端的半胱氨酸。J 链在 Ig 二聚体、五聚体或多聚体的组成及在体内转运中具有一定的作用。图 4-4 为五聚体 IgM 结构示意图。

2. 分泌成分 分泌成分（secretory component，SC）又称为分泌片（secretory piece，SP），是分泌型 IgA 上的一个重要成分，见图 4-5，分子质量约为 75kDa，为黏膜上皮细胞合成和分泌

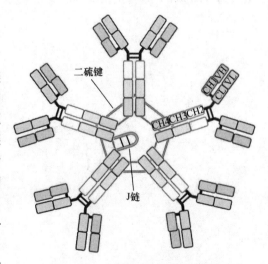

图 4-4 五聚体 IgM 结构示意图

的一种含糖肽链；SP 具有保护分泌型 IgA 的铰链区免受外分泌液中的蛋白水解酶降解作用，同时介导二聚体 IgA 向黏膜表面的转运过程。

（五）免疫球蛋白的功能区

Ig 分子的 H 链与 L 链可通过链内二硫键折叠成若干球形功能区，每一功能区（domain）约由 110 个氨基酸组成。在功能区中氨基酸序列有高度同源性。

1. L 链功能区 L 链功能区分为 L 链可变区（VL）和 L 链恒定区（CL）两功能区。

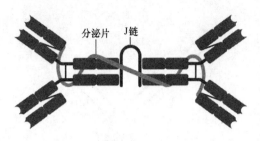

图 4-5　分泌型 IgA 结构示意图

2. 功能区的作用

1）VL 和 VH 是与抗原结合的部位,其中 HVR（CDR）是 V 区中与抗原决定簇（或抗原表位）互补结合的部位。VH 和 VL 通过非共价相互作用,组成一个 FV 区（fragment variable）。单位 Ig 分子具有 2 个抗原结合位点（antigen-binding site）,二聚体分泌型 IgA 具有 4 个抗原结合位点,五聚体 IgM 可有 10 个抗原结合位点。

2）CL 和 CH 上具有部分同种异型的遗传标记。

3）CH2：IgG CH 具有补体 Clq 结合点,能活化补体的经典活化途径。母体 IgG 借助 CH2 部分可通过胎盘主动传递到胎体内。

4）CH3：IgG 的 CH3 具有结合单核细胞、巨噬细胞、粒细胞、B 细胞和 NK 细胞可结晶段（fragment crystallizable,Fc）受体的功能。IgM 的 CH3（或 CH3 及部分 CH4）具有补体结合位点。IgE 的 CH2 和 CH3 功能区与结合肥大细胞和嗜碱性粒细胞 FcεR I 有关。

（六）免疫球蛋白的酶解片段

为研究免疫球蛋白的结构和功能,需将免疫球蛋白用蛋白酶水解。常用的蛋白酶有木瓜蛋白酶（papain）和胃蛋白酶（pepsin）。水解片段见图 4-6。

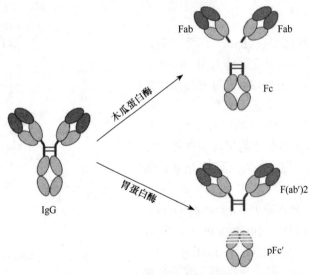

图 4-6　免疫球蛋白的水解片段示意图

1. 木瓜蛋白酶的水解片段　　木瓜蛋白酶在铰链区 H 链间二硫键近 N 端侧水解 IgG,共裂解为三个片段。两个抗原结合段（fragment of antigen binding,Fab）,每个 Fab 由一条完整的 L 链和一条约为 1/2 的 H 链组成,Fab 分子质量约为 54kDa；一个完整的 Fab 可与抗原结合,表现为单价,但不能形成凝集或沉淀反应。一个可结晶段,由连接 H 链二硫键和近羧基端两条约 1/2 的 H 链所组成,分子质量约 50kDa。Ig 在异种间免疫所具有的抗原性主要存在于 Fc。

2. 胃蛋白酶的水解片段　　用胃蛋白酶裂解免疫球蛋白是在铰链区 H 链间二硫键近 C 端水解 IgG，形成一个大分子片段和若干个小分子碎片。前者由两个 Fab 和铰链区组成，称为 F（ab′）2，后者为 Fc 的水解碎片，称为 pFc′，不具有任何生物学活性。F（ab′）2 具有双价抗体活性，与抗原结合可发生凝集和沉淀反应。双价的 F（ab′）2 与抗原结合的亲和力要大于单价的 Fab。由于应用 F（ab′）2 时保持了结合相应抗原的生物学活性，又减少或避免了 Fc 抗原性可能引起的副作用，因而在生物制品中有较大的实际应用价值。虽然 F（ab′）2 在与抗原结合特性方面同完整的 Ig 分子一样，但由于缺乏 Ig 中的部分结构，因此不具备固定补体及与细胞膜表面 Fc 受体结合的功能。F（ab′）2 经还原等处理后，H 链间的二硫键可发生断裂而形成两个相同的 Fab′。

二、免疫球蛋白分子的功能

Ig 是体液免疫应答中发挥免疫功能最主要的免疫分子，免疫球蛋白所具有的功能是由其分子中不同功能区的特点所决定的。

（一）特异性结合抗原

Ig 最显著的生物学特点是能够特异性地与相应的抗原结合，如细菌、病毒、寄生虫、某些药物或侵入机体的其他异物。Ig 的这种特异性结合抗原特性是由其 V 区（尤其是 V 区中的高变区）的空间构成所决定的。Ig 的抗原结合位点由 L 链和 H 链高变区组成，与相应抗原上的表位互补，借助静电力、氢键及范德瓦耳斯力等次级键相结合，这种结合是可逆的，并受到 pH、温度和电解质浓度的影响。在某些情况下，由于不同抗原分子上有相同的抗原决定簇，或有相似的抗原决定簇，一种抗体可与两种以上的抗原发生反应，称为交叉反应。

B 细胞膜表面 Ig（SmIg）是特异性识别抗原的受体，成熟 B 细胞主要表达 SmIgM 和 SmIgD，同一 B 细胞克隆表达不同类 SmIg，但其识别抗原的特异性是相同的。

（二）活化补体

IgM、IgG1、IgG2 和 IgG3 可通过经典途径活化补体。当抗体与相应抗原结合后，IgG 的 CH2 和 IgM 的 CH3 暴露出结合 Clq 的补体结合点，开始活化补体。凝聚的 IgA、IgG4 和 IgE 等可通过替代途径活化补体。

（三）结合 Fc 受体

不同细胞表面具有不同 Ig 的 Fc 受体，分别用 FcγR、FcεR、FcαR 等来表示。当 Ig 与相应抗原结合后，由于构型的改变，其 Fc 可与具有相应受体的细胞结合。IgE 抗体由于其 Fc 结构特点，可在游离情况下与有相应受体的细胞（如嗜碱性粒细胞、肥大细胞）结合，称为亲细胞抗体（cytophilic antibody）。抗体与 Fc 受体结合可发挥不同的生物学作用。

1. 介导 I 型变态反应　　变应原刺激机体产生的 IgE 可与嗜碱性粒细胞、肥大细胞等表面具有 IgE 高亲和力受体的细胞结合。当相同的变应原再次进入机体时，可与已固定在细胞膜上的 IgE 结合，刺激细胞脱颗粒，释放组胺，合成细胞脂质来源的介质，如白三烯、前列腺素、血小板活化因子等，引起 I 型变态反应。

2. 调理作用　　调理作用（opsonization）是指抗体、补体等调理素（opsonin）与吞噬细胞表面结合，促进吞噬细胞吞噬细菌等颗粒性抗原的作用，见图 4-7。由于补体对热不稳定，因此又称为热不稳定调理素（heat-labile opsonin）。抗体又称为热稳定调理素（heat-stable opsonin）。补体与抗体同时发挥调理吞噬作用，称为联合调理作用。中性粒细胞、单核细胞和巨噬细胞具有高亲和力或低亲和力的 FcγR Ⅰ（CD64）和 FcγR Ⅱ（CD32），IgG 尤其是人 IgG1 和 IgG3 亚类对调理吞噬起主要作用。嗜酸性粒细胞具有亲和力 FcγR Ⅱ，IgE 与相应抗原结合后可促进嗜酸性粒细胞的吞噬作用。抗体的调理机制一般认为是：①抗体在抗原颗粒和吞噬细胞之间"搭桥"，从而加强了吞噬细胞的吞噬作用；②抗体与相应颗粒性抗原结合后，改变抗原表面电荷，降低吞噬细胞与抗原之间的静电斥力；③抗体可中和某些细菌表面的抗吞噬物质，如肺炎链球菌的荚膜，使吞噬细胞易于吞噬；④吞噬细胞 FcR 结合抗原-抗体复合物，吞噬细胞可被活化。

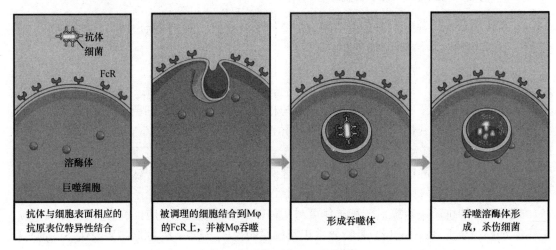

图 4-7　抗体的调理吞噬作用

3. 发挥抗体依赖细胞介导的细胞毒作用　　当 IgG 抗体与带有相应抗原的靶细胞结合后，可与有 FcγR 的中性粒细胞、单核细胞、巨噬细胞、NK 细胞等效应细胞结合，发挥抗体依赖细胞介导的细胞毒作用（antibody dependent cell-mediated cytotoxicity，ADCC），见图 4-8。NK 细胞发挥 ADCC 效应主要是通过其膜表面低亲和力 FcγRⅢ（CD16）所介导的，IgG 不仅起到连接靶细胞和效应细胞的作用，同时还刺激 NK 细胞合成和分泌肿瘤坏死因子和 γ 干扰素等细胞因子，并释放颗粒，溶解靶细胞。嗜酸性粒细胞发挥 ADCC 效应是由其 FcεR Ⅱ 和 FcαR 介导的，嗜酸性粒细胞可脱颗粒释放碱性蛋白等，在杀伤寄生虫中发挥重要作用。

此外，人 IgG 的 Fc 能非特异地与葡萄球菌 A 蛋白（staphylococcus protein A，SPA）结合，应用 SPA 可纯化 IgG 等抗体，或代替第二抗体用于标记技术。

（四）通过胎盘

人类的 IgG 是唯一可通过胎盘从母体转移给胎儿的 Ig。IgG 能选择性地与胎盘母体一侧的滋养层细胞结合，转移到滋养层细胞的吞饮泡内，并主动外排到胎儿血液循环中。这种功能与 IgG 的 Fc 结构有关，如切除 Fc 后所剩余的 Fab 并不能通过胎盘。IgG 通过胎盘的作用是一种重要的自然被动免疫，对于新生儿抗感染有重要作用。

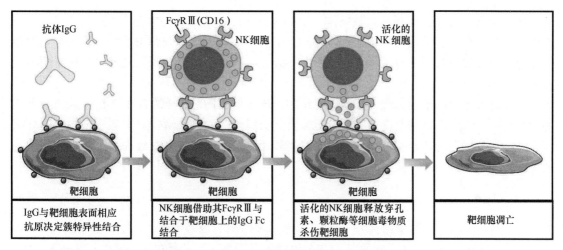

<table>
<tr><td>抗体IgG</td><td>FcγRⅢ（CD16）
NK细胞</td><td>活化的
NK细胞</td><td></td></tr>
<tr><td>靶细胞</td><td>靶细胞</td><td>靶细胞</td><td></td></tr>
<tr><td>IgG与靶细胞表面相应
抗原决定簇特异性结合</td><td>NK细胞借助其FcγRⅢ与
结合于靶细胞上的IgG Fc
结合</td><td>活化的NK细胞释放穿孔
素、颗粒酶等细胞毒物质
杀伤靶细胞</td><td>靶细胞凋亡</td></tr>
</table>

图 4-8　NK 细胞介导的细胞毒作用（ADCC）

第三节　免疫球蛋白的种类及特性

5 类免疫球蛋白分子在体内含量、分子结构和主要功能等方面均不相同，各自具有相应的特征。

一、IgG

IgG 是血清和体液中 Ig 的主要成分，占血清中免疫球蛋白总量的 75%～80%。分子质量约为 150kDa。人类血清中的 IgG 主要为单体，正常人的 IgG 包括 4 个亚类，即 IgG1、IgG2、IgG3 和 IgG4。IgG 主要由脾脏和淋巴结中的浆细胞合成，是唯一能通过胎盘的抗体。婴儿出生后 3 个月已能合成 IgG，3～5 岁时已达成人水平，40 岁后逐渐下降。

IgG 是机体抗感染的主要抗体，在抗感染过程中发挥重要作用，也是机体发生再次免疫应答的主要抗体。IgG 与外毒素结合能中和其毒性；亚类 IgG1～IgG3 与抗原形成免疫复合物，可通过经典途径激活补体，发挥溶菌和溶胞作用。IgG 的含量个体差异很大，同一个体在不同条件下，波动也很大。机体在抗原刺激下产生的大多数抗菌、抗病毒、抗毒素抗体均属于 IgG。许多自身抗体，如抗甲状腺球蛋白抗体也属于 IgG。此外，IgG 也与Ⅱ型、Ⅲ型超敏反应相关。

二、IgM

IgM 在 Ig 中分子质量最大，又称巨球蛋白，占血清 Ig 总量的 5%～10%。电子显微镜下观察，IgM 由 5 个基本结构相同的单体组成。各单体间由一条连接链（J 链）连接成"星状"的五聚体。IgM 是在个体发育过程中最早产生的抗体，在免疫应答过程中，也是经抗原刺激的动物体内最早出现的抗体，且半衰期短，因此检查 IgM 的含量有助于感染的早期诊断。IgM 在胎儿 3 个月后即开始合成，但水平很低，1～2 岁时血清中 IgM 含量可达到成人水平。IgM 可被二巯基乙醇分解而失去凝集活性，并借此与其他 Ig 相区别。

理论上，IgM 的抗原结合价为 10 价，但与大分子抗原结合时，由于受空间结构的限制，一般只能同时结合 5 个大分子抗原，即仅为 5 价。IgM 具较多结合价，属高效能抗体，因此其杀菌、溶菌、溶血和促吞噬及凝集作用比 IgG 强。IgM 是血管内抗感染的主要抗体，对防止菌血症和败血症发挥重要作用。人体天然血型抗体（抗 A 型血与抗 B 型血）为 IgM，为造成血型不符的输血反应的重要因素。此外，IgM 也参与某些自身免疫病及 Ⅱ 型、Ⅲ 型超敏反应的病理损伤过程。

IgM 是大分子，不易扩散，在胞间组织中浓度很低。同时 J 链的存在使 IgM 能与分泌细胞的受体结合，进而通过上皮细胞层转运分泌到黏膜表层，但 IgM 不是黏膜上最主要的分泌型抗体，只有辅助分泌抗体的作用，且半衰期短于 IgG，这是导致 IgM 在体外难以应用的重要原因。

三、IgA

IgA 有单体（1 个基本结构）、双体（2 个基本结构）或多聚体（若干个基本结构，由 J 链连接）等不同形式。IgA 分为血清型和分泌型两种类型。前者存在于血清中，以 IgA 表示；后者存在于分泌液中，以 sIgA 表示。

1. 血清型 IgA　　IgA 在血清中的含量仅次于 IgG，占血清 Ig 总量的 10%～20%。血清型 IgA 为单体结构，有 IgA1 和 IgA2 两个亚类。具有中和毒素和调理吞噬等多种生物学效应。血清型 IgA 对可溶性抗原的清除也具有一定的作用。

2. 分泌型 IgA　　sIgA 多为二聚体。sIgA 主要由黏膜相关淋巴组织中的浆细胞分泌合成。广泛分布于呼吸道、消化道、泌尿生殖道黏膜表面和唾液、泪液及初乳等外分泌液中，具有抗菌、抗病毒和中和毒素等多种生物学作用，是机体黏膜防御感染的重要因素。

一般初乳中 sIgA 的含量很高，子代可以通过初乳获得母体的 sIgA，获得天然被动免疫，尤其对抵抗呼吸道及消化道感染具有重要作用。为了增强黏膜免疫的效果，纯化的抗原或减毒疫苗必须通过口服或其他黏膜途径给药以使之容易被黏膜上皮细胞摄取。

四、IgD

IgD 在血清内含量很低，仅占血清 Ig 总量的 0.2%左右。IgD 较 IgG1、IgG2、IgA 或 IgM 更易被蛋白水解酶水解，而且易自溶，故半衰期短，仅 3d 左右。IgD 不能激活补体经典途径，但凝聚的 IgD Fc 碎片在高浓度时可以激活补体旁路途经。IgD 的生物功能尚不十分明确。目前已知的 IgD 抗体活性包括抗细胞核抗体、抗胰岛素抗体、抗链球菌溶血素 O 抗体、抗青霉素抗体和牛奶过敏性抗体等。IgD 也表达到成熟 B 细胞膜表面，是 B 细胞的重要表面标志。一般幼稚型 B 细胞分化过程中，表面先出现膜免疫球蛋白（mIg）M，再出现 mIgD；若 B 细胞仅表达 mIgM，接受抗原刺激后则易出现免疫耐受，如果同时表达 mIgM 和 mIgD，则 B 细胞受抗原刺激后可被激活。

五、IgE

IgE 又称为反应素或亲细胞抗体。正常血清中 IgE 的含量极低，仅占血清中 Ig 总量的 0.002%，但在过敏体质个体的血清中含量显著增高。IgE 为单体结构，其重链多一个 CH4 功能区。IgE 主要由呼吸道（如鼻、咽、扁桃体、支气管）和胃肠道等处黏膜固有层中的浆细胞合成。这些部位是变应原入侵及超敏反应的易发部位。在鼻腔、支气管分泌液、乳汁与尿液中存在分泌型 IgE。IgE 是一种亲细胞抗体，能与血液中的嗜碱性粒细胞或组织中的肥大细胞及血管内皮细胞结合，遇到花粉等各种过敏原后，则抗原与 IgE 在这些细胞表面结合，使之释放大量活性介质，如组胺等，结果诱发 I 型超敏反应。此外，IgE 与机体抗寄生虫免疫相关。

第四节　抗体的特异性和多样性

抗体的组成极为复杂，由成千上万、多种多样的 Ig 分子所组成。这些 Ig 分子在形状、大小、结构及氨基酸的组成和排列上，既相似，又有差别。正是由于有差别，同时因为抗体具有与抗原相对应部位（抗原结合簇）结合的特性，所以抗体与抗原的结合具有特异性。

另外，抗体本身是一种蛋白质，具有本身的氨基酸组成、排列和立体结构，对异种动物来说，它又是抗原。因此抗体的特异性又可称为免疫球蛋白的免疫原性。免疫球蛋白的免疫原性同样表现为氨基酸组成，即空间结构上的异质性。抗体的异质性表现为不同抗原表位刺激机体所产生的抗体分子，其结合抗原的特异性不同（即可变区有差异）；同一抗原表位刺激所产生的抗体分子，其结合抗原的特异性相同，但恒定区可以不同（即重链类别和轻链类别有差异）。免疫球蛋白作为抗原，同样包含不同的抗原表位，呈现出不同的抗原性，并通过特异性抗体（抗抗体）识别，称为免疫球蛋白的血清型。各类 Ig 都具有可用血清学方法检出的抗原特异性，它们表现出不同的血清学类型，包括同种型、同种异型和独特型 3 种（图 4-9）。

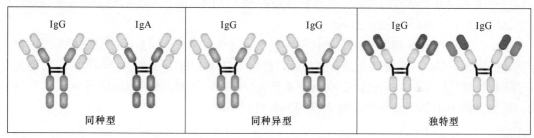

图 4-9　Ig 分子抗原特异性结构示意图

彩图

一、同种型特异性

同种型（isotype）是指同一物种内所有正常个体共有 Ig 的抗原特异性结构。同种型抗原决定簇存在于 Ig 的 CH 区和 CL 区，是同一种属所有个体共同具有的抗原特异性，可刺激异种动物个体产生相应抗体。人的 Ig 可分为五大类（IgM、IgG、IgA、IgD 和 IgE）、2 个型（λ型和 κ 型），以及若干亚类、亚型、群和亚群等。但是，抗体和抗原结合的特异性与抗体的类、亚类、型别等无关，即如果用同一种抗原免疫家兔和小鼠，它们各自产生的抗体可变区的特异性相同，但恒定区不同，即 Ig 类或亚类和型或亚型不同。

二、同种异型特异性

同种异型（allotype）是指同一物种内不同个体间的 Ig 在抗原性上的差异。主要反映在 Ig 分子的 CH 区和 CL 区上的一个或数个氨基酸的差异，这是由不同个体的遗传基因决定的，故又称为遗传标记（genetic marker）。

三、独特型特异性

独特型（idiotype）是指在同一个体内，不同 B 细胞克隆所产生的免疫球蛋白分子 V 区，以及 T、B 细胞表面抗原受体 V 区所具有的抗原特异性不同。其高变区各自具备的独特型抗原决定簇结构，称为抗体的独特型。独特型抗原决定簇是由 Ig 分子高变区所特有的氨基酸序列和构型所决定的，并且与抗原决定簇为结构互补关系，决定抗体的特异性。

由单一 B 细胞克隆产生的 Ig 分子具有独特的抗原性，此决定簇在重链和轻链的可变区，特别是在可变区的高变区中。由于每一个体，抗体形成细胞是由多克隆组成，所以独特型特异性为数极多。独特型抗原表位可以诱导自身 B 细胞克隆活化、增殖和分化，产生针对其独特型表位的抗体，称为抗独特型抗体（anti-idiotype，Aid）。独特型抗原和抗独特型抗体参与免疫调节的独特型网络的形成并发挥重要作用（见第十三章）。

四、抗体的多样性

在机体的免疫防御中，抗体的主要功能之一是识别和结合外来物质（即抗原），即免疫球蛋白与抗原分子表面的抗原决定簇发生特异性的结合。这些抗原决定簇在外源分子表面通常以多拷贝的形式进行表达，如细菌细胞表面的蛋白质和碳水化合物及病毒表面的囊膜蛋白等，因此一般宿主体内的抗体均能识别数量庞大的不同的分子结构，即一个人可以产生针对数以亿计的不同分子结构的抗体。这是抗体能够和不同的病原分子结构发生反应的必要性，即抗体的多样性（antibody diversity）。

抗体的多样性受 B 细胞系统的遗传基因控制。肽链由两个不同基因分别编码可变区或恒定区，恒定区的基因（C 基因）是有限的，它虽然可以决定 Ig 分子的类别和亚类，为造成 Ig 分子多样性的原因之一，但是，造成免疫球蛋白分子多样性的主要原因却在于可变区的异质性，可变区是由 V 基因编码的，而 V 基因的数目仍不清楚。

第五节　单克隆抗体

抗体在疾病诊断和防治中发挥重要作用。早年人工制备抗体的方法是以相应抗原免疫动物，获得抗血清。由于天然抗原具有高度的异质性，常含有多种不同的抗原表位，因此传统上通过接种动物所获得的免疫血清或抗血清是由多株 B 细胞及其子代在多种抗原表位刺激下所产生的多种抗体的混合物，称为多克隆抗体（polyclonal antibody），又称为第一代抗体。此类抗体的优点是具有较强的结合力，作用全面，能发挥中和抗原和免疫调理等作用；但也有一定的缺点，即用于分析鉴定抗原有时会发生交叉反应，抗体批次间差异较大，另外，在应用于治疗时，因异源性会导致超敏反应的发生。

1975 年分子生物学家 Kohler 和 Milstein 创立了杂交瘤技术，他们把可在体外培养和大量增殖的小鼠骨髓瘤细胞与经抗原免疫后的纯系小鼠脾脏细胞融合，获得既具有瘤细胞易于在体外无限增殖的特性，又具有合成和分泌特异性抗体特性的杂交瘤细胞系。将这种杂交瘤做单个细胞培养，可形成单细胞系，即单克隆。同时利用细胞培养或小鼠腹腔接种的方法，便能得到大量的、高滴度的、非常均一的抗体，其结构、氨基酸顺序、特异性等都是一致的，且在培养过程中，只要没有变异，不同时间所分泌的抗体都能保持同样的结构与功能。用这种方法获得的抗体即单克隆抗体（monoclonal antibody，McAb）。表 4-1 对单克隆抗体和多克隆抗体的特性进行了比较。

表 4-1　单克隆抗体和多克隆抗体产生的特点

单克隆抗体	多克隆抗体
只有单一抗体，只识别一种决定簇（表位）	包括很多种抗体，识别抗原上很多种决定簇（表位）
只产生单一类型抗体	有各种类型抗体存在（IgG、IgM 等）
用不纯的抗原就可制得特异性抗体	要制备特异性抗体，需要高纯度抗原
重复性好	重复性和稳定性差

一、概念

由单一克隆 B 细胞杂交瘤产生的，只识别抗原分子某一特定抗原决定簇的特异性抗体称为单克隆抗体，简称单抗。单克隆抗体由单一 B 细胞合成，每个 B 细胞只含有一种抗体的遗传基因，因此，单克隆抗体不仅具有均一的特异性，而且其 Ig 的类、亚类和型也具有均一性。

二、原理

动物骨髓瘤细胞，经过长期培养和药物筛选失去了合成次黄嘌呤鸟嘌呤磷酸核糖转移酶（HGPRT）或胸腺嘧啶核苷激酶（TK）的能力，本身不合成或不分泌 Ig。将此骨髓瘤细胞与经抗原免疫的 B 细胞在聚乙二醇（PEG）等融合剂作用下融合后，在含有次黄嘌呤（H）、氨基蝶呤（A）和胸腺嘧啶核苷（T）的选择性培养基（HAT 培养基）中培养。哺乳类细胞的 DNA 合成分为从头合成和补救合成两条途径。从头合成可被氨基蝶呤（A）阻断，补救合成则在 HGPRT 或 TK 存在下利用次黄嘌呤（H）和胸腺嘧啶核苷（T）。未融合的骨髓瘤细胞在培养基中氨基蝶呤的作用下，DNA 合成的主要途径（即从头合成）被切断，又由于本身缺乏 HGPRT 或 TK，不能利用补救合成进行 DNA 合成，因此死亡。未融合的 B 细胞本身寿命短暂，只能存活数天。

淋巴细胞与骨髓瘤细胞发生融合而形成的杂交瘤细胞能够存活下来，是因为来自 B 细胞的染色体弥补了骨髓瘤细胞失去的合成 HGPRT 或 TK 的能力，来自骨髓瘤的染色体提供了能在体外长期连续继代的特性。形成的杂交瘤细胞系既有骨髓瘤细胞大量增殖和永生的特性，又具有免疫 B 细胞合成和分泌特异性抗体的能力。

由于每个杂交瘤细胞由一个 B 细胞与骨髓瘤细胞融合而成，每个 B 细胞克隆仅识别一种抗原表位，故经筛选和克隆化的杂交瘤细胞仅合成和分泌一种同源抗体，通过抗体检测可以把它们挑选出来，进行克隆化，即可建立分泌特定抗体的单克隆杂交瘤细胞系。

三、单克隆抗体的制备过程

单克隆抗体的制备过程见图 4-10。

1. 免疫淋巴细胞制备　单克隆抗体制备的宿主动物一般选用 BALB/c 小鼠，用抗原免疫 8～12 周龄 BALB/c 小鼠，于末次免疫后 2～4d 取小鼠脾脏制备免疫淋巴细胞。

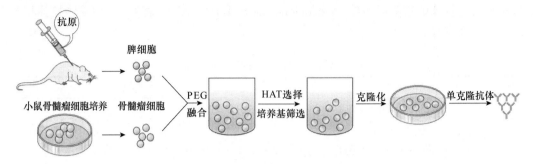

图 4-10　单克隆抗体的制备过程

2．骨髓瘤细胞的培养　　一般选育非分泌免疫球蛋白的缺陷型骨髓瘤细胞。选择骨髓瘤细胞的条件：①该瘤细胞系的来源应与制备脾细胞小鼠为同一品系，以便两者的组织相容性抗原一致；②骨髓瘤细胞必须是静息状态，不产生 γ 球蛋白或不分泌到细胞外；③骨髓瘤细胞生长需要一个较高的细胞密度，最好是 10^6 个细胞/mL；④生长速度快，繁殖时间短。由于骨髓瘤细胞是半贴壁状态，很容易脱落，因此不需要胰蛋白酶处理。为了防止出现返祖现象，在融合前，可将培养基内加入 15μg/mL 8-氮鸟嘌呤。

3．细胞融合　　一般选用 BALB/c 小鼠的骨髓瘤细胞系，以 1∶10～1∶2 的比例将骨髓瘤细胞和淋巴细胞混合，以 50% PEG 作融合剂融合两种细胞，用 HAT 培养基稀释后分装细胞培养板，置 37℃培养。细胞融合的方法有物理融合法（如电融合和激光融合）、化学融合法和生物融合法等。其中较常用的是化学融合法中的聚乙二醇融合法。

4．饲养细胞　　在体外的细胞培养中，单个的或数量很少的细胞不易生存与繁殖，必须加入其他活的细胞才能使其生长繁殖，加入的细胞称为饲养细胞（feeder cell）。在细胞融合和单克隆的选择过程中，就是在少量的或单个细胞的基础上使其生长繁殖成群体，因此在这一过程中必须使用饲养细胞。多种动物细胞都可以作为饲养细胞，如正常的脾脏细胞、胸腺细胞、腹腔渗出细胞等，常选用腹腔渗出细胞，主要是巨噬细胞和淋巴细胞。应用腹腔渗出细胞的优点是：在做饲养细胞的同时，可以利用巨噬细胞吞噬死亡的细胞和细胞碎片，为融合细胞的生长创造良好的环境。腹腔细胞的来源可以是与骨髓瘤细胞同系鼠，也可以是其他种类的小鼠，如 C57 小鼠、昆明小鼠等。

5．筛选　　吸取培养 10～15d 培养细胞的上清液，检测抗体。杂交瘤细胞染色体的检查采用秋水仙素裂解法进行；单克隆抗体的类型、亚型的测定可用兔抗小鼠 Ig 类型和亚型的标准抗血清，采用琼脂扩散法或 ELISA 夹心法测定单克隆抗体的 Ig 类型和亚型。

6．克隆化　　将抗体检测阳性培养孔的杂交瘤细胞扩大培养，进行克隆化以得到单个细胞的后代分泌单克隆抗体。克隆的时间一般来说越早越好。在这个时期各种杂交瘤细胞同时旺盛生长，互相争夺营养和空间，而产生指定抗体的细胞有被淹没和淘汰的可能。但克隆时间也不宜太早，太早细胞性状不稳定，数量少，也易丢失。克隆化的阳性杂交瘤细胞经过一段时期培养之后，也还会因为细胞突变或特定染色体的丢失，使部分细胞丧失产生抗体的能力，所以需要再次或多次克隆化培养。克隆化次数的多少由抗体分泌能力强弱和抗原的免疫原性强弱决定。一般来说，免疫原性强的抗原克隆次数可以少一些，但至少要 3 次克隆才能稳定。克隆化的方法很多，包括有限稀释法、显微操作法、软琼脂平板法及荧光激活分离法等。

7. 杂交瘤的保存和 McAb 鉴定 单克隆杂交瘤细胞系一般在液氮中保存。对 McAb 需要进行系统的免疫生物学和理化特性鉴定。

8. McAb 的生产 采用杂交瘤细胞体外培养法和体内生长法生产单克隆抗体。克隆化的细胞可以在体外进行大量培养，收集上清液而获得大量的单一克隆化抗体。不过体外培养法得到的单克隆抗体有限，其不能超过特定的细胞浓度，且每天要换培养液。而体内杂交瘤细胞繁殖可以克服这些限制。杂交瘤细胞具有从亲代淋巴细胞得来的肿瘤细胞的遗传特性。例如，接种到组织相容性的同系小鼠或不能排斥杂交瘤的小鼠（无胸腺的裸鼠），杂交瘤细胞就开始无限地繁殖，直至宿主死亡。产生肿瘤细胞的小鼠腹水和血清中含有大量的杂交瘤细胞分泌的单克隆抗体，这种抗体的效价往往为培养细胞上清液的 100～1000 倍。利用免疫抑制剂，如降植烷、液体石蜡、抗淋巴细胞血清等，可以加速和促进肿瘤的生长。

四、单克隆抗体的应用

单克隆抗体问世以来，由于其独有的特征已迅速应用于生物学相关学科的很多领域，主要有以下几个方面。

1. 诊断试剂 作为医学和兽医学相关实验室的诊断试剂，单克隆抗体以其特异性强、纯度高和均一性好等优点，广泛应用于检测各种抗原，如病原微生物抗原、肿瘤抗原、受体和激素、细胞因子及神经递质等活性物质。同时单克隆抗体的应用，在很大程度上促进了检测试剂商品化试剂盒的发展。

2. 肿瘤的导向治疗和放射免疫显像技术 将针对某一肿瘤抗原的单克隆抗体与化疗药物或放疗物质连接，利用单克隆抗体的导向作用，将药物或放疗物质携带至靶器官，可直接杀伤靶细胞，称为肿瘤导向治疗。此外，将放射性标记物与单克隆抗体连接，注入患者体内可进行放射免疫显像，协助肿瘤的诊断。

3. 蛋白质的提纯 单克隆抗体是亲和层析中重要的配体。将单克隆抗体吸附在一个惰性的固相基质（如琼脂糖）上，并制备成层析柱。当样品流经层析柱时，待分离的抗原可与固相的单克隆抗体发生特异性结合，其余成分不能与之结合。将层析柱充分洗脱后，改变洗脱液的离子强度或 pH，欲分离的抗原与抗体解离，再分别收集洗脱液便可得到欲纯化的抗原。

4. 机体内微量成分的测定 应用单克隆抗体和免疫学检测方法建立的放射免疫分析技术，可对机体的多种微量成分进行测定，如诸多酶类、激素、维生素、药物等，对受检者的健康状态判断、疾病检出和指导诊断及治疗均具有实际意义。

上述应用的单克隆抗体均属于鼠源性，作为体外诊断试剂是完全胜任的。但鼠源单克隆抗体如作为生物制剂应用于人体，则因是异性蛋白会引起过敏反应甚至危及生命，使其临床应用受到限制。随着 DNA 重组技术的发展，在 20 世纪 80 年代已开始遗传工程抗体（genetic engineering antibody）的相关研究，如人-鼠嵌合抗体、改良型抗体或人源化抗体、双特异性抗体和单链抗体及单区抗体等小分子抗体。

小 结

B 细胞在接受抗原物质刺激后，产生的浆细胞所分泌的能与相应抗原发生特异性结合的免疫球蛋白称为抗体。具有抗体活性及化学结构与抗体相似的物质统称为免疫球蛋白。免疫球蛋白的基本结构是由 2 条相同的重链和相同的轻链借链间二硫键连接构成。每条肽链都具有可变区和恒定区，并且以典型的折叠成球状的功能区呈现。可变区特别是其中的高变区与识别抗原、特异性结合抗原的中和效应相关；恒定区进一步介导其他免疫细胞或免疫分子的各种生物学效应。免疫球蛋白分子可被木瓜蛋白酶解离为 2 个 Fab 和 1 个 Fc，被胃蛋白酶解离为 F（ab'）2 和 pFc'。5 类免疫球蛋白具有不同的理化特性和生物学功能。免疫球蛋白具有抗原特异性（同种型、同种异型和独特型）；根据 C 区肽段及其氨基酸构成的不同，又分为若干亚类、亚型群和亚群。单克隆抗体是由单一克隆 B 细胞杂交瘤产生的，只识别抗原分子某一特定抗原决定簇的特异性抗体；单克隆抗体在疾病诊断和防治中发挥重要作用。

复习思考题

思考与探索

1. 简述免疫球蛋白的基本结构及其主要生物学功能。
2. 简述 Ig 的酶解片段及功能（包括木瓜蛋白酶和胃蛋白酶）。
3. 简述免疫球蛋白的生物学活性。
4. 试比较各类 Ig 的结构及主要生物学特性。
5. 产生抗体多样性的机制有哪些？

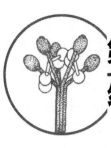

第五章
细 胞 因 子

视频

思 维 导 图

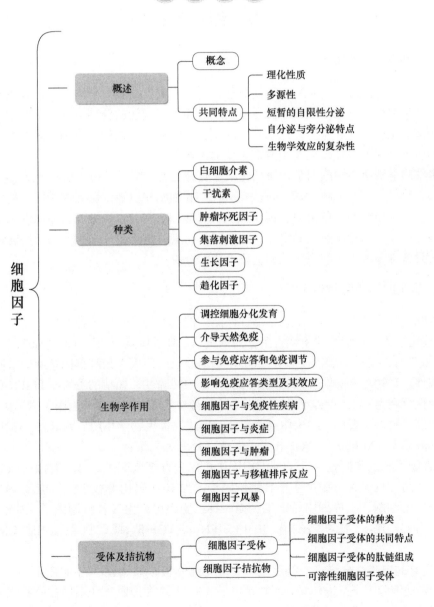

细胞因子
- 概述
  - 概念
  - 共同特点
    - 理化性质
    - 多源性
    - 短暂的自限性分泌
    - 自分泌与旁分泌特点
    - 生物学效应的复杂性
- 种类
  - 白细胞介素
  - 干扰素
  - 肿瘤坏死因子
  - 集落刺激因子
  - 生长因子
  - 趋化因子
- 生物学作用
  - 调控细胞分化发育
  - 介导天然免疫
  - 参与免疫应答和免疫调节
  - 影响免疫应答类型及其效应
  - 细胞因子与免疫性疾病
  - 细胞因子与炎症
  - 细胞因子与肿瘤
  - 细胞因子与移植排斥反应
  - 细胞因子风暴
- 受体及拮抗物
  - 细胞因子受体
    - 细胞因子受体的种类
    - 细胞因子受体的共同特点
    - 细胞因子受体的肽链组成
    - 可溶性细胞因子受体
  - 细胞因子拮抗物

　　为了维持机体的生理平衡，抵抗病原微生物的侵袭，防止肿瘤发生，机体的许多细胞，特别是免疫细胞会合成和分泌多种微量的多肽类因子。它们在细胞之间传递信息，调节细胞生理过程，提高机体免疫力，在异常情况下也有可能引起发热、炎症、休克等病理过程，这样一大类因子统称为细胞因子。自 1957 年发现干扰素以来，已有 200 余种细胞因子被发现，国际上成立了专门的细胞因子学会，即国际细胞因子和干扰素学会（International Cytokine & Interferon Society，ICIS）。进入 20 世纪 80 年代后，应用分子生物学手段进行克隆和表达，获得基因重组的细胞因子，并对其结构、性质和功能进行了更加深入的分析。目前，细胞因子及其相关领域的研究已经成为免疫学基础和临床研究中非常活跃的热点之一。

第一节　细胞因子概述

一、细胞因子的概念

　　细胞因子（cytokine，CK）是免疫细胞和某些非免疫细胞经刺激诱导后合成并分泌的一类具有广泛生物学活性的多肽或小分子蛋白质。作为细胞间的信使分子，细胞因子的功能是通过与靶细胞上的受体相结合，产生特定的生物学效应。它们能调节细胞因子产生细胞或其他细胞的生理功能，在免疫应答中发挥重要的调控作用。

　　许多细胞能够产生细胞因子，概括起来主要有三类：第一类是活化的免疫细胞，如单核/巨噬细胞、T 细胞、B 细胞、NK 细胞等，其中 Th 细胞和巨噬细胞是细胞因子的主要产生细胞；第二类是基质细胞，包括血管内皮细胞、成纤维细胞、上皮细胞、脂肪细胞等；第三类是某些肿瘤细胞，如骨髓瘤细胞等。抗原刺激、感染、炎症等许多因素都可刺激细胞因子的产生，而且各细胞因子之间也可彼此促进合成和分泌。

二、细胞因子的共同特点

　　尽管细胞因子种类繁多，生物学活性广泛，但它们均具有以下特点。

　　1. 理化性质　　细胞因子绝大多数为糖蛋白，分子质量一般为 10～25kDa，有的为 8～10kDa；成熟分泌型的细胞因子多在 200 个氨基酸以内；大多数细胞因子间的氨基酸序列无明显同源性；动物与人的同种细胞因子具有一定的同源性，如猪的 IFN-α 和 IFN-β 与人的氨基酸同源性分别为 64%、3%，而两者 IL-12 的同源性为 85%。多数细胞因子以单体形式存在，少数细胞因子则以二聚体、三聚体或四聚体的形式发挥生物学作用，如 IL-5、IL-12、巨噬细胞集落刺激因子（M-CSF）、TGF-β 为二聚体，TNF 为三聚体。

　　2. 细胞因子的多源性　　一种细胞因子可由多种细胞产生，单一刺激（如 LPS、病毒感染等）也可使同一种细胞产生多种细胞因子，如 IL-1 可由单核/巨噬细胞、内皮细胞、B 细胞、成纤维细胞、上皮细胞等产生；而一种细胞也可产生多种细胞因子，如活化的 T 细胞可产生 IL-2～IL-6、IL-9、IL-10、IL-13、IFN-α、TGF-β、粒细胞-巨噬细胞集落刺激因子（GM-CSF）等。

　　3. 短暂的自限性分泌　　细胞因子一般无前体状态的储存。当细胞因子产生细胞受刺激后，即启动细胞因子基因转录，而转录出的 mRNA 会在短时工作后即被降解，所以细胞因子的半衰期极短，如干扰素为 7～11min，IL-2 为 3～22min，肿瘤坏死因子为 0.5～2.4h，故细胞因子的合成具有自限性。

4. 自分泌与旁分泌特点 多数细胞因子以自分泌（autocrine）、旁分泌（paracrine）的形式发挥效应。自分泌是指由某种细胞分泌的细胞因子反过来作用于该自身细胞，如 T 淋巴细胞产生的 IL-2 刺激 T 淋巴细胞本身生长；旁分泌是指细胞因子产生后作用于邻近的细胞，如树突状细胞产生的 IL-12 可促进 T 淋巴细胞的增殖及分化。这主要是由于细胞因子半衰期较短，因此主要在局部发挥短暂作用。此外，少数细胞因子（如 IL-1、IL-6、TNF-α 等）在一定条件下（如高浓度时），也可以内分泌（endocrine）形式作用于远端靶细胞，介导全身性反应。

5. 生物学效应的复杂性

1）高效性。细胞因子的产量非常低，却具有极高的生物学活性。以较高的亲和力与受体结合，在极微量水平（pmol/L）即可发挥明显的生物学效应。

2）多效性。细胞因子可调节免疫应答、炎症反应，也可作为生长因子，促进靶细胞增殖和分化，并刺激造血和促进组织修复。就一种细胞因子而言，可以作用于不同的靶细胞，表现不同的生物学效应。例如，γ 干扰素上调有核细胞表达 MHC I 类分子，并可活化巨噬细胞，抑制 Th2 细胞。

3）重叠性。两种或多种细胞因子可作用于同一种靶细胞，产生相似或相同的生物学效应，如 IL-6 和 IL-13 均可刺激 B 淋巴细胞增殖。

4）双向性。细胞因子具有生理和病理双重作用。一方面，细胞因子具有重要的生理学功能，如白细胞介素对免疫系统的调节作用，造血生长因子对血细胞的再生作用，干扰素的抗病毒作用，肿瘤坏死因子等的抗肿瘤效应等；另一方面，细胞因子的病理学效应已引起重视，如 IL-1、IL-6 及 TNF 具有强烈的致炎活性，自身免疫病（如类风湿性关节炎）、肿瘤、神经系统疾病、血液系统疾病及肾脏疾病的发生皆与细胞因子网络的紊乱有关。一般而言，适量的细胞因子具有生理性调节作用，过量的细胞因子可引起病理损伤。

5）网络性。细胞因子的作用不是孤立的，它们通过合成分泌的互相调节、受体表达的相互调控和生物学效应的相互影响而形成细胞因子网络。例如，IL-1 能诱生 IFN-α、IFN-β、IL-1、IL-2、IL-4、IL-5、IL-6、IL-8 等多种细胞因子，由此形成级联反应，IL-10、IL-4 可抑制 Th1 型细胞因子的产生，IFN-γ 可抑制 Th2 型细胞因子的产生，形成细胞因子相互正向或负向调节网络；多数细胞因子对自身受体表达呈负调节，对其他细胞因子表达呈正调节；当某种细胞因子浓度低时，可溶性细胞因子受体可保护该因子，延长其作用时间，起正调节作用，而当细胞因子浓度高时，可溶性细胞因子受体可缓冲多余的细胞因子，起负调节作用。

6）协同性。一种细胞因子可强化另一种细胞因子的功能，如低浓度的 IFN-γ 或 TNF 单独应用均不能激活巨噬细胞，但联合使用则有显著激活作用。

7）拮抗性。不同细胞因子对同一靶细胞的作用可相互拮抗，如 IFN-γ 可活化巨噬细胞，而 IL-4 则抑制巨噬细胞的功能。

第二节　细胞因子的种类及其生物学活性

一、细胞因子的分类

最初根据来源将活化淋巴细胞产生的细胞因子称为淋巴因子（lymphokine，LK），将单核/巨噬细胞产生的细胞因子称为单核因子（monokine，MK）。这种分类现已较少使用。根据细胞因子的结构和生物学功能，目前可将细胞因子粗略分为以下 6 类。

（一）白细胞介素

白细胞介素（interleukin，IL）简称白介素，最初定义为由白细胞产生，在白细胞间发挥作用的细胞因子。虽然后来发现它们的产生细胞和作用细胞并非局限于白细胞，但这一名称仍被沿用。目前，白细胞介素的概念是指由活化的单核/巨噬细胞及淋巴细胞等所产生的一类细胞因子，它作用于淋巴细胞、巨噬细胞或其他细胞，负责信号传递，参与白细胞群的相互作用，在细胞的活化、增殖和分化中起调节作用。迄今为止，已发现 30 余种白细胞介素，按其发现的次序编号为 IL-1、IL-2、IL-3 等。其产生细胞及功能见表 5-1。

表 5-1　白细胞介素产生细胞及功能

白细胞介素	产生细胞	功能
IL-1	单核细胞、成纤维细胞、部分 B 细胞、人的巨噬细胞等	IL-1 能诱导 T 细胞、B 细胞活化增殖，促进 T 细胞对抗原的激活，可诱导 IL-2、IL-6 等多种细胞因子的产生，此外，还可调节成纤维细胞增殖，有助于炎症局部组织的纤维化
IL-2	Th1 细胞、部分 B 细胞	IL-2 具有广谱的免疫增强活性。可诱导 T 细胞与 B 细胞增殖分化，促进细胞毒性 T 细胞的前体细胞分化为细胞毒性 T 细胞，并增强其杀伤效应，还可促进 NK 细胞功能及释放免疫干扰素。具有显著的抗肿瘤作用，并能抵御病毒性感染
IL-3	Th1 细胞、部分 B 细胞	生物学活性非常广泛，可刺激多能造血干细胞和各系祖细胞的分化与增殖；促进和维持肥大细胞增殖，增强嗜酸性粒细胞活性，促进 NK 细胞的杀伤活性；在治疗造血系统疾病、肿瘤、变态反应等方面具有临床价值
IL-4	Th 细胞	诱导 B 细胞增殖、分化并表达 MHC II 类分子，激发 B 细胞产生 IgG、IgE，诱导肥大细胞生长，并且可促进 T 细胞增殖，增强巨噬细胞提呈抗原的能力
IL-5	Th 细胞	促进 B 细胞分化与生长，诱导无活性 B 细胞产生 IgA 及活性 B 细胞产生 IgM、IgG，诱导嗜酸性粒细胞分化，并能诱导细胞毒性 T 细胞的生长，从而在机体免疫调控中发挥重要作用
IL-6	单核细胞、人的成纤维细胞、部分淋巴细胞	能诱导 B 细胞分化，促进浆细胞分泌免疫球蛋白，促进抗原对 T 细胞的激活，诱导肝细胞产生急性期蛋白参与应激过程。此外，还参与风湿病、自身免疫病等病变发生过程
IL-7	基质细胞	刺激骨髓中 B 细胞的发育成熟，诱导胸腺细胞生长发育，也可作为诱导其他淋巴因子应答的感受性因子，是 B 细胞和 T 细胞发育的重要调节因素，有可能用于再生障碍性贫血的治疗
IL-8	单核细胞、巨噬细胞、内皮细胞、角质细胞及部分 T 细胞等	是一种中性粒细胞、T 细胞及嗜碱性粒细胞的趋化因子，可使中性粒细胞趋化、激活后脱颗粒及嗜碱性粒细胞释放组胺，提高游走率，因此，在炎症和免疫过程中具有重要的调节意义
IL-9	Th2 细胞、肥大细胞	是 Th2 细胞和肥大细胞的一种自分泌生长因子，可促进 Th 细胞在无抗原条件下长期存活，并能与 IL-2 协同作用促进胚胎胸腺细胞的增殖，对体液免疫反应产生正调节效应
IL-10	Th2 细胞	能有效地抑制 Th1 细胞和 B 细胞合成细胞因子，故与 IL-1～IL-9（IL-8 除外）的生物学效应相反，其生物学意义是介导 Th1 和 Th2 两类辅助性 T 细胞间的相互调节，选择机体对抗原的免疫应答类型

续表

白细胞介素	产生细胞	功能
IL-11	骨髓基质细胞等	能单独或与其他细胞因子协同刺激骨髓造血干细胞的增殖、成熟、形成集落,是造血微环境中的一种多功能细胞因子,在生血、抗感染等方面具有应用前景
IL-12	B 细胞、巨噬细胞及 Th1 细胞	是 NK 细胞最有效的活性刺激因子,可协同亚适量 IL-2 促进淋巴因子激活的杀伤细胞(LAK)的分化活性,增强其抗肿瘤作用;IL-12 能增强 NK 细胞的细胞毒作用和诱导其 IFN-γ 产生,并能诱导其他细胞因子的产生
IL-13	T 细胞	可诱导 B 细胞增殖,产生抗体,促进 NK 细胞产生 IFN-γ,抑制单核细胞所产生的炎性因子,促进单核细胞表面 MHC II 类抗原表达并增强其抗原提呈作用
IL-14	T 细胞	可诱导活化的 B 细胞增殖,但对静止的 B 细胞无作用,可抑制有丝分裂原刺激的 B 细胞分泌免疫球蛋白
IL-15	大部分组织细胞	主要促进 T 细胞增殖,诱导 LAK 成熟并提高其杀伤活性;刺激肥大细胞增殖;抑制活化的 T 细胞和 B 细胞由于 Fas 抗体、细胞因子耗竭、地塞米松等因素所致的凋亡
IL-16	活化的 T 细胞、嗜酸性粒细胞、肥大细胞等	趋化 $CD4^+$T 细胞、单核细胞和嗜酸性粒细胞;诱导 $CD4^+$T 细胞表达 IL-2R,继而在 IL-2 作用下,使之从 G_0 期进入 G_1 期;上调 HLA-DR 表达;抑制 HIV 复制
IL-17	主要是外周血 T 细胞(尤其是 $CD4^+$T)	诱导人上皮细胞、内皮细胞、成纤维细胞分泌 IL-6、IL-8、G-CSF;促进人成纤维细胞表达细胞间黏附分子 1;参与血管形成
IL-18	初始 T 细胞、NK 细胞、巨噬细胞、中性粒细胞、软骨细胞	是 Th1 细胞生长和分化因子;可诱导活化的 B 细胞、T 细胞和 NK 细胞产生 IFN-γ;通过上调 FasL 表达促进 NK 细胞毒活性;作为促炎因子参与炎症反应;参与抗瘤效应及缓解慢性移植物抗宿主病
IL-19	单核细胞	促进 IL-6 与 TNF-α 合成;诱导单核细胞产生活性氧和发生细胞凋亡
IL-20	角质细胞	调节角质细胞参与的炎症反应
IL-21	活化的 $CD4^+$T 细胞	与 IL-2、IL-4、IL-7、IL-9、IL-15 等共同组成 T 细胞生长因子,可协同刺激初始 T 细胞和成熟 B 细胞增殖,促进 NK 细胞增殖与分化
IL-22	T 细胞、肥大细胞、胸腺淋巴瘤细胞	促进肝脏合成急性期蛋白,中度抑制 Th2 细胞产生 IL-4
IL-23	活化的树突状细胞	促进小鼠 $CD4^+CD45Rb^+$(low)记忆 T 细胞增殖,诱导 T 母细胞和记忆 T 细胞产生 IFN-γ,并促进其增殖
IL-24	人黑色素瘤细胞	作为促凋亡细胞因子,可抑制多种肿瘤细胞生长,并诱导它们凋亡
IL-25	骨髓基质细胞	促进淋巴样细胞系增生
IL-26	活化的 T 细胞	诱导 T 细胞产生,可能参与 T 细胞抗病毒作用
IL-27	树突状细胞	迅速引起初始 $CD4^+$T 细胞增殖;与 IL-12 协同,诱导初始 $CD4^+$T 细胞产生 IFN-γ
IL-28	病毒感染的单核细胞	保护细胞抵抗病毒感染
IL-29	病毒感染的树突状细胞、肿瘤细胞	保护细胞抵抗病毒感染
IL-30	见 IL-27	见 IL-27
IL-31	活化的 Th2 细胞	活化多种 STAT 分子,参与变态反应和炎症性疾病

续表

白细胞介素	产生细胞	功能
IL-32	有丝分裂原活化的淋巴细胞；IFN-γ 活化的上皮细胞；IL-12、IL-18、IL-32 活化的 NK 细胞；IL-18 基因转染细胞；分化的上皮细胞	诱导 TNF-α 和巨噬细胞炎症蛋白（MIP）-2 的表达，活化 NFγB；诱导 p38 促分裂原活化的蛋白激酶（MAPK）的磷酸化
IL-33	大多数健康器官的血管内皮细胞	结合 IL-1 受体家族成员 ST2，活化 NFγB 和 MAPK；促进产生 Th2 类细胞因子，参与变态反应
IL-34	大多数组织中均有表达，脾脏组织中高度表达	刺激单核细胞增殖
IL-35	主要由 FOXP3⁺调节性 T 细胞优先分泌；EB 病毒转化的 B 细胞、γδ 细胞、CD8⁺T 细胞亚群、树突状细胞和巨噬细胞也可表达	扩增调节性 T 细胞（T regulatory cell，Treg 细胞）分化，抑制 Th17 细胞亚群的分化增殖及其细胞因子的分泌，防止过度自身免疫反应
IL-36	上皮细胞、角化细胞等	促炎症反应；通过作用于角化细胞和树突状细胞参与炎症性皮肤病的发生
IL-37	淋巴细胞、巨噬细胞、外周血单核细胞、树突状细胞等	抗炎症反应
IL-38	B 细胞等	与 IL-36 受体结合、抑制 IL-36 的功能；抑制炎症反应

从表 5-1 可知，白细胞介素主要在以下方面发挥重要的免疫调节功能。

1. 促进细胞免疫　　主要有 IL-1、IL-2、IL-12、IL-15 等，可刺激 T 细胞增殖，还可增强 NK 细胞、CTL 和巨噬细胞的细胞毒活性。

2. 促进体液免疫　　主要有 IL-2、IL-4、IL-5、IL-6、IL-13、IL-14 等，具有促进 B 细胞增殖、分化和产生抗体的功能。

3. 刺激骨髓多能造血干细胞和各系不同分化阶段前体细胞生长和分化　　主要有 IL-3、IL-7、IL-11 等。

4. 参与炎症反应　　主要有 IL-1、IL-6、IL-8 和 IL-16 等。IL-8 为粒细胞趋化因子，主要吸引中性粒细胞浸润，对嗜碱性粒细胞和 T 细胞也有趋化作用；IL-16 对 CD4⁺T 细胞、单核细胞和嗜酸性粒细胞有趋化作用。IL-1、IL-6 通过诱导产生 IL-8 等趋化因子而介导炎症反应。

（二）干扰素

干扰素（interferon，IFN）是最先发现的细胞因子，因其具有干扰病毒感染和复制的能力故称为干扰素。根据结构特征和生物学活性，可将干扰素分为 Ⅰ、Ⅱ 和Ⅲ三种类型。Ⅰ型 IFN 家族包括 IFN-α、IFN-β、IFN-κ、IFN-ζ、IFN-τ、IFN-ε、IFN-δ 和 IFN-ω。Ⅱ型 IFN 家族中主要为 IFN-γ。Ⅲ型 IFN 也称为 IFN-λ，直至 2003 年才被发现，其在结构上与 IL-10 家族的细胞因子有关。IFN-α/β 主要由白细胞、成纤维细胞和病毒感染的组织细胞产生，其抗病毒功能强于免疫调节功能。IFN-ω 来自胚胎滋养层，与胎儿保护有关。IFN-γ 主要由活化 T 细胞和 NK 细胞产生，其免疫调节功能强于抗病毒功能，也是主要的促炎细胞因子之一。干扰素的生物学功能主要有以下三个方面。

1. 广谱抗病毒作用 干扰素作用于易感细胞，形成抗病毒蛋白，从而发挥抗病毒作用。干扰素是机体抗病毒感染的第一道防御系统。初次感染病毒时，原发感染的细胞中产生干扰素，虽然不能抑制感染细胞中的病毒复制，但可释放至周围细胞中，刺激这些细胞产生抗病毒蛋白质，阻止病毒增殖。在发生病毒血症数小时后，血清中即出现干扰素，并很快循环至靶细胞，抑制病毒增殖，防止病毒扩散。

2. 抗肿瘤作用 抑制肿瘤细胞增生，改变肿瘤细胞表面性能，诱发新的抗原，从而易被免疫监视细胞识别，并加以排斥。

3. 免疫调节作用 可激活巨噬细胞，增强 NK 细胞和 ADCC 效应。

干扰素的作用具有相对的种属特异性，即由某一种生物细胞产生的干扰素，只能作用于同种生物细胞，使其获得保护力，对他种生物细胞则无作用，因而使其应用受到限制。

（三）肿瘤坏死因子

肿瘤坏死因子（tumor necrosis factor，TNF）是一类能引起肿瘤组织出血坏死的细胞因子。1975 年 Garwell 等将卡介苗注射给荷瘤小鼠，两周后再注射脂多糖，结果在小鼠血清中发现一种能使肿瘤发生出血坏死的物质，称为肿瘤坏死因子。肿瘤坏死因子分为 TNF-α 和 TNF-β 两种，前者主要由脂多糖/卡介苗活化的单核/巨噬细胞产生，也称恶病质素，T 细胞和 NK 细胞在某些刺激因子作用下也可分泌；后者主要由抗原/有丝分裂原激活的 T 细胞和 NK 细胞产生，又称淋巴毒素（lymphotoxin，LT）。TNF-α/β 为同源三聚体分子，主要生物学作用有以下几个方面。

1）对肿瘤细胞和病毒感染细胞有生长抑制和细胞毒作用。

2）激活巨噬细胞、NK 细胞，增强吞噬杀伤功能，间接发挥抗感染、抗肿瘤作用。

3）增强 T 细胞、B 细胞对抗原和有丝分裂原的增殖反应，促进 MHC I 类分子表达，增强细胞毒性 T 细胞（Tc 细胞）的细胞杀伤活性。

4）诱导血管内皮细胞表达黏附分子和分泌 IL-1、IL-6、IL-8、集落刺激因子（colony stimulating factor，CSF）等细胞因子，促进炎症反应发生。

5）直接作用或刺激巨噬细胞释放 IL-1，间接作用于下丘脑体温调节中枢引起发热。

6）引起代谢紊乱，重者出现恶病质。

（四）集落刺激因子

集落刺激因子（CSF）是指能够刺激多能造血干细胞和不同发育分化阶段造血干细胞增殖分化，形成相应细胞集落的细胞因子。主要包括干细胞因子（stem cell factor，SCF）、多集落刺激因子（multi-CSF，IL-3）、巨噬细胞集落刺激因子（macrophage colony stimulating factor，M-CSF）、粒细胞集落刺激因子（granulocyte colony stimulating factor，G-CSF）、粒细胞-巨噬细胞集落刺激因子（granulocyte macrophage colony stimulating factor，GM-CSF）、促红细胞生成素（erythropoietin，EPO）和血小板生成素（thrombopoietin，TPO）等。

集落刺激因子生物学效应有以下几个方面。

1）为造血细胞分化、成熟、集落形成的每一过程所必需，如将 GM-CSF、multi-CSF 除去，可使造血干细胞分化终止。

2）每种 CSF 都作用于骨髓内特定前体细胞，促进其增殖、定向分化为成熟的细胞集落。

3）能作用于成熟细胞，使其固有功能增强。

4）促进炎症反应和抗感染免疫。

（五）生长因子

生长因子（growth factor，GF）是具有刺激细胞生长作用的细胞因子。有些生长因子被直接命名，如转化生长因子-β（transforming growth factor-β，TGF-β）、表皮生长因子（epidermal growth factor，EGF）、血管内皮生长因子（vascular endothelial growth factor，VEGF）、成纤维细胞生长因子（fibroblast growth factor，FGF）、神经生长因子（nerve growth factor，NGF）、血小板衍生生长因子（platelet derived growth factor，PDGF）和细胞生长因子等，其中 TGF-β 在免疫调节方面具有重要作用。多种细胞因子都具有刺激细胞生长的作用，从这个意义上讲，它们也是生长因子，如 IL-2 是 T 细胞的生长因子，TNF 是成纤维细胞的生长因子。有些生长因子在一定条件下也可表现抑制活性。生长因子在免疫应答、肿瘤发生、损伤修复等方面有重要作用。

（六）趋化因子

趋化因子（chemokine）是一组由 70～90 个氨基酸组成的小分子质量的蛋白质（8～10kDa）。几乎所有趋化因子的多肽链中都有 4 个保守的半胱氨酸残基，并形成内部二硫键，对白细胞具有正向的趋化和激活作用。从鱼类到哺乳动物趋化因子的氨基酸序列同源性为 20%～70%。自 1987 年发现第一个趋化因子 CXCL8/IL-8 以来，逐渐形成了趋化因子家族，根据其氨基酸序列中半胱氨酸的数量和位置关系，将其分为四大类或 4 个亚家族。

1. α 趋化因子　　α 趋化因子近氨基端的两个半胱氨酸残基之间被一个任意的氨基酸残基分隔，故称 CXC 趋化因子，迄今发现 16 种，分别命名为 CXCL1～CXCL16。IL-8 为其代表，主要对中性粒细胞有趋化作用。

2. β 趋化因子　　β 趋化因子近氨基端的两个半胱氨酸残基是相邻排列的，即 CC 趋化因子，是迄今发现最多的一类趋化因子，目前有 28 种，分别命名为 CCL1～CCL28。MCP-1（单核细胞趋化蛋白-1）为其代表，主要对单核细胞有趋化作用。

3. γ 趋化因子　　γ 趋化因子只有两个半胱氨酸残基，其中一个位于多肽链的氨基端，又被称为 XC 趋化因子，迄今发现 2 种，命名为 XCL1 和 XCL2。淋巴细胞趋化蛋白为其代表，对淋巴细胞有趋化作用。

4. δ 趋化因子　　δ 趋化因子氨基端的两个半胱氨酸残基之间被其他三个氨基酸残基分隔，即 CX3C 趋化因子，迄今仅发现 1 种，即神经趋化因子，对 NK 细胞、T 细胞、DC 细胞有趋化作用。

二、细胞因子的生物学作用及其与病理过程的关系

细胞因子的生物学作用非常广泛而复杂，不但调控免疫细胞或其他细胞的分化发育，参与免疫应答和免疫调节，还与一些病理过程相关。

1. 调控细胞分化发育　　IL-3、IL-7、GM-CSF、M-CSF、EPO 等参与构成中枢免疫器官局部微环境，控制多能造血干细胞分化为不同谱系的成熟血细胞；IL-7 等参与 B 细胞的分化及胸腺中不成熟 T 细胞的分化发育。

2．介导天然免疫　IL-12、IFN-α、IFN-β 等可诱导 NK 细胞的活化，提高其杀伤功能，与天然免疫相关的细胞因子及其功能见表 5-2。

表 5-2　主要的细胞因子及其活性

细胞因子种类	靶标（功能）
IL-1	脉管系统（炎症），下丘脑（发热），肝脏（诱生急性期蛋白）
TNF-α	脉管系统（炎症），肝脏（诱生急性期蛋白），脂肪、肌肉（恶病质），细胞（死亡），中性粒细胞（活化）
IL-12	NK 细胞（活化），Th1 亚类（适应性免疫的影响）
IL-6	肝脏（诱生急性期蛋白），B 细胞（增殖并分泌抗体）
IFN-α、IFN-β	大多数有核细胞（抗病毒作用），增加 MHC I 分子表达，NK 细胞（活化）

3．参与免疫应答和免疫调节　在免疫应答识别阶段，IFN 等可诱导 APC 表达 MHC Ⅱ类分子，从而促进抗原提呈；IL-10 则可减少 MHC Ⅱ类分子和 B7 等协同刺激分子的表达，抑制抗原提呈。

在免疫应答增殖阶段，IL-2、IL-4、IL-5、IL-6 等可促进 T 细胞、B 细胞活化、增殖和分化，而 TGF-β 则发挥负性调节作用。

在免疫应答效应阶段，趋化因子可吸引炎性细胞；巨噬细胞活化因子（TNF-α、IL-1、IFN-γ、GM-CSF）可使巨噬细胞活化，增强其吞噬、杀伤等活性；淋巴毒素和 TNF-α 具有细胞毒作用并促进中性粒细胞活化；IFN-γ 可抑制病毒复制。

另外，在神经-内分泌-免疫网络中，细胞因子作为免疫细胞的递质，与激素、神经肽、神经递质共同构成细胞间信号分子系统，从而对神经和内分泌产生影响，IL-1、IL-6、TNF 可促进星形细胞的有丝分裂；碱性成纤维细胞生长因子（bFGF）可参与神经元分化、存活和再生，刺激神经胶质细胞移行；上述 CK 共同参与中枢神经系统正常发育和损伤修复；IL-1、TNF-α、IFN-γ、血小板活化因子（PAF）等可诱导下丘脑合成和释放促皮质素释放因子，诱导垂体释放促肾上腺皮质激素（ACTH），进而促进皮质激素释放。

4．影响免疫应答类型及其效应　免疫应答类型在相当程度上取决于相关免疫细胞的形成及其所产生的细胞因子的谱系。例如，CD4$^+$ Th0 细胞在 IL-12 的作用下，利于向 Th1 分化，Th1 通过分泌的 IFN-γ、IL-2、TNF-β 等细胞因子，主要介导细胞免疫和炎症反应；而 CD4$^+$ Th0 细胞在 IL-4 的作用下，利于向 Th2 分化，Th2 通过分泌的 IL-4、IL-5、IL-6、IL-10、IL-13 等细胞因子，主要促进 B 细胞增殖、抗体产生。

5．细胞因子与免疫性疾病　IL-4 可诱导 IgE 的产生，IFN-γ 则可抑制 IL-4 对 IgE 的诱生作用，IL-4 分泌过度和（或）IFN-γ 产生不足可能是诱导 I 型变态反应的重要因素。

IL-2Rγ 公有链基因突变可使 IL-2R、IL-4R、IL-7R、IL-9R、IL-15R、IL-21R 等 T 细胞生长因子丧失功能，见于 X 连锁重症联合免疫缺陷病；TNF-α 使 HIV 感染的 CD4$^+$ 细胞中的 NF-κB 活化，后者与 HIV 的长末端重复序列增强子位点结合，活化 HIV 基因，从而参与艾滋病（AIDS）发病，AIDS 患者血清中 TNF-α、IL-1 水平升高，可引起患者长期发热，TNF-α 还可导致恶病质。

系统性红斑狼疮、硬皮病、类风湿关节炎等自身免疫病患者血清中 IL-2 水平升高，应用 IL-2 者有 10%～20% 可发生自身免疫性甲状腺功能减退；心脏黏液瘤、类风湿关节炎、系统性红斑狼疮、硬皮病患者血清中 IL-6 明显增加，这些疾病往往伴随多克隆 B 细胞激活。

6. 细胞因子与炎症 多种细胞因子可调节炎症反应，凡是能激活巨噬细胞，诱导血管内皮细胞表达黏附分子及激活炎症细胞游走和增强其功能的细胞因子，均可称为前炎症细胞因子（proinflammatory cytokine），如 IL-1、IL-6、IL-12、IL-17、IFN-γ、TNF-α 和趋化因子家族等是炎症反应的关键因子。IL-4、IL-10、IL-13 则为抗炎细胞因子。不同的细胞因子介导不同的炎症效应。例如，趋化性细胞因子可促进炎症细胞激活并向炎症灶集聚，IL-1、IL-6、TNF 等可促进肝脏产生甘露糖结合凝集素（MBL）等急性期蛋白（acute phage protein）；IL-1、IL-6、TNF 作为内源性致热原，可作用于体温调节中枢，引起发热。适度的炎症反应有利于增强机体抵御病原微生物侵袭的能力，但大量产生可对机体造成病理性损伤。

7. 细胞因子与肿瘤 细胞因子对肿瘤的作用具有双重性：有些细胞因子可杀伤肿瘤，有些细胞因子可促进肿瘤生长，有些细胞因子在不同条件下可发挥抑瘤和促瘤的不同效应。例如，TNF-α 和淋巴毒素（lymphotoxin，LT）可直接杀伤肿瘤细胞；IFN、IL-4、OSM（oncostatin M，抑瘤素 M）可抑制多种肿瘤细胞生长；白血病抑制因子（LIF）可抑制造血系统肿瘤细胞增殖；IL-2、IFN 等可诱导 CTL、NK 细胞和 LAK 杀伤活性；IFN 可诱导肿瘤细胞表达 MHC 抗原，增强机体对瘤细胞的免疫应答。而 IL-6 高表达与多发性骨髓瘤发生有关，在体外可促进浆细胞瘤和骨髓瘤细胞生长。细胞因子参与肿瘤发生的机制可能有：第一，某些肿瘤细胞可高分泌 EGF 或 IL-6，从而出现自分泌性生长，并成为维持这些肿瘤细胞在体内长期生存的关键因素；第二，肿瘤细胞可高表达 IL-6R 或表皮生长因子受体（EGFR），使其对相应 CK 呈高反应性；第三，EGF 与某些癌基因（如 Src 家族）产物的氨基酸排列和组成具有高度同源性，后者可直接与 EGFR 结合，使受体持续激活并导致细胞不断生长和恶变。

8. 细胞因子与移植排斥反应 急性移植排斥反应时，血清中 IL-1、IL-2、IL-6、TNF-α、IFN-γ 等细胞因子水平升高，但须与感染、创伤等因素引起的变化相鉴别，移植物局部细胞因子水平变化更有意义。已发现，移植物局部 IL-1、TNF-α 和 M-CSF 水平升高最为明显，骨髓移植后 IFN-γ 水平升高预示发生感染或移植物抗宿主病。

9. 细胞因子风暴 "细胞因子风暴"于 2010 年被首次提出，又称细胞因子释放综合征，是由于不当的治疗、病原微生物、肿瘤、自身免疫病等引发的全身血液中细胞因子如 TNF-α、IL-1、IL-6、IL-12、IFN-α、IFN-β、IFN-γ、MCP-1 和 IL-8 等迅速大量产生的现象，是引起急性呼吸窘迫综合征和多脏器衰竭的重要原因之一。

第三节 细胞因子受体及拮抗物

一、细胞因子受体

为了更好地发挥生物学作用，细胞因子需要先与细胞因子受体（cytokine receptor，CKR）结合。细胞因子间的作用有很多也是依赖于细胞因子受体实现的。细胞因子受体多是蛋白质，以跨膜蛋白形式存在于细胞因子作用的靶细胞膜上，一般只有表达细胞因子受体的细胞才能与细胞因子发生反应，有些细胞因子受体还以可溶性形式存在于体液中，称为可溶性细胞因子受体（soluble CKR，sCKR）。细胞因子受体的命名一般以细胞因子为基础，在其名称后加 R，如 IL-2R 等。

（一）细胞因子受体的种类

根据细胞因子受体胞外结构与氨基酸序列的相似性，将细胞因子受体分为 6 个不同的家族。

1. 免疫球蛋白受体超家族　　该类受体的结构特点是其胞外区富含半胱氨酸，并含免疫球蛋白样功能区。主要成员有 IL-1R、IL-6R、生长因子受体和集落刺激因子受体。

2. Ⅰ类细胞因子受体家族（造血生长因子受体家族）　　此类受体家族的胞外区包括 200 个氨基酸构成的同源区，其 N 端有 4 个保守的半胱氨酸，C 端存在 Trp-Ser-X-Trp-Ser 样保守序列（WSXWS，X 为非保守的氨基酸）。大多数细胞因子受体属于这一类，如 IL-2R、IL-3R、IL-4R、IL-5R、IL-6R、IL-7R、IL-9R、IL-11R、IL-12R 等。

3. Ⅱ类细胞因子受体家族（干扰素受体家族）　　在 Ⅱ 类细胞因子受体家族的 N 端和近膜处分别含有两个保守的半胱氨酸，但缺少 Ⅰ 类细胞因子受体家族具有的 WSXWS 序列。最初只发现该家族有三个成员，即 IFN-αR、IFN-βR、IFN-γR，后来发现 IL-10R、IL-22R、M-CSFR 也属于此家族。

4. TNF 受体家族（神经生长因子受体超家族）　　此类受体特征是胞外区有 160 个氨基酸构成的同源区，富含 Cys 结构域。包括肿瘤坏死因子受体（TNFR）、神经生长因子受体（NGFR）、Fas 蛋白及 CD40 等。

5. 趋化因子受体家族（G 蛋白偶联受体超家族）　　该类受体均含 7 个疏水性跨膜 α 螺旋结构，与 GTP 结合蛋白偶联，发挥作用依赖于 G 蛋白。其成员包括 CCR1～CCR11、CXCR1～CXCR6、XCR1。

6. IL-17 受体家族　　该类受体均为单次跨膜蛋白，胞外具有黏连蛋白功能区，胞内含有介导 IL-17 受体信号转导途径中蛋白质相互作用的 SEF/IL-17R 功能区。主要成员有 IL-17RA、IL-17RB、IL-17RC、IL-17RD、IL-17RF。

（二）细胞因子受体的共同特点

细胞因子受体一般以跨膜蛋白的形式存在于细胞因子作用的靶细胞膜上。结构上，细胞因子受体分子由胞外区、跨膜区和胞内区三部分构成。多数受体分子的胞外区含有若干功能区或不同基序组成的重复单位，有些受体就是不同功能区或重复单位的组合。细胞因子受体往往由一条以上的多肽链结合起来共同行使功能，其中一条多肽链负责与细胞因子结合，称为结合链；其他多肽链用于信号传递，称为信号转导链。

各种细胞因子受体的结构差异很大，根据胞外区的类型将细胞因子受体分为不同的家族。细胞因子受体的胞外区主要由 3 种不同类型的功能区组成，分别为：①细胞因子（CK）型功能区，含有 Cys-X-Trp 基序和另外 3 个保守的半胱氨酸残基；②Ⅱ型纤连蛋白（FNⅡ）型功能区，含有 Trp-Ser-X-Trp-Ser（WSXWS）的保守序列，是结合配体和信号转导的基础；③免疫球蛋白 C2 型样（Ig 样）功能区。每一个功能区大约有 100 个氨基酸残基。CK 和 FNⅡ功能区与 Ig 样功能区的空间结构相似。

（三）细胞因子受体的肽链组成

少数细胞因子，如红细胞生成素受体（EPOR）、GM-CSFR 只有一条链，但多数细胞因子受体由两条或两条以上异源多肽链组成，将其中参与不同细胞因子组成的一些亚基称为"公有链"，主要与信号转导有关，而将与配体特异性结合的链称为"私有链"。已经发现的公有链主要有以下几种：①IL-3R、IL-5R、GM-CSFR 具有 β 公有链。②IL-6R、IL-11R、白细胞抑制因子受体（LIFR）、抑瘤素-M 受体（OSMR）具有 gp130 公有链。③IL-2R γ 链是 IL-4R、IL-7R、IL-9R、IL-15R 的公有链。④IL-10R β 链为 IL-10R、IL-22R、IL-28R 的公有链。⑤IL-12R β2 链为 IL-12R、IL-23R 的公有链。

值得一提的是，除不同细胞因子可具有公有链外，还存在有些细胞因子共用受体的现象，如趋化因子常共用受体，TNF-α 和 LT 共用 TNFR，IL-19、IL-20 和 IL-24 共用 Ⅰ 型 IL-20R，IL-28A、IL-28B 与 IL-29 共用 IL-28R。这些都与细胞因子间的作用有关。

（四）可溶性细胞因子受体

多数细胞因子受体存在于细胞因子作用的靶细胞膜上，所以也称为膜结合型细胞因子受体（membrane binding CKR，mCKR）。有一部分细胞因子受体存在于体液中，它们的水平与某些疾病的发生、发展密切相关，氨基酸序列与 mCKR 胞外区同源，缺少跨膜区和胞质区，仍可与相应配体特异性结合，但亲和力一般较低，这些细胞因子受体被称为可溶性细胞因子受体（soluble CKR，sCKR）。sCKR 可发挥如下生物学作用。

1. 作为细胞因子的转运蛋白　　与 sCKR 结合的细胞因子，可被转运到机体有关部位，增加局部细胞因子浓度，有利于细胞因子在局部发挥作用。另外，细胞因子被结合后，可减缓衰变，从而发挥慢性释放库的作用，以维持并延长细胞因子的生物学活性。

2. 调节细胞因子的生物学活性

（1）作为膜受体的清除形式之一，使细胞对细胞因子的反应性下降。

（2）与 mCKR 竞争性结合 CK，对过量产生的 CK 起缓冲作用。

（3）某些 sCKR 可上调细胞因子的作用，如 sIL-6R 与 IL-6 特异性结合后可被靶细胞表面 gp130 蛋白识别并传递刺激信号，从而促进 IL-6 效应的发挥。

（4）sCKR 与膜型细胞因子结合，通过逆向分泌而介导反向信号的生物学效应。

二、细胞因子拮抗物

已有很多抑制细胞因子生物学活性的蛋白质被报道。这些蛋白质通过两个途径发挥作用：一是直接连接于细胞因子受体但不激活细胞；二是直接连接于细胞因子，抑制其活性。最有代表性的是 IL-1 受体抑制剂 IL-1Ra，连接于 IL-1 受体后阻断 IL-1α 和 IL-1β 的作用，可用于调整炎症反应的强度。研究发现细胞因子拮抗物存在于血液和细胞外液。这些细胞因子拮抗物由细胞因子胞外区酶切所得。

另外，一些病毒可以产生细胞因子连接蛋白或细胞因子模拟物，如痘病毒有编码可溶性 TNF 连接蛋白和 IL-1 连接蛋白的基因，可以减少或抑制细胞因子对炎症的影响。EB 病毒产生 IL-10 样分子，连接到 IL-10 受体，抑制 Th1 型细胞介导的免疫应答。表 5-3 是一些模拟细胞因子或其受体的病毒产物。

表 5-3 模拟细胞因子或其受体的病毒产物

病毒	产物
黏液瘤病毒	可溶性 IFN-γ 受体
几种痘病毒	可溶性 IFN 连接蛋白
牛痘病毒、天花病毒	可溶性 IL-1β 受体
EB 病毒	IL-10 同系物
人疱疹病毒-8	IL-6 同系物，同时也是细胞因子 MIP-1 和 MIP-2 的同系物

小 结

细胞因子是由机体多种细胞分泌的小分子蛋白质，通过结合细胞表面的特异性受体发挥生物学作用。细胞因子由抗原、有丝分裂原或其他刺激物活化的细胞分泌，通过旁分泌、自分泌或内分泌的方式发挥作用。众多细胞因子在机体内相互促进或相互抑制，形成十分复杂的细胞因子调节网络。细胞因子可分为白细胞介素、干扰素、肿瘤坏死因子、集落刺激因子、生长因子和趋化因子 6 类，具有抗细菌、抗病毒、调节特异性免疫反应、诱导免疫细胞凋亡和刺激造血等多种生物学活性，也与某些病理过程关系密切。细胞因子受体分为免疫球蛋白受体超家族、I 类细胞因子受体家族、II 类细胞因子受体家族、TNF 受体家族、趋化因子受体家族和 IL-17 受体家族。多种细胞因子受体有共用的信号传递亚单位。

复习思考题

思考与探索

1. 什么是细胞因子？细胞因子有哪些共同特点？
2. 细胞因子有哪些种类？生物学功能如何？
3. 细胞因子受体有哪几种？分别有哪些结构特点？
4. 细胞因子的作用受哪些因素的影响，在临床应用中应注意哪些问题？

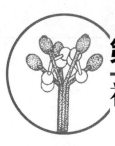

第六章

补 体 系 统

视频

思 维 导 图

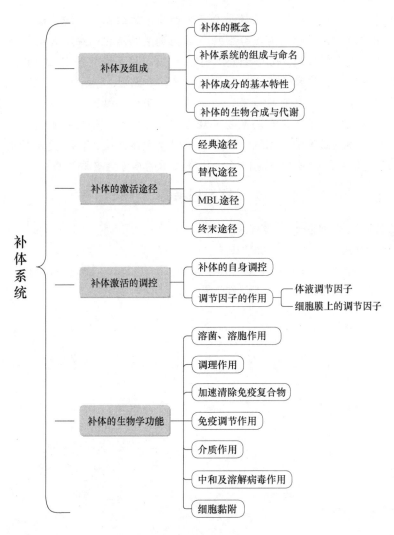

补体是继抗体之后不久发现的又一体液免疫系统。19世纪，Nuttal等发现正常血清中除了有热稳定的抗体外，还存在热敏感性杀菌物质，后来Bordet也证明，新鲜血清中存在一种不耐热的成分，可辅助特异性抗体介导细菌溶解。Ehrilich同时也发现了类似现象，并认为这种因子是抗体发挥溶胞作用的必要补充条件，故将其命名为补体。20世纪60年代，随着蛋

白质化学与免疫化学研究技术的快速发展，人们发现补体系统由多种成分构成，并分离纯化到各种补体成分，相继阐明了补体经典激活途径的机制。进入 20 世纪 80 年代，人们在分子水平上对补体蛋白结构、补体基因克隆、补体分段的形成及各种复合体的组装、补体受体、补体的调控、补体的遗传多态性现象等方面的研究及认识都在不断取得新进展，逐渐形成一门新的学科，即补体学（complementology）。

第一节　补体及组成

一、补体的概念

补体并不只是单一一种蛋白质成分，而是由一系列功能蛋白组成的系统，涉及 50 多种血清蛋白和一些膜结合蛋白。补体彼此之间能相互作用，表现出许多有效的体液免疫及炎症应答功能。补体成分占血清中球蛋白总量的 10%，在血清中所含的比例比较稳定。补体是正常的血清成分，与抗原刺激并没有直接关系。补体具有独特的理化性质，激活后具有细胞溶解、细胞黏附、调理、免疫调节、介导炎症反应、中和病毒、免疫复合物溶解和清除等重要的生物学效应。当机体发生炎症反应时，补体能加速合成，因此多数补体成分是所谓的急性期蛋白（acute phase protein）。此外，补体系统还与凝血系统、纤维蛋白溶解系统等存在相互促进和制约的关系。

二、补体系统的组成与命名

参与补体激活的各种成分及调控补体成分的各种灭活或抑制因子及补体受体，称为补体系统（complement system）。按补体系统各成分的功能，可分为补体固有成分、补体调节蛋白、补体受体等。

1. 补体固有成分　补体固有成分又称为补体成分（complement component），是存在于血浆及体液中，参与补体激活酶促级联反应的补体成分，包括经典激活途径的 C1q、C1r、C1s、C2、C4；旁路激活途径的 B 因子、D 因子和备解素（properdin，P 因子）；参与甘露聚糖结合凝集素（MBL）激活途径前端反应的成分，如 MBL、甘露糖结合凝集素相关丝氨酸蛋白酶（MASP）-1、MASP-2；共同的末端反应成分，如 C5、C6、C7、C8、C9。

2. 补体调节蛋白　补体调节蛋白（complement regulatory protein）是指以可溶性或膜结合形式存在的各种调节补体激活的蛋白质。包括血浆可溶性蛋白，如备解素（P 因子）、C1 抑制物、I 因子、C4 结合蛋白（C4bp）、H 因子、S 蛋白（Sp/VnV）、Sp40/40；膜结合性调节蛋白，如衰变加速因子（DAF）、膜辅因子蛋白（MCP）、同源限制因子（HRF）、膜反应性溶解抑制物（MIRL、CD59）等。

3. 补体受体　补体受体（complement receptor，CR）是存在于多种细胞表面可以与补体活性片段或补体调节蛋白结合的膜蛋白，介导补体活性片段或调节蛋白的各种生物学效应，包括 CR1～CR5，以及其他补体活性片段的受体，如 C5aR、C3aR、C4aR。

根据世界卫生组织（WHO）对补体成分的命名原则，补体系统的命名按如下的规则进行。参与补体经典激活途径的各固有成分的名称由英文字母 C 加上阿拉伯数字表示，按其被发现的先后分别命名为 C1（q、r、s）、C2～C9；补体系统的其他固有成分以英文大写字母或英文缩写表示，如 B 因子、P 因子、MBL 等；补体调节蛋白多以其功能命名，如 C1 抑制因子、C4 结合蛋白、衰变加速因子等；补体活化后的裂解片段以该成分的符号后加小写英文字母表示，如 C3a、C3b 等，其中裂解后的小片段为 a，大片段为 b，但 C2 例外，C2a 为较大片段。另外，失活的 C3b 和 C4b 还可继续裂解为较小片段，如 C3c、C3d 等。具有酶活性的成分或复合物在其符号上画一横线表示，如 $\overline{C1s}$、$\overline{C4b2a}$ 等；灭活的补体片段在其符号前（或后）加英文字母 i 表示，如 iC3b。

三、补体成分的基本特性

补体系统由许多蛋白质成分组成，大多数为 β 球蛋白，少数为 α 球蛋白和 γ 球蛋白。补体各成分有不同的肽链结构，相对分子质量变动范围较大，最低的相对分子质量仅为 2.5×10^4（D 因子），高的可达 40×10^4（C1q）。各成分在血清中的含量也有差异，在 $1 \sim 2\mu g/mL$（D 因子）和 $1200\mu g/mL$（C3）之间。某些补体成分对热不稳定，经 56℃ 30min 即可灭活，在室温下很快失活，在 $0 \sim 10℃$ 中活性仅能保持 $3 \sim 4d$。然而在 -20℃ 下可保存较长时间。另外，紫外线照射、机械振荡或某些添加剂等理化因素均可能破坏补体。所以对于补体活性检测标本应尽快进行测定，以免补体失活。补体在动物体内含量相对稳定，不受免疫影响，仅在某些疾病时有所变动。补体可与任何抗原-抗体复合物结合而发生反应，其作用没有特异性，这一特性在实验中得到广泛的应用。补体主要在肝脏和血液中代谢，半衰期约为 1d。

四、补体的生物合成与代谢

补体的合成具有广泛性，肝脏、脾脏、肾脏、肺脏、骨髓、小肠等均可合成补体成分，肝细胞是合成补体的主要细胞，其次是巨噬细胞、肾小球细胞、肠道上皮细胞及骨髓细胞等。

和其他血蛋白一样，补体在机体内受各种因素的调节，维持其含量的相对平衡。补体成分在血液中可被蛋白酶直接降解，在病理情况下补体的代谢速率反映补体的激活程度。补体活化后的酶解片段迅速失活，并很快从循环中清除，沉着于细胞表面及组织中会被消耗或分解，如 C3 在 C3 转化酶的作用下，生成有活性的 C3a 和 C3b，C3b 降解为无活性的 iC3b，再裂解为 C3c 和 C3dg，而后降解为 C3d 和 C3g。血液中的其他补体成分也有相似的代谢方式。

第二节　补体的激活途径

通常情况下，补体多以非活性状态的酶原形式存在于血清和体液中，无生物学功能。经激活后，补体成分按一定顺序发生连锁酶促反应，才产生具有生物学活性的产物。补体激活分为两个阶段：从级联反应启动至 C5 转化酶形成称为前端反应；从 C5 活化到攻膜复合物（membrane attack complex，MAC）形成至介导溶胞作用，称为终末途径（terminal pathway）。依起始物和激活顺序不同，又可将前端反应分为三条既独立又交叉的途径，即经典途径（classical pathway，CP）、甘露聚糖结合凝集素（mannan binding lectin，MBL）途径和替代途径（alternative pathway，AP）。三条途径的激活物及参与成分有所不同（表 6-1），但均需要 C3 转化酶和 C5 转化酶的形成，最终形成攻膜复合物，3 种途径的终末途径均是相同的。

补体系统的核心成分是 C3 蛋白，其是该系统发挥效应功能的关键成分。C3 的生物学活性形式是其蛋白酶的裂解产物。经典和替代途径包括以不同方式活化的不同的蛋白质成分，进而产生称为 C3 转化酶的酶类。而 MBL 途径与经典途径的过程基本相似，血浆凝集素可直接识别多种病原微生物表面大范围重复的糖结构，进而依次活化形成与经典途径相同的 C3 转化酶。

表 6-1 参与补体激活途径的成分及其生物学功能

成分	活性片段	生物学功能	参与的激活途径
IgM、IgG		与抗原或病原微生物结合形成免疫复合物，启动补体的级联反应	经典途径
甘露糖结合凝集素（MBL）、纤维凝胶蛋白		与微生物表面多糖结合，启动补体的级联反应	凝集素途径
革兰氏阴性菌（G⁻菌）及脂多糖、革兰氏阳性菌（G⁺菌）及细胞壁的磷壁酸、真菌和酵母细胞壁成分、一些病毒和病毒感染细胞、寄生原虫、眼镜蛇毒素等		启动补体的级联反应	替代途径
C1	C1q	与抗原-抗体复合物中的抗体分子的 Fc 结合，启动经典途径	经典途径
	(C1r) 2	丝氨酸蛋白酶，裂解 C1r 和 C1s	
	(C1s) 2	丝氨酸蛋白酶，裂解 C4 和 C2	
MASP-1		MBL 相关丝氨酸蛋白酶	凝集素途径
MASP-2		丝氨酸蛋白酶，裂解 C4 和 C2	凝集素途径
C2	C2a	丝氨酸蛋白酶，与 C4b 结合形成 C3 转化酶	经典途径 凝集素途径
	C2b	在补体激活途径中无活性	
C4	C4b	与微生物细胞膜结合，与 C2a 结合形成 C3 转化酶	经典途径 凝集素途径
	C4c、C4d	由 I 因子裂解的产物	
C3	C3a	过敏毒素，介导炎症反应	经典途径 凝集素途径
	C3b	调理作用，与免疫复合物、病原微生物和凋亡细胞结合，促进吞噬，与 C4b、C2a 结合形成 C5 转化酶 与 Bb 结合形成 C3 转化酶	替代途径
	C3（H₂O）	与 B 因子结合并受到水解，与 Bb 结合形成液相 C3 转化酶	替代途径
B 因子		与 C3（H₂O）结合，被 D 因子裂解成 2 个片段（Ba 和 Bb）	替代途径
	Ba	B 因子被 D 因子裂解产生的小片段，可抑制活化 B 细胞的增殖	
	Bb	B 因子被 D 因子裂解产生的大片段。与 C3（H₂O）结合形成液相 C3 转化酶；与 C3b 结合形成细胞结合型 C3 转化酶	

续表

成分	活性片段	生物学功能	参与的激活途径
D 因子		裂解 B 因子的蛋白酶	替代途径
备解素（P 因子）		稳定微生物表面的 C3bBb	替代途径
C5	C5a	过敏毒素，诱导炎症反应	经典途径
			凝集素途径
			替代途径
	C5b	攻膜复合物（MAC）的成分，结合于细胞膜上，促进 MAC 的其他成分结合	
C6		MAC 的成分，稳定 C5b；若 C6 缺乏，C5b 很快被降解	
C7		MAC 的成分，与 C5bC6 结合并诱导构型改变，使 C7 插入细胞膜	
C8		MAC 的成分，与 C5bC6C7 结合，在细胞膜上产生微孔	
C9		MAC 的成分，10~19 个 C9 分子与 C5bC6C7C8 结合，在细胞膜上造成较大的孔	

一、补体激活的经典途径

补体激活的经典途径（CP）又称为传统途径或 C1 激活途径。参与经典途径的补体成分共 11 种，各成分只有在抗原-抗体（如 IgG 和 IgM）复合物的作用下，才能依次激活。

（一）激活物

游离的抗体不能激活补体，只有抗体和抗原结合成复合物才是激活补体的主要物质。IgG1～IgG3 和 IgM 的重链恒定区具有补体结合位点，当它们与相应抗原结合形成免疫复合物时，抗体构型发生改变，暴露出 Fc 上补体结合位点，补体 C1 与该部位结合并被激活。IgM 激活补体的效率最高，只需一个分子就能使补体激活。因为每个 C1q 分子须同时与两个以上 Ig 单体分子的 Fc 结合才能活化，而 IgM 为五聚体，含 5 个 Fc，故单个 IgM 分子与抗原结合即可激活 C1，启动经典途径。而 IgG 分子为单体，至少需要 2 个分子才能激活补体。对 IgG 抗体来说，结合的抗原一定要是多价的抗原，即能够结合 2 个或者多个 IgG 分子的抗原，才能有效地激活补体。如果 IgG 与单价的半抗原结合形成小的复合物或者 IgG 与过量的多价抗原在一起形成的复合物都不能激活补体。

近年来的研究表明，除抗原-抗体复合物能激活补体经典途径之外，一些非免疫学物质也能激活补体的经典途径。这些物质有：①核酸、酸性黏多糖、肝素和鱼精蛋白，它们能与补体的 C1q 成分结合，启动补体 C1q 活化；②纤溶酶及组织蛋白酶，可激活 C1r 和 C1s 或其中之一；③有些病原，如逆转录病毒（retrovirus）、支原体（mycoplasma）等有激活补体的作用。这些病原的表面可能直接与 C1q 成分结合，使补体通过经典途径而活化，但详细的作用机制尚不清楚。

（二）激活过程

参与经典激活途径的补体成分包括 C1～C9，整个激活过程可分为 3 个阶段，即识别阶段、活化阶段和攻膜阶段。

1. 识别阶段 识别阶段是指 C1 识别免疫复合物中 Fc 并与之结合而活化形成 C1 酯酶的阶段。C1 是一个大的、多聚体分子复合物，大约 750kDa，由 1 个 C1q 分子、2 个 C1r 分子和 2 个 C1s 分子借助 Ca^{2+} 连接而形成的大分子复合物。C1q 实际上是与 Ig 分子结合的亚单位，而 C1r 和 C1s 是蛋白酶级联反应需要的丝氨酸酯酶原。C1q 由 6 个相同的亚单位组成，各亚单位羧基端盘卷成球形结构，放射状排列呈花蕾状（图 6-1）。此球形结构是 C1q 与 Ig 的 Fc 结合部位。当抗原、抗体（IgG1～IgG3 和 IgM）结合时，抗体构型发生改变，使 Fc 的补体结合点暴露出来，C1q分子的球形即识别，并与之结合，导致 6 个亚单位构象改变，进而相继裂解激活 C1r 和 C1s，形成 $\overline{C1s}$，即 C1 酯酶。但 C1 的激活需满足以下条件：①C1 结合到 IgM 的 Cn3 或 IgG 某些亚类（IgG1、IgG2、IgG3）的 C2 时才发生 C1 活化。②单个 C1 分子必须同时与 2 个以上 IgG 的 Fc 结合才能活化，因此 IgG 需要 2 个分子凝集后才能与 C1q 结合。1 个 IgM 分子即可与 C1q 结合启动，最近的研究表明 IgG 需要形成六聚体才能与 C1q 具有高亲和力。③仅抗原-抗体复合物可激活补体，游离或可溶性抗体不能激活补体，只有抗体与细胞膜上的抗原结合后，重链（H 链）构象改变，补体结合点暴露才能触发补体激活过程。

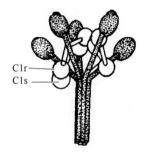

图 6-1 C1q 的结构示意图
（杨汉春，2003）

2. 活化阶段 活化阶段是指活化的 C1s 依次酶解 C4 和 C2，形成 C3 转化酶。C3 转化酶进一步酶解 C3 形成 C5 转化酶，即完成活化阶段。活化的 C1s 具有酯酶活性，可依次裂解 C4 和 C2，将 C4 和 C2 各分解成大小不同的片段。C4 是分子质量为 210kDa 的可溶性血清蛋白，由 α、β 和 γ 3 条多肽链组成。C1s 裂解 C4 的 α 链，产生小分子片段 C4a 和大分子片段 C4b。C4a 释放到液相中，不参与补体的进一步激活。1 个 $\overline{C1s}$ 分子能够产生多个 C4b 分子。C4b 的 α 链断端上暴露的硫酯键高度不稳定，大多数会很快与水发生反应，产生寿命短的非活性中间物 iC4b，其余的 C4b 分子经过转酯作用分别与细胞表面的蛋白质或糖形成共价酰胺键或酯键，使 C4b 分子共黏附于附近的细胞表面，保证补体稳定而有效地激活。C2 为单链多肽，在 Mg^{2+} 存在的情况下，可与附着 C4b 的靶细胞表面接合，继而被 $\overline{C1s}$ 裂解为 2 个片段，即 C2a 和 C2b。C2b 是小分子片段，释放入液相中，不参与补体的进一步活化。而大分子片段 C2a 则可与 C4b 形成 $\overline{C4b2a}$ 复合物，具有裂解 C3 的活性，即经典途径的 C3 转化酶。其中 C4b 与 C3 结合，C2a 水解 C3。C3 是由 α 和 β 两条多肽链通过二硫键连接的异二聚体蛋白。在 C3 转化酶作用下，C3 的 α 链裂解出一个 9kDa 的小片段 C3a，余下的大片段为 C3b。大部分 C3b 与水分子作用，变为无活性片段，不再参与补体级联反应。约 10%的 C3b 分子通过共价键与细胞表面或与连接有 $\overline{C4b2a}$ 的免疫球蛋白结合，从而产生一个新的 $\overline{C4b2a3b}$ 复合物，具有 C5 裂解活性，即经典途径的 C5 转化酶（图 6-2）。

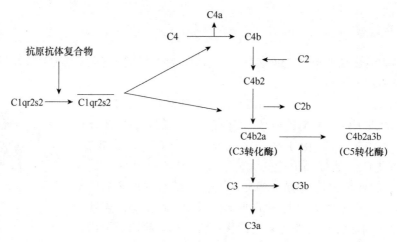

图 6-2 补体激活经典途径

3. 攻膜阶段 攻膜阶段又称为终末途径，即补体固有成分 C5～C9 的依次活化及攻膜复合物（MAC）的形成。这是补体激活的效应阶段，一旦 MAC 形成，则可导致靶细胞的溶解破坏。具体见本节"四、终末途径"。

二、补体激活的替代途径

补体激活的替代途径又称为旁路途径、C3 激活途径、备解素途径、第二通路或第二前端反应。与经典途径不同，该途径是在抗体缺乏的情况下，不经过 C1、C4、C2，直接激活 C3。参与这一途径的成分除 C3 外，还包括 B 因子、D 因子、备解素、H 因子、I 因子等。这种激活方式不依赖于特异性抗体，在病原感染早期为机体提供了有效的防御机制。

（一）激活物

替代途径的激活物主要是细菌细胞壁成分（脂多糖、肽聚糖、磷壁酸），酵母多糖，右旋糖酐，植物多糖，凝聚的 IgA 和 IgG4，眼镜蛇毒素，胰蛋白酶，豚鼠的 IgG 和人的 IgA、IgD、IgE 等物质。这些物质主要为补体活化反应提供固相接触表面而实现激活作用。

（二）激活过程

C3 在替代途径中的启动和后续激活过程起着关键作用，因为这条途径是通过两种改变的 C3 形式中的一种而触发的。一种是由经典途径产生的 C3b，另一种是可溶性 C3 内部硫酯键缓慢自发性水解产生的 C3（H₂O）。C3（H₂O）或 C3b 与 B 因子结合形成复合物。B因子是一种单链蛋白质，类似于经典途径中的 C2。血清中存在着有活性的 D 因子（B 因子转化酶，是一种丝氨酸蛋白酶），它可将结合状态的 B 因子裂解成一个 33kDa 的片段 Ba 和一个 63kDa 的大片段 Bb，前者游离于液相，后者与 C3b 或 C3（H₂O）形成 $\overline{C3bBb}$ 或 C3（H₂O）Bb，这就是替代途径的 C3 转化酶。活化的 P 因子（备解素）可与 $\overline{C3bBb}$ 结合，形成更稳定、半衰期更长的 $\overline{C3bBbp}$ 复合物，催化形成更多的 C3b 分子；反过来，C3b 停留到同一细胞表面，形成更多的 C3 转化酶，这种状态称为替代途径的正反馈放大机制。同时，经典途径产生的 C3b 也能触发替代途径，所以替代途径 C3 转化酶同样是经典途径补体活化的一种放大机制。

体液中存在的 H 因子可以把 C3bBb 复合物中的 Bb 置换出来，使 C3b 与 Bb 分离，而游离的 C3b 又会立即被 I 因子灭活。所以 H 因子和 I 因子控制着生理情况下液相 C3bBb 的水平，使之保持在很低的量，避免 C3 大量裂解和补体后续成分的激活。但是当有 H 因子抑制物（细菌的脂多糖、酵母多糖等）时，C3b 或 C3bBb 获得了不易被 I 因子和 H 因子灭活的保护性微环境，使替代途径正式进入激活阶段。结合于细胞表面的稳定的 $\overline{C3bBb}$ 复合物，即 C3 转化酶可作用于 C3，使之大量裂解为 C3a 和 C3b，并与其中的 C3b 结合成复合物 $\overline{C3bBb3b}$，即替代途径中的 C5 转化酶。替代途径的 C5 转化酶与经典途径中的 C5 转化酶 $\overline{C4b2a3b}$ 类似，继而裂解 C5，进入终末途径（图 6-3）。

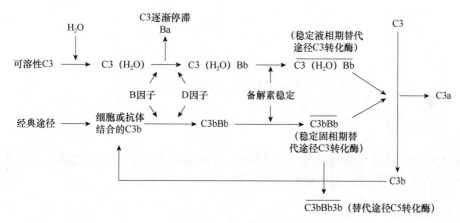

图 6-3 补体激活替代途径

三、MBL 途径

补体活化的 MBL 途径又称为凝集素途径或第三途径。该途径与经典途径的激活过程基本类似，其差别在于 MBL 途径激活开始于急性期蛋白与病原体结合，并不依赖抗原-抗体复合物的形成。

甘露糖结合凝集素（mannose binding lectin，MBL）又称为甘露糖结合蛋白（mannose binding protein，MBP），为血清中的正常成分，含量不高，一般为 10～20μg/mL。在大量细菌感染后的急性应答期，巨噬细胞和中性粒细胞产生 TNF-α、IL-1 和 IL-6 等炎性细胞因子，促使肝细胞合成与分泌急性期蛋白，包括 MBL 及 C 反应蛋白等，这时血清中的 MBL 含量明显增加。MBL 为六聚体，在结构上与 C1q 相似，但是与 C1q 无序列上的同源性，具有典型的胶原三螺旋结构。MBL 是一种钙依赖性糖结合蛋白，属于凝集素家族，可与细菌等微生物表面的甘露糖残基结合，但不与哺乳动物细胞结合，然后发生构象上的变化，进而与 MBL 相关丝氨酸蛋白酶（MBL-associated serine protease）发生作用。目前主要有 3 类 MASP（MASP-1、MASP-2 和 MASP-3），但研究最多的是 MASP-2，被认为是凝集素途径中最主要的蛋白酶。MASP 与 C1r 和 C1s 有结构上的同源性，所以 MBL 与 MASP-1 和 MASP-2 的相互作用和经典途径中 C1q 与 C1r 和 C1s 的相互作用有相似的生物学作用，活化的 MASP-2 能使 C4 和 C2 成分活化，产生 C3 转化酶 $\overline{C4b2a}$，以后的反应过程与经典途径相同；MASP-1

能直接裂解 C3，生成 C3b，形成旁路途径 C3 转化酶 $\overline{C3bBb}$，参与旁路途径正反馈作用。因此，MBL 途径对经典途径和旁路途径的活化具有交叉促进作用。

MBL 途径的补体激活是非特异性的自然免疫反应，是机体免疫的重要效应机制（图 6-4）。

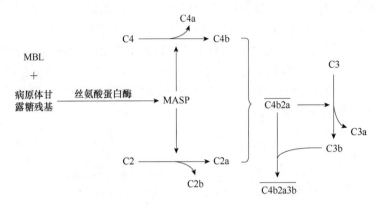

图 6-4　补体激活 MBL 途径

四、终末途径

经典途径或替代途径均可产生 C5 转化酶，启动补体系统终末成分的活化，最终形成具有溶胞作用的攻膜复合物，导致靶细胞的溶解。

（一）攻膜复合物形成的开始

C5 转化酶能在 C5 分子的 α 链 N 端降解得到 C5a 和 C5b 两个片段，这是补体级联反应的最后酶促反应，后续步骤则是完整的蛋白质结合及聚合反应形成。C5a 为小片段，游离于液相，它的 75 个氨基酸与 C3a 大约有 40% 的同源性，都具有过敏毒素活性。C5a 是多形核细胞和巨噬细胞的趋化因子；C5b 为双链，结合于细胞表面，从 C5b 开始将补体系统最后一些蛋白质成分 C6～C9 装配成攻膜复合物。

（二）攻膜复合物的形成

C5 裂解产生的 C5b 与 C6 结合，形成稳定的 C5b6 复合物。C5b6 再与 C7 成分结合成与细胞膜紧密联系的稳定复合物 C5b67，该复合体具有高度亲脂性，C7 上的疏水片段插入靶细胞脂质双层的疏水端，形成一个对 C8 有高亲和性的内膜受体。C8 成分是 α、β、γ 异源三聚体，总相对分子质量为 1.55×10^5。其中 α 链（6.4×10^4）与 γ 链（2.2×10^4）以二硫键相连，与 β 链（6.4×10^4）是以非共价键相连接，形成 C8α-γ 和 C8β 两个蛋白质。首先是 C8β 与 C5b 结合，然后 C8α-γ 再与 C8β 结合，其中 γ 链插入细胞膜的脂质双层，并与 C5b67 复合物连接形成复合体 C5b678。C5b678 复合体能稳定地吸附于细胞表面，虽然形成了穿膜孔道，但溶解细胞的作用非常缓慢。补体活化的最终效应需要 C9 成分的参与，完全溶解活性在 C9 成分与 C5～C8 复合物结合后出现。C9 成分为单链蛋白，相对分子质量为 7.9×10^4。当 C9 在 C5～C8 上聚合到 4 个分子时，就足以使微生物和一些真核细胞发生溶解。当多个 C9（12～15 个）呈环形聚合于 C5～C8 时，形成一个大分子质量管状复合物，即 MAC。聚 C9 是胞膜穿孔结构，与 CTL 和 NK 细胞的成孔蛋白溶胞素所形成的孔膜相似，膜孔的内径大小与 C9 聚合的数量有关，内径约为 11nm，孔管插入细胞膜双层脂质层可达 11.5nm，在细胞膜表面有约 10nm 长的突起。

MAC 的形成改变了细胞膜的通透性，失去了通透屏障的作用，使可溶性小分子物质、离子和水分子可以自由透过细胞膜进行被动交换，但由于孔道太小，不允许蛋白质等大分子物质从胞质运出，最终导致水和离子进入细胞，使胞内渗透压降低，细胞溶解。也可能由于致死剂量的 Ca^{2+} 大量进入细胞内，引起细胞死亡。

MAC 只有在细胞膜上才能形成，发生溶胞，如果 C5b67 在液相中，抑制蛋白 S 便与之结合，只能使单个 C9 结合到 C5～C8，不能形成聚 C9 攻膜复合物，失去溶胞作用。

补体激活的三条途径及共同终末途径的全过程见图 6-5。

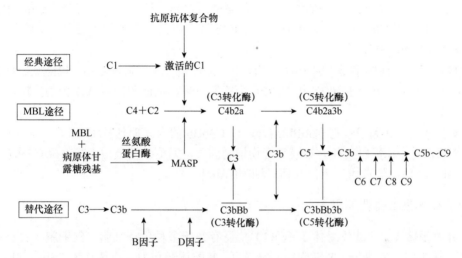

图 6-5　补体激活的三条途径及共同终末途径的全过程

第三节　补体激活的调控

一、补体的自身调控

某些补体成分的裂解成分极不稳定，易于自行衰变，这是补体激活过程中的一种自身控制的重要机制。补体活化片段 C4b、C3b、C5b 极不稳定，一旦形成就要立即结合到细胞膜上，才能发挥活化补体后续成分的作用，否则很快就会失活。激活途径产生的 C3b 转化酶和 C5a 转化酶均易衰变失活，从而限制了后续补体成分的连锁反应。

二、调节因子的作用

体液和细胞膜上存在多种调节补体激活的因子，机制主要是抑制 C3 活化或抑制攻膜复合物的形成，使补体的活化与抑制保持平衡状态，既防止对自身组织细胞的损害，又能有效清除病原微生物。

（一）体液调节因子

1. C1 抑制物　　C1 抑制物（C1 inhibitor，C1 INH）是一种血清糖蛋白，是丝氨酸蛋白酶抑制剂蛋白超家族成员，可与活化的 C1 以共价键结合形成稳定的复合物，使后者失去裂解 C4 和 C2 的能力，使 C3 转化酶不能形成。C1 INH 还可将与免疫复合物结合的 C1 大分子解聚，并可明显缩短 C1 的半衰期。血液中的大部分 C1 处在与 C1 INH 结合的状态，C1 INH 的浓度是 C1 的 7 倍，从而抑制 C1 的活化。一旦 C1 与细胞膜上的抗原-抗体复合物结合，C1 INH 就会与 C1 解离，导致经典途径的活化。

2. C4 结合蛋白　　C4 结合蛋白（C4 binding protein，C4bp）能与 C4b 结合，竞争性抑制 C4b 与 C2b 结合，影响 C3 转化酶的组装。C4bp 还可增强 I 因子对 C4b 的破坏。

3. I 因子　　I 因子是一种酯酶，具有丝氨酸蛋白酶活性，能裂解 C3b、C4b，阻碍 C3 转化酶和 C5 转化酶的形成。只有在 H 因子、C4b 结合蛋白和膜辅因子蛋白等，以及 CR1 辅助下才能发挥 I 因子的作用。

4. H 因子　　H 因子是 I 因子的加速因子，能促进 I 因子裂解 C3b；也能竞争性抑制 B 因子与 C3b 的结合，还可把 C3b 从 C3bBb 中置换出来，从而阻断替代途径的扩增，加速其灭活。

5. P 因子　　P 因子能与 C3bBb 结合，使 C3bBb 的半衰期延长 10 倍。

6. S 蛋白　　S 蛋白又称为攻膜复合物抑制因子，为单链糖蛋白，能干扰 C5b67 与细胞膜结合，抑制 MAC 的形成，阻碍补体对细胞的破坏。

（二）细胞膜上的调节因子

1. 补体受体 1　　补体受体 1（CR1）广泛存在于多种免疫细胞（红细胞、大小吞噬细胞、嗜酸性粒细胞、B 细胞、T 细胞等）的表面，其配体亲和力大小依次为 C3b、C4b、iC3b。CR1 能抑制 C3 转化酶形成并加速其解离；协助 I 因子裂解 C3b 和 C4b；红细胞借助 CR1 与吸附 C3b 的免疫复合物结合，将其送至肝脏、脾脏，由该处的巨噬细胞清除。

2. 衰变加速因子　　衰变加速因子（deca accelerating factor，DAF）为单链糖蛋白分子，可竞争性地抑制 C2 与 C4b 以及 C3b 与 B 因子、Bb 的结合，抑制 C3 转化酶形成并促进其分解。

3. 膜辅因子蛋白　　膜辅因子蛋白（membrane cofactor protein，MCP）表达于白细胞、上皮细胞和成纤维细胞表面，可辅助 I 因子裂解 C3b 和 C4b。MCP 与 DAF 的功能虽然不同，但是有互补作用，且两者都在细胞膜上起调节作用。

4. 同源限制因子　　同源限制因子（homologous restriction factor，HRF）又称为 C8 结合蛋白，分布于外周血细胞，吸附在细胞膜上。可以阻断 C5b678 中的 C8 与 C9 的结合，防止 MAC 插入自身细胞的脂质双层。

5. 膜反应性溶解抑制物　　膜反应性溶解抑制物（membrane inhibitor of reactive lysis，MIRL）广泛分布于各种类型细胞上，是糖、脂质和蛋白质共价连接的大分子。MIRL 是补体活化时保护病原微生物附近正常细胞的最重要的因子，可阻碍 C7、C8 与 C5、C6 的结合，从而抑制 MAC 的形成及其溶解宿主正常细胞的作用。

第四节 补体的生物学功能

一、溶菌、溶胞作用

补体系统激活后形成的攻膜复合物（MAC）可以溶解一些微生物、红细胞和有核细胞，这种补体介导的溶菌、溶胞作用是机体抵抗病原体感染的重要防御机制之一。病原体感染的早期，在无抗体存在的情况下，某些病原体表面成分可直接激活补体的旁路途径，再加上炎症期产生的急性期蛋白激活的 MBL 途径，共同起着重要的非特异性防御作用。特异性抗体产生以后，通过抗原-抗体复合物启动的补体经典途径可以极大补充非特异性防御的作用，从而产生特异性防御机制。补体不仅可以作用于病原体，还能溶解自身凋亡细胞、病原体感染的细胞及异体的组织细胞等。如果机体有自身抗体产生，其自身抗体与抗原复合物也会启动补体的溶胞机制，从而使机体自身的细胞受到损伤。

通常，补体系统溶解革兰氏阴性菌是十分有效的。但有些革兰氏阴性菌和大多数革兰氏阳性菌具有抵抗补体介导损伤的机制。

单个 MAC 即可溶解红细胞。与红细胞相比，有核细胞可抵抗补体介导的溶解效应，因此补体系统激活引起的有核细胞溶解需要多个 MAC 参与。

二、调理作用

补体激活途径中产生的裂解产物（C3b、C4b、iC3b 等）与细菌及其他颗粒性物质结合，可以促进吞噬细胞的吞噬作用，称为补体的调理作用。C3b、C4b、iC3b 为调理素，它们的氨基端与靶细胞结合，羧基端与吞噬细胞表面相应受体（CR1、CR3、CR4 等）结合，在靶细胞与吞噬细胞之间起桥梁作用，促进吞噬作用。

三、加速清除免疫复合物

抗原-抗体在体内结合形成的免疫复合物（immune complex，IC）可以沉积在组织中，通过活化补体可造成周围组织损伤。补体成分参与清除免疫复合物，保持机体自身稳定。在 IC 形成的初期，C3b 与 C4b 共价结合到 IC 上，在空间上阻碍 IC 与 IC 的相互作用，可以抑制 IC 的沉积；当 IC 形成后，激活补体产生的 C3b 与抗体共价结合，IC 借助 C3b 与红细胞上的 CR1 结合，然后被红细胞运送到肝脏和脾脏而被吞噬细胞清除，由于表达 CR1 的红细胞数量巨大，因此红细胞是清除 IC 的主要参与者。

四、免疫调节作用

补体对机体免疫应答发挥着重要的调节作用。C3 可参与 APC 摄取处理提呈抗原；补体可以与多种免疫细胞相互作用，调节细胞的增殖分化，如 C3b 与 B 细胞表面 CR1 结合，可使 B 细胞增殖分化为浆细胞；补体参与调节多种免疫细胞效应，如自然杀伤细胞结合 C3b 后可增强对靶细胞的 ADCC 作用、溶菌和细胞溶解作用、调理作用，清除免疫复合物；补体还参与免疫记忆，B 细胞具有 CR1 受体，补体缺失会使抗体应答延迟，抑制抗体的产生，严重影响生发中心的发育和免疫记忆功能。

五、介质作用

补体活化产生的活性片段具有炎症介质的作用。C2a 具有激肽样作用，可增高血管通透性，引起炎性渗出和水肿。过敏毒素 C3a、C4a 与 C5a 能与肥大细胞和嗜碱性粒细胞结合，诱导脱颗粒，释放组胺、白三烯及前列腺素等活性物质，加强炎症反应。其中 C5a 的作用最强，C4a 的作用最弱。C3a 和 C5a 具有趋化因子的作用，可以刺激中性粒细胞向炎症部位聚集，更好地发挥吞噬清除作用，同时增强机体炎症反应。

六、中和及溶解病毒作用

病毒与相应抗体结合后，在补体的作用下，可以增强抗体对病毒的中和作用。一些病毒在没有抗体存在时，可以活化补体旁路或经典途径。中和病毒作用的机理有所不同，补体可以通过使病毒形成凝聚物从而降低其感染性；抗体和补体结合到病毒表面，阻断病毒对细胞的吸附过程，中和病毒的感染性；抗体和补体在病毒颗粒表面沉积可以使病毒与具有 Fc 受体或 CR1 的细胞结合，如为吞噬细胞，就可引起吞噬作用和细胞内破坏；补体还可以介导溶解有囊膜的病毒，阻止病毒对易感细胞的吸附和穿入。

七、细胞黏附

细胞黏附（cell adherence）是由细胞表面的补体受体介导的。许多细胞都具有补体成分受体，如 CR1、CR2、CR3、CR4 等。CR1 是其中最重要的受体，中性粒细胞、巨噬细胞、血小板（非灵长类动物）及 B 细胞都有 CR1，该受体结合 C3b 的能力强，结合 C4b 的能力弱。覆盖有 C3b 的颗粒通过补体受体结合到上述细胞表面，可引起细胞黏附，此过程称为免疫黏附（immune adherence）。细胞黏附在抗感染免疫和免疫病理过程中具有重要作用。此外，B 细胞与中性粒细胞具有 CR2 受体，可与 C3 裂解产物结合。单核细胞、B 细胞、中性粒细胞和某些无标志细胞具有 C1q 受体。而 B 细胞还有 H 因子受体。

小　　结

补体是免疫学研究中最古老的领域之一，补体系统是体内存在的一个固有免疫防御系统，可直接被多种病原体激活，在抗感染和炎症反应中起重要作用，是体内重要的效应系统和效应放大系统。构成补体系统的 30 余种糖蛋白按生物学功能可以分为补体固有成分、补体调节蛋白（可溶性和膜结合型）和补体受体。补体各成分的理化性质很不稳定，易受各种因素的影响而失去活性。补体系统各成分通常以无活性酶原形式存在于血清中，仅在某些激活物作用下或在特定的反应表面上，才依次被激活，并具备裂解下一组分的活性，由此形成一系列效应扩大的级联反应。补体成分通常有三条途径进行活化，分别是经典途径、MBL 途径和替代途径，然后通过共同的终末途径，最终形成具有溶胞作用的攻膜复合物，对靶细胞进行破坏和溶解，参与机体的特异性和非特异性免疫效应。除此之外，补体激活过程中还会发挥许多重要的生物学作用，如调理作用、免疫调节及炎症介质作用等。补体的激活处于严格的调控之下，血液和细胞膜上存在着许多调节补体激活的因子。因此，补体固有成分和调节因子的缺陷，均可导致补体系统功能紊乱，引致细菌感染和自身免疫等。补体在机体的先天性防御中起重要的作用。

复习思考题

思考与探索

1. 补体系统的概念是什么？由哪些成分组成？补体如何命名？

2. 简述补体系统激活的经典途径。

3. 比较补体三条激活途径的相同点和不同点。

4. 补体激活后有哪些生物学效应？

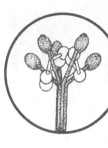

第七章
免疫细胞表面膜分子

视频

思维导图

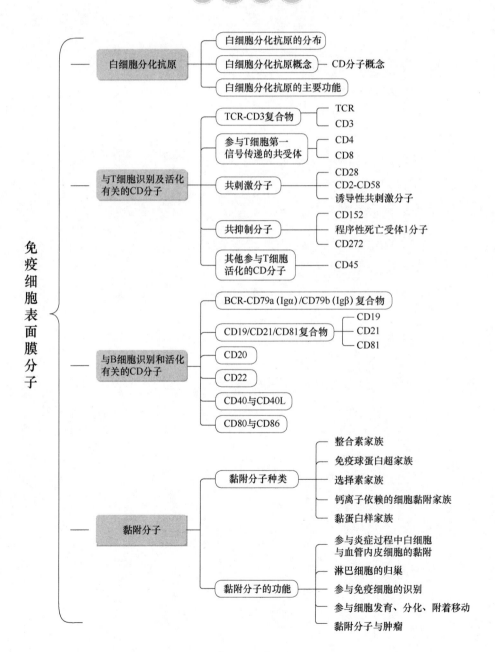

机体免疫应答过程有赖于免疫系统中细胞间的相互作用，包括细胞间直接接触和通过释放细胞因子或其他生物活性分子的间接作用。免疫细胞间或介质与细胞间相互识别的物质基础是免疫细胞表面膜分子，包括细胞表面的多种抗原、受体和黏附分子等。免疫细胞表面膜分子的种类相当繁多，主要有 T 细胞受体（TCR）、B 细胞受体（BCR）、主要组织相容性抗原、白细胞分化抗原、黏附分子、促分裂素受体、细胞因子受体、免疫球蛋 Fc 受体及其他受体和分子。免疫细胞表面膜分子的研究对于深入了解免疫应答的本质及临床某些疾病的诊断、预防和治疗都具有十分重要的意义。

第一节 白细胞分化抗原

白细胞分化抗原（leukocyte differentiation antigen，LDA）是指造血干细胞在分化成熟为不同谱系（lineage）、不同阶段及细胞活化的过程中，出现或消失的一类细胞表面分子。白细胞分化抗原大都是跨膜的糖蛋白，含胞膜外区、跨膜区和胞质区。有些白细胞分化抗原是以糖基磷脂酰肌醇（glycosylphosphatidyl inositol，GPI）连接方式，锚定在细胞膜上，少数白细胞分化抗原是碳水化合物。

白细胞分化抗原具有重要的生物学意义，不仅可作为表面标志用于细胞的鉴定和分离，还广泛参与细胞的生长、成熟、分化、发育、迁移、激活。同时，分化抗原的改变也与某些病理状态的发生与发展有关。深入研究白细胞分化抗原的生物学特性，有助于在分子水平认识免疫应答的本质，探讨疾病的机制、诊断、预防和治疗。

一、白细胞分化抗原的分布

白细胞分化抗原种类繁多，除表达于白细胞表面外，还广泛分布于不同分化阶段的淋巴干细胞、髓样干细胞、红细胞系、巨核细胞/血小板谱系和非造血细胞（如血管内皮细胞、成纤维细胞、上皮细胞、神经内分泌细胞等）表面。

二、CD 分子的概念

CD 是位于白细胞细胞膜上一类分化抗原的总称，CD 后的序号代表一个或一类分化抗原分子。一个 CD 分子可具有多个不同的抗原决定簇，从而可产生多种不同的单克隆抗体。应用以单克隆抗体鉴定为主的聚类分析法，将识别同一分化抗原的来自不同实验室的单克隆抗体归为一个分化群（cluster of differentiation，CD）。由 CD 单克隆抗体群所识别的分化抗原称为 CD 分子。习惯上将某一分化抗原及其相应单克隆抗体均用同一序号表示，如 CD3 代表一种抗原，抗 CD3 单克隆抗体代表针对 CD3 抗原的抗体。迄今，人类 CD 序号已命名至 CD350，还包括为数众多的亚群。动物白细胞分化抗原也采用 CD 命名法，与人类 CD 同源的，加上与人类 CD 相同的编号。为了与人类 CD 相区别，牛的 CD 在其前加 Bo，即 BoCD。另外，OvCD、EqCD 分别表示绵羊、马的白细胞分化抗原。与人类 CD 没有明显同源性的，或没有充分的证据证明与人类 CD 同源的，用 WC（workshop cluster）表示。

三、白细胞分化抗原的主要功能

CD 分子不仅参与识别抗原、捕捉抗原、促进免疫细胞与抗原或免疫分子间的相互作用，还可介导免疫细胞间、免疫细胞与基质间的黏附作用，在免疫应答的识别、活化及效应阶段均发挥重要作用（表7-1）。

表7-1　与免疫功能相关的CD分子举例（金伯泉，2008）

表面分子的种类	主要分布细胞	CD分子及其参与的功能
T细胞受体（TCR）复合物及其辅受体	T细胞	CD3参与TCR信号转导，CD4和CD8辅助TCR识别抗原，参与信号转导
B细胞受体（BCR）复合物及其辅受体	B细胞	CD79a和CD79b参与BCR信号转导，CD19/CD21和CD81复合物辅助BCR识别抗原，参与信号转导
NK细胞受体	NK细胞	CD94、CD158～CD161、CD226、CD314（NKG2D）和CD335～CD337（NCR1～NCR3）等，调节NK细胞杀伤活性，参与信号转导
补体受体（CR）	吞噬细胞	CR1～CR4（分别为CD35、CD21、CD11b/CD18和CD11c/CD18）参与调理吞噬、活化免疫细胞
Ig Fc受体（FcR）	吞噬细胞、DC、NK细胞、B细胞、肥大细胞	Ig G Fc受体（CD64、CD32、CD16）、Ig A Fc受体（CD89）、Ig E Fc受体（FcεR I、CD23），参与调理吞噬、ADCC和超敏反应
细胞因子受体	广泛	包括多种白细胞介素受体、集落刺激因子受体、肿瘤坏死因子超家族受体、趋化因子受体等，介导细胞因子刺激后的信号转导，参与造血及细胞活化、生长、分化和趋化等
模式识别受体（PRR）	吞噬细胞、DC	TLR1～TLR11（CD281～CD291）参与固有免疫，感应危险信号
死亡受体	广泛	TNFR I（CD121a）、Fac（CD95）等，分别结合TNF和FasL，诱导细胞凋亡
共刺激分子	T细胞、B细胞、APC	T细胞（CD40L）-B细胞（CD40），T细胞（CD28、CTLA-4）-APC（CD80、CD86），参与T细胞活化和T细胞-B细胞间协作
归巢受体和地址素	白细胞、内皮细胞	白细胞[淋巴细胞功能相关抗原（LFA）-1，即CD11a/CD18]-内皮细胞[细胞间黏附因子（ICAM）-1/CD54]，初始T细胞（L-选择素）-高内皮细胞小静脉（CD34等），参与淋巴细胞再循环和炎症

第二节　与T细胞识别及活化有关的CD分子

T细胞是体内一类重要的免疫活性细胞，其特点在于受到抗原或致有丝分裂原等物质刺激后，发生一系列形态、功能变化，并产生多种细胞因子，从而介导免疫功能。T细胞功能的发挥有赖于其膜表面多种辅助分子（表7-2）的共同作用，如通过TCR识别、捕捉由APC提呈的抗原，并由CD3分子将活化信号传入胞内；借助CD4/CD8与MHC I或MHC II类抗原的相互作用，进一步完成APC与T细胞的结合；CD2-LFA-3、B7-CD28等可提供刺激信号，辅助细胞活化等。除TCR外，T细胞表面的膜分子多以非特异性方式发挥效应，主要通过配体受体间相互作用，介导T细胞与B细胞、T细胞与APC或靶细胞之间的相互作用。

表7-2　与T细胞功能有关的CD抗原（龚非力，2009）

CD	表达细胞	功能
CD2	T细胞、NK细胞、胸腺细胞	绵羊红细胞受体，与LFA-3结合，起黏附作用
CD3	T细胞、胸腺细胞	传递T细胞激活信号
CD4	T细胞亚群（部分B细胞）、胸腺细胞	与MHC II类分子结合，介导黏附和信号转导，HIV受体

续表

CD	表达细胞	功能
CD8	T细胞、胸腺细胞	与MHCⅡ类分子结合,介导黏附和信号转导
CD25	活化T细胞、部分活化B细胞	即IL-2Rα,参与组成高亲和力IL-2R,参与T细胞活化
CD26	胸腺细胞、活化T细胞	丝氨酸蛋白酶,参与T细胞激活、肿瘤发生、HIV感染
CD28	T细胞、部分活化B细胞、浆细胞、瘤细胞	与CD80结合,是细胞激活的主要共刺激分子
CD44	白细胞	黏附细胞外基质(ECM),T细胞活化,淋巴细胞归巢受体
CD45	白细胞	酪氨酸蛋白磷酸酯酶(PTPase),参与细胞生长、活化的信号转导
CD58	T细胞、B细胞、单核细胞、上皮细胞、内皮细胞、中性粒细胞、成纤维细胞	即LFA-3,为CD2配体,起黏附作用
CD86	活化B细胞、活化T细胞、有丝分裂因子(MF)	即B7,为CD28配体,参与T细胞激活协同刺激信号

一、TCR-CD3复合物

T细胞受体(T cell receptor,TCR)和CD3均为T细胞膜上的重要分化抗原,是成熟T细胞的特征性标志。TCR以非共价键与CD3分子结合,形成TCR-CD3复合物。在TCR-CD3复合物中,TCR的作用是识别抗原,TCR不能直接识别蛋白质抗原表面的表位,只能特异性识别抗原提呈细胞或靶细胞表面的抗原肽-MHC分子复合物(pMHC),而且TCR识别pMHC时具有双重特异性,即既要识别抗原肽的表位,也要识别自身MHC分子的多态性部分。CD3可将TCR双识别的信号传入T细胞内,引起细胞活化、增殖。TCR-CD3复合物是T细胞识别特异性抗原肽并提供T细胞激活第一信号的分子基础。

(一)TCR

TCR为所有T细胞表面的特征性标志,以非共价键与CD3结合,形成TCR-CD3复合物,其作用是识别抗原。TCR是由两条不同肽链构成的异二聚体,每条肽链又可分为可变区(V区)、恒定区(C区)、跨膜区和胞质区等几部分,其特点是胞质区很短。TCR分子属于免疫球蛋白超家族,其抗原特异性存在于V区,V区(Vα、Vβ)又各有三个高变区CDR1、CDR2、CDR3,其中以CDR3变异最大,直接决定了TCR的抗原结合特异性。在TCR识别抗原肽-MHC分子复合物时,CDR1、CDR2识别和结合MHC分子抗原结合槽的侧壁,而CDR3直接与抗原肽相结合。TCR分为两类,即TCR1和TCR2;TCR1由γ和δ两条链组成,TCR2由α和β两条链组成。外周血中,90%~95%的T细胞表达TCR2,而且任一T细胞只表达TCR2和TCR1之一(Huang,2019)。

(二)CD3

TCR在细胞膜上的表达及其参与T细胞活化,必须依赖与TCRαβ异二聚体以非共价连接的多个肽链的表达,这些肽链为CD3二聚体CD3εγ、CD3εδ和CD3ζζ(图7-1)。这些肽链均含有Ig样功能区和免疫受体酪氨酸激活模体(immunoreceptor tyrosine-based activation motif,ITAM)。其功能包括参与T细胞发育过程中TCR的膜表面表达;介导TCR与抗原接触后产生的活化信号的传递;成熟T细胞的表面标志,用于成熟T细胞的检测等。

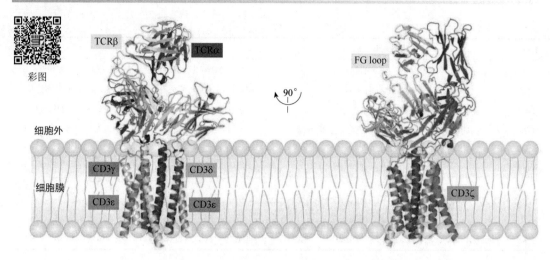

图 7-1　TCR-CD3 复合物（Mariuzza et al.，2020）

二、参与 T 细胞第一信号传递的共受体

（一）CD4

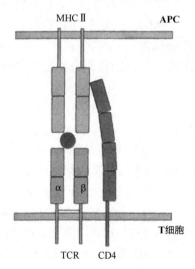

图 7-2　CD4 分子及配体（龚非力，2009）

CD4 属于 Ig 超家族，为细胞膜表面单链糖蛋白（图 7-2）。CD4 抗原表达于部分 T 淋巴细胞、胸腺细胞及某些 B 淋巴细胞、EB 病毒转化的 B 细胞、单核/巨噬细胞及脑细胞膜表面。外周血 T 细胞中 CD4$^+$T 细胞约占 41%。CD4$^+$T 细胞一般为辅助性 T 淋巴细胞，具有以下功能。

1. 黏附功能　CD4/MHCⅡ类分子是一组重要的辅助分子。CD4$^+$T 细胞 TCR 可识别抗原肽-MHCⅡ类分子复合物。CD4 分子通过其第一、第二功能区与 MHCⅡ类分子非多态部分结合，有助于稳定 TCR 与抗原肽-MHCⅡ类分子复合物间的相互作用。CD4 分子在 T 细胞、B 细胞之间的协同或在 T 细胞、巨噬细胞之间的相互作用方面起关键作用。CD4 分子也是人类免疫缺陷病毒（HIV）的主要受体。

2. 信号转导作用　CD4 分子可参与细胞内信号转导。CD4 分子的胞质段直接与酪氨酸蛋白激酶 Src 家族成员 p56^{lck} 相连。T 细胞受到刺激后，CD4 与 MHCⅡ类分子相互作用，激活 p56^{lck}，促进胞内酪氨酸磷酸化。

（二）CD8

在所有哺乳动物种类中，CD8 分子都表达在 MHCⅠ限制性 T 细胞上，是重要的细胞毒性 T 细胞（CTL）亚群。

CD8 的分子结构在不同种属和 T 细胞成熟的不同阶段各不相同。CD8 分子由 α、β 或 α、

α 两条多肽链组成二聚体。分子质量为 30～70kDa。CD8α 和 CD8β 属于 Ig 超家族，其 N 端暴露于胞外，每条链各包含一个 IgV 样功能区、连接肽、亲水性跨膜区和高度碱化的胞质尾。CD8 分子（图 7-3）生物学功能有如下几个方面。

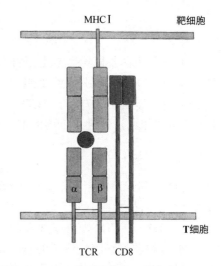

图 7-3 CD8 分子及配体（龚非力，2009）

1）介导细胞间黏附作用：CTL 在特异性识别靶细胞时，其 CD8 分子结合于 MHC I 类分子非多态区，有助于稳定 TCR 与抗原肽-MHC I 类分子复合物间的相互作用。因此，CD8 分子又被称为参与 CTL 激活的共受体。

2）参与信号转导：CD8α 链 V 样区与 MHC I 类分子非多态性 α3 区域结合，胞质区可与 p56^{lck} 相连，从而参与 T 细胞活化和增殖的信号转导，由此启动 MHC I 类限制性 T 细胞应答。TCR 与配体结合后，CD8 分子胞质区快速磷酸化，从而参与 CD8$^+$T 细胞活化的信号转导。

三、共刺激分子

T 细胞激活依赖于双信号，TCR-CD3 识别抗原肽为第一信号，T 细胞与抗原提呈细胞表面多种黏附分子间相互作用为第二信号。第二信号又称共刺激信号，提供该信号的分子称为共刺激分子（co-stimulatory molecule），其为 T（或 B）细胞完全活化提供共刺激信号的细胞表面分子及其配体（图 7-4）。

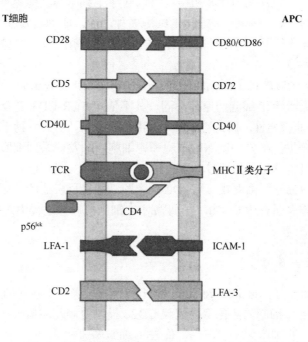

图 7-4 参与向 T 细胞提供共刺激信号的 CD 分子（金伯泉，2008）

（一）CD28

CD28 是由两条相同肽链组成的同源二聚体。外周血中几乎所有 CD4$^+$T 细胞和 50% CD8$^+$T 细胞都表达 CD28。此外，浆细胞和部分活化 B 细胞也表达 CD28。CD28 的配体是表达于 B 细胞和 APC 表面的 B7 分子，CD28 分子与 B7 分子结合产生的协同刺激信号在 T 细胞活化中发挥重要作用，促进 T 细胞的增殖和分化。

（二）CD2-CD58

CD2 及其配体的相互作用直接参与 T 细胞活化。这种经 CD2 的活化途径称为 T 细胞激活的"旁路途径"。

1. CD2　　CD2 即淋巴细胞功能相关抗原-2（lymphocyte function associated antigen-2，LFA-2）或绵羊红细胞受体（sheep red blood cell receptor，SRBCR）。CD2 可表达于所有外周血 T 淋巴细胞、95% 以上人类胸腺细胞、大多数 NK 细胞及部分恶变 B 细胞表面，正常 B 细胞不表达。CD2 是 T 细胞分化过程中出现的第一个特异性标志，其化学成分为糖蛋白，分子质量为 45～50kDa，属 IgSF 成员。

CD2 与 LFA-3 之间的黏附功能对于 TCR 识别外来抗原与 APC 细胞表面 MHC 抗原复合物、肿瘤抗原、病毒感染靶细胞及同种异体抗原均有重要的辅助作用。

2. CD58　　CD58 也称为 LFA-3，是表达于人红细胞和绵羊红细胞表面的 CD2 天然配体。可介导绵羊红细胞与人 T 细胞形成玫瑰花环。CD58 还广泛分布于 T 细胞、B 细胞、单核细胞、上皮细胞、内皮细胞、结缔组织、中性粒细胞、血小板等细胞表面。

3. CD2-CD58 的生物学功能

（1）黏附作用　　CD2 与 CD58 相结合可以介导 T 细胞与其他免疫细胞间的黏附作用。而应用抗 CD2 或抗 LFA-3 McAb 可抑制 T 细胞多种功能，如抑制效应 CTL 细胞活性；抑制有丝分裂原、同种异体抗原、可溶性抗原诱导的 T 细胞增殖反应；抑制 T 细胞产生 IL-2；部分抑制 NK 细胞活性等。

（2）T 细胞旁路激活途径（alternative pathway of T cell activation）　　CD2 激活 T 细胞的途径与传统经抗原激活 T 细胞的途径不同，其不依赖 TCR-CD3 复合物和 IL-1，也不需要 APC 参与，为抗原非特异性，因此称为"T 细胞旁路激活"。其生物学意义为：介导免疫细胞聚集和淋巴因子产生；在 T 细胞/NK 细胞和靶细胞中触发一系列细胞内信号转导，在缺乏持续性抗原刺激时可维持正常的免疫功能。

（3）参与胸腺细胞的分化成熟　　CD2 是胸腺细胞最早表达的分化抗原，胸腺上皮细胞及胸腺其他多种细胞表面表达 CD58，在胸腺对 T 细胞的选择过程中发挥作用，可诱导 T 细胞/NK 细胞活化和增殖。

（三）诱导性共刺激分子

诱导性共刺激分子（inducible co-stimulator，ICOS）表达于活化的 T 细胞，人的 ICOS 配体为 B7-H2。初始 T 细胞的活化主要依赖 CD28 提供协同刺激信号；之后 ICOS 可以通过调节活化 T 细胞中多种细胞因子的产生，促进 T 细胞增殖。

四、共抑制分子

T 细胞/B 细胞表面还表达一类共抑制分子（co-inhibitory molecule），主要存在于 T 细胞、B 细胞、抗原提呈细胞等表面，其胞内段含免疫受体酪氨酸抑制模体（immunoreceptor tyrosine-based inhibition motif, ITIM）。在免疫细胞相互作用过程中，这些分子向 BCR 或 TCR 附近聚集，参与免疫突触形成，通过与相应配体结合，启动抑制信号，该信号对 T 细胞活化、Th 细胞分化、T 细胞依赖型抗体的产生及效应性细胞因子分泌均起着至关重要的作用。

（一）CD152

CD152 即细胞毒性 T 淋巴细胞相关抗原 4（CTLA-4），主要表达于活化的 T 细胞，静止 T 细胞不表达。CD152 的配体也是 CD80/CD86。CD28 和 CD152 分别与 CD80/CD86 信号结合，在 T 细胞活化的不同阶段发挥正负调节作用。但 CD152 与 CD80/CD86 分子的亲和力显著高于 CD28 与 CD80/CD86 分子的亲和力。CD152 与 CD80/CD86 分子结合产生抑制性信号，下调或终止 T 细胞活化。

（二）程序性死亡受体 1 分子

程序性死亡受体 1（programmed death-1，PD-1）分子主要表达于活化的 T 细胞表面，配体为 PD-L1 和 PD-L2。PD-1 与相应配体结合后，可抑制 T 细胞的增殖和 IL-2、IFN-γ 等细胞因子的产生，并抑制 B 细胞的增殖、分化和 Ig 的分泌。在免疫反应起始和效应阶段均可发挥负调节作用，有利于维持机体免疫稳态，从而防止过度的免疫损伤和自身免疫病的发生。

（三）CD272

CD272 即 B/T 淋巴细胞衰减因子（B and T lymphocyte attenuator，BTLA），结构上与 CTLA-1 和 PD-1 相似，胞质区有 2 个 ITIM，主要表达于活化的 Th1 细胞，其配体为 TNF 受体超家族 HVEM。BLTA 结合 HVEM 后，ITIM 中的酪氨酸发生磷酸化，募集 SHP-1 和 SHP-2，抑制 T 细胞的活化。

五、其他参与 T 细胞活化的 CD 分子

CD45 又称为白细胞共同抗原（leukocyte common antigen，LCA），CD45 是由一类结构相似、分子质量较大的跨膜蛋白组成，广泛存在于白细胞表面，属细胞膜表面大分子跨膜糖蛋白家族成员，为同源二聚体。成熟的 CD45 分子包括含 391～522 个氨基酸的高度糖基化的胞外区、22 个氨基酸的单链跨膜区及 705 个氨基酸的胞内区。CD45 分子胞质区段具有蛋白质酪氨酸磷酸酶的作用，CD45 可以通过控制 Src 家族蛋白——酪氨酸激酶 Lck 和 Lyn 的活化来启动 T 细胞受体信号转导，在细胞的信息转导中发挥重要作用（Rheinländer，2018）。CD45 分子还在淋巴细胞的发育成熟和功能调节中具有重要意义。

根据 CD45 分子异构体的表达，可将 T 细胞分为两个新的亚群：凡未经抗原刺激的 T 细胞为原始 T 细胞（native T cell，Tn），即 CD45RA[+] T 细胞亚群；经抗原刺激分化为记忆 T 细胞（memory T cell，Tm）者，为 CD45R0[+] T 细胞亚群，该两群 T 细胞具有不同的功能特性。

第三节 与 B 细胞识别及活化有关的 CD 分子

B 细胞是体内唯一能产生抗体（免疫球蛋白）的细胞，是介导体液免疫的主要细胞。在接受抗原刺激后，B 细胞可识别并结合抗原，然后活化、增殖、分化为能分泌抗体的浆细胞，介导体液免疫效应。与 T 细胞类似，静止的 B 细胞不仅需要由 BCR 与抗原结合提供活化起始信号，还需由其表面辅助分子与相应配体结合所提供协同刺激信号才能被激活。此外，上述辅助分子还在 B 细胞的生长发育及分化过程中发挥重要作用（表 7-3）。

表 7-3 与 B 细胞识别抗原及活化有关的主要 CD 分子（龚非力，2009）

CD	表达细胞	功能
CD79a	成熟 B 细胞	即 Igα，传递 BCR 识别信号
CD79b	成熟 B 细胞	即 Igβ，传递 BCR 识别信号
CD19	前 B 细胞、成熟 B 细胞	B 细胞活化及发育的调节
CD20	前 B 细胞、成熟 B 细胞	B 细胞活化、增殖、分化
CD21	成熟 B 细胞	B 细胞活化及发育的调节
CD22	成熟 B 细胞	B 细胞活化调节
CD40	活化 B 细胞	B 细胞增殖、分化调节
CD45	成熟 B 细胞	B 细胞活化调节

一、BCR-CD79a（Igα）/CD79b（Igβ）复合物

B 细胞受体（B cell receptor，BCR）即膜免疫球蛋白（mIg），是参与 B 细胞特异性应答的重要分子。B 细胞接受抗原刺激后，BCR 特异性识别并结合抗原，在识别信号和共刺激信号的共同作用下，引起胞质内一系列生化改变及核内基因的活化、转录与表达。从而诱导 B 细胞的活化、增殖与分化，也可导致不应答或出现程序性死亡的情况。

mIg 是 B 细胞的特征型表面标志。mIg 以单体形式存在，能结合特异性抗原，但由于其胞质区很短，不能直接将抗原刺激的信号传递到 B 细胞内，需要其他分子的辅助来完成 BCR 结合抗原后信号的传递。在抗原的刺激下，B 细胞最终分化为浆细胞，浆细胞不表达 mIg。

CD79a（即 Igα 或 mb-1）和 CD79b（即 Igβ 或 B29）均是免疫球蛋白超家族的成员，均有胞膜外区、跨膜区和相对较长的胞质区。两者在胞膜外区的近胞膜处借二硫键相连，构成异源二聚体，表达于除浆细胞外各分化阶段的 B 细胞表面，也是 B 细胞特征性表面标志。两个 CD79a/CD79b 通过非共价键与 mIg 相连，组成 BCR-CD79a/CD79b 复合物（图 7-5）。CD79a/CD79b 的作用

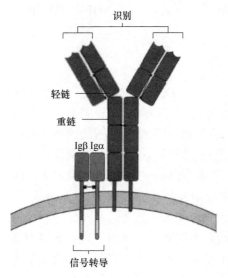

图 7-5 B 细胞复合物

（图中标注：识别、轻链、重链、Igβ Igα、信号转导）

与 CD3 类似，其胞质区含 ITAM，能将 BCR 特异性识别和结合抗原的活化信号传入 B 细胞内，从而提供 B 细胞活化所需的第一信号。

二、CD19/CD21/CD81 复合物

CD19/CD21/CD81 复合物是 B 细胞活化的共同受体，CD19 分子胞质区与多种激酶结合，能加强跨膜信号转导，促进 B 细胞活化，在 B 细胞初次应答中发挥重要作用（图 7-6）。

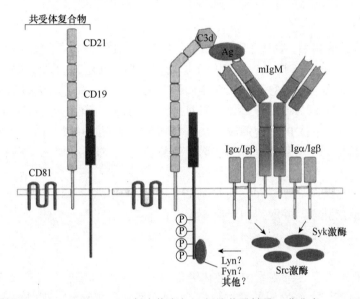

图 7-6　CD19/CD21/CD81 复合物参与 B 细胞信号转导（龚非力，2009）

（一）CD19

CD19 是发现最早的 B 淋巴细胞系表面标记之一，分布于 B 细胞和滤泡 DC 表面。CD19 胞外部分含有两条类似于 CH_2 区的 Ig 样链，由二硫键连接；胞质部分大约含 240 个氨基酸，序列高度独特，与其他已知的蛋白质分子没有明显的同源性。

CD19 与 B 细胞活化、信号转导及生长调节密切相关。CD19 介导信号传递依赖于与膜表面 CD21、CD81 组成的复合物，抗原既可与 BCR 结合，也可通过补体 C3dg 与 CD21 相连，后者激活 CD19/CD21 复合物中与 CD19 紧密结合的 Src 家族 Lyn，使 CD19 分子胞质段 Tyr 发生磷酸化，进而参与 B 细胞内信号传递，其参与活化和抑制活化的效应主要取决于所使用的有丝分裂原或单克隆抗体的交联程度。

（二）CD21

CD21 又称为 II 型补体受体（CR2），为单链 I 型跨膜糖蛋白，分子质量为 145kDa。CD21 仅表达于成熟 B 细胞表面。CD21 的配体为 C3 裂解片段 iC3b、C3dg 或 C3d。CD21 的功能包括参与免疫记忆，通过发挥生长因子受体样作用参与 B 细胞增殖分化，参与调节 IgE 产生，参与信号转导和调解，介导 EB 病毒（EBV）的细胞内移等。

（三）CD81

CD81 属于 4 次跨膜蛋白超家族（TM$_4$-SF）成员，广泛分布于 B 细胞、活化 T 细胞、巨噬细胞、DC、NK 细胞和嗜酸粒细胞等表面。CD81 与 CD19 和 CD21 组成 B 细胞信号转导的复合物，参与 BCR 介导的信号转导。B 细胞表面 CD81 与 MHC I / II 类分子、CD20、CD37、CD53、CD82 等分子共价相连。新近发现，CD81 为丙型肝炎病毒（HCV）的受体。

三、CD20

CD20 是一种跨膜蛋白，表达于除浆细胞外的发育分化不同阶段的 B 细胞，CD20 的疏水性跨膜链绕膜 4 次，长的 N 端和 C 端都位于胞质内，裸露在胞外的部分很短。鼠和人 CD20 具有高度保守性，同源性达 73%。CD20 胞质链含大量丝氨酸和苏氨酸残基及参与磷酸化的同源序列，但缺乏酪氨酸残基。上述结构特征提示，CD20 可能作为膜转运体或离子通道发挥作用。在细胞表面，CD20 呈现同源二聚体和同源四聚体的寡聚结构，并与细胞表面和胞质其他分子共同构成一个多聚体的细胞表面受体复合物。CD20 主要参与跨膜 Ca^{2+} 流动及调节 B 细胞增殖、分化。

由于 CD20 参与跨膜 Ca^{2+} 流动，可抑制细胞周期发展，从而抑制细胞分裂增殖，故人们考虑应用 CD20 治疗肿瘤，并取得初步疗效。

四、CD22

CD22 是一种表达于 B 细胞系的磷酸化糖蛋白。在人类 B 细胞分化的早期，即可从胞质中检出 CD22，但 CD22 在胞膜的表达则与 SmIg（特别是 SmIgD）的表达紧密相关。当 B 细胞活化时，CD22 表达增加，一旦分化为浆细胞则表达下降。CD22 主要发挥信号转导功能及黏附分子作用。

新近资料表明，CD22 是一种结合唾液酸的植物凝集素（lectin），其凝血活性区域处于 N 端的 Ig 样链。

五、CD40 与 CD40L

CD40 主要表达在 B 细胞、DC、某些上皮细胞、内皮细胞、成纤维细胞及活化的单核细胞表面，属神经生长因子超家族。CD40 分子在 B 细胞活化、针对 TD 抗原的抗体产生、Ig 类型转换及记忆 B 细胞和 GC 细胞的产生等方面发挥关键作用。CD40 配体（CD40L）主要表达于活化的 CD4$^+$T 细胞和肥大细胞表面。CD40 与 CD40L 的相互作用是 B 细胞活化过程中第二信号的主要分子。CD40 与 CD40L 相互作用具有重要的生物学意义，活化 Th 细胞表达 CD40L 增加，可与 B 细胞表面 CD40 结合，其结果为：①刺激 T 细胞分泌 IL-4，后者与 IL-4R 结合，诱导 B 细胞表达 B7 分子；②CD40 直接诱导 B7 表达；③CD40L 表达缺陷或阻断 CD40L 的作用可导致 T 细胞失能。

六、CD80 与 CD86

CD80（B7-1）主要表达于 B 细胞、激活的单核细胞、DC、激活的 T 细胞、NK 细胞等表面。静止 B 细胞表面 CD86（B7-2）表达水平极低，经 LPS 刺激后，B7-2 表达迅速增加，

24h 后可达高峰。而 B7-1 表达水平在刺激几天后才达高峰。由此提示 B7-2 是参与初次 B 细胞应答的主要共刺激分子。B7-2 具有信号传递功能。CD80/CD86 的配体为 CD28/CTLA-4，其共刺激作用主要表现为，在抗原提呈过程中激活 CD4[+]T 细胞。此外，还在诱导 CD8[+]CTL 产生中发挥作用。

第四节　黏　附　分　子

Alliso 和 Smith 在 1955 年研究急性炎症反应的致病机制时，首先发现了黏附现象。随后有学者发现了细胞毒性 T 细胞（CTL）杀伤靶细胞的关键是对靶细胞的识别、黏附和活化作用。

细胞黏附分子（cell adhesion molecule，CAM）是众多介导细胞间或细胞与细胞外基质（extracellular matrix，ECM）间相互接触和结合分子的统称。黏附分子以受体-配体结合的形式发挥作用，使细胞与细胞间或基质间发生黏附，参与细胞识别、细胞活化和信号转导、细胞的增殖与分化、细胞的伸展与移动，是免疫应答、炎症发生、凝血、肿瘤转移及创伤愈合等一系列重要生理和病理过程的分子基础。

黏附分子与 CD 分子命名角度不同。黏附分子是以黏附功能来归类，其配体有膜分子、细胞外基质及血清等体液中的可溶性因子和补体 C3 片段。CD 分子范围十分广泛，其中包括黏附分子组，因此大部分黏附分子已有 CD 编号，但也有部分黏附分子尚无 CD 编号。

一、黏附分子的种类

根据黏附分子结构特点可将其分为五大类。此外，还有一些尚未归类的黏附分子。

1. 整合素家族　整合素家族（integrin family）的黏附分子主要介导细胞与细胞外基质的黏附，使细胞得以附着而形成整合体（integration），故称整合素。整合素家族是一组细胞表面糖蛋白受体，其配体为细胞外基质（ECM）成分。目前已知的整合素有 22 种，均为由 α 和 β 亚单位构成的异二聚体。其功能为：参与免疫细胞间黏附；调节机体发生、发育；参与伤口修复及血栓形成。

根据整合素分子中 β 亚单位不同，可将其分为 8 个亚家族，每个亚家族成员的 β 亚单位均相同，但 α 亚单位各异。另外，一种 α 亚单位可与多种 β 亚单位结合。因此，整合素亚家族的划分并非绝对严格。整合素家族的主要成员有迟现抗原（very late appearing antigen，VLA）和淋巴细胞功能相关抗原-1（LFA-1）等（表 7-4）。

整合素在体内分布十分广泛，几乎表达于所有细胞，一种整合素可分布于多种细胞，同一种细胞也可有多种整合素的表达。某些整合素特异性表达于某一细胞类型。

表 7-4　整合素家族 β1、β2 组某些成员的主要特征

分组	成员举例	分子结构	细胞分布	配体	主要功能
迟现抗原组 （β1 组）	VLA-4	α4β1 （CD49d/CD29）	淋巴细胞 胸腺细胞 单核细胞	FN VCAM-1 MAdCAM-1	参与免疫细胞黏附，诱导产生 T 细胞活化第二信号（共刺激信号）

续表

分组	成员举例	分子结构	细胞分布	配体	主要功能
白细胞黏附受体 （β2组）	LFA-1	αLβ2 （CD11a/CD18）	淋巴细胞 粒细胞 单核/巨噬细胞	ICAM-1 ICAM-2 ICAM-3	参与淋巴细胞再循环和炎症反应，诱导产生T细胞活化第二信号
	Mac-1 （CR3）	αMβ2 （CD11b/CD18）	髓样细胞 淋巴细胞	IC3b ICAM-1	参与免疫细胞黏附、炎症反应和调理吞噬作用

注：VLA-4. 迟现抗原-4（very late appearing antigen-4）；FN. 纤连蛋白（fibronectin）；VCAM-1, 血管细胞黏附分子-1（vascular cell adhesion molecule-1）；MAdCAM-1. 黏膜地址素细胞黏附分子-1（mucosal addressin cell adhesion molecule-1）；LFA-1. 淋巴细胞功能相关抗原-1（lymphocyte function associated antigen-1）；ICAM-1,2,3. 细胞间黏附分子-1,2,3（intercellular adhesion molecule-1,2,3）

2. 免疫球蛋白超家族　　在参与细胞间相互识别、相互作用的黏附分子中，有许多分子具有 IgV 或 C 区相似的折叠结构，其氨基酸组成也有一定的同源性，属于免疫球蛋白超家族（immunoglobulin superfamily，IgSF）的成员。此处以 T 细胞与 APC 相互作用为例，对属于 IgSF 的黏附分子 CD4、CTLA-4、CD80、CD86、ICOS、ICOSL、细胞间黏附分子-1（ICAM-1）、PD-1、PD-L1/PD-L2 等的相互识别所介导的 APC 对 T 细胞的激活或抑制作用进行简单介绍（图 7-7）。

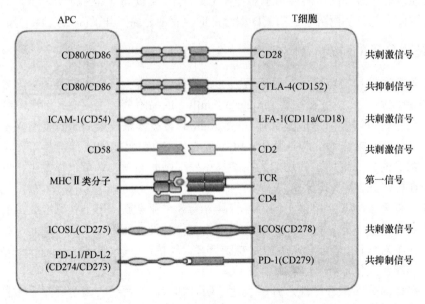

图 7-7　属于 IgSF 黏附分子参与 APC-T 细胞相互识别和信号转导（曹雪涛，2018）

图中除 LFA-1 外均为 IgSF 成员

3. 选择素家族　　选择素全名是选择凝集素，各选择素的胞膜外区有较高的同源性，结构相似，均由凝集素样功能区、上皮细胞生长区、调节补体结合蛋白重复片段三个区域组成，其中凝集素样功能区为结合配体部位。已发现选择素家族（selectin family）中有三个成员：白细胞选择素（L-selectin，L 选择素）、血小板选择素（P-selectin，P 选择素）和内皮选择素（E-selectin，E 选择素）。L 选择素分布于白细胞上，配体为外周淋巴结血管地址素

（peripheral lymph node vascular addressin，PNAd）；P 选择素分布于血管内皮细胞及血小板；E 选择素分布于血管内皮细胞，配体为皮肤淋巴细胞相关抗原（cutaneous lymphocyte associated antigen，CLA）。选择素可以介导淋巴细胞归巢及在血流状态下白细胞与血管内皮间的起始黏附。此过程的特征为白细胞与血管内皮细胞附着和从血管内皮上脱落相互交替，故又称为滚动（rolling）。

4. 钙离子依赖的细胞黏附家族 钙离子依赖的细胞黏附家族（Ca^{2+}-dependent cell adhesion molecule family，Cadherin）是一种介导细胞间相互聚集的黏附分子，在有 Ca^{2+} 存在时，可以抵抗蛋白酶的水解作用、调节胚胎形态发育、维持细胞骨架排列及组织结构完整，该家族的黏附分子对于生长发育过程中细胞的选择性聚集至关重要。

该家族包括 E-Cadherin（分布于成人上皮细胞）、N-Cadherin（分布于成人神经、肌肉组织）和 P-Cadherin（主要分布于胎盘和上皮组织），其表达随细胞生长、发育状态不同而改变。其配体是与自身相同的钙黏素分子。

5. 黏蛋白样家族 黏蛋白样家族（mucin like family）为一组富含丝氨酸和苏氨酸的膜型糖蛋白，黏蛋白样家族主要包括 3 类：①CD34，主要分布于造血祖细胞和某些淋巴结的内皮细胞表面，是 L 选择素的配体，可调控早期造血，同时也是外周淋巴结的地址素，介导淋巴细胞归巢；②糖酰化依赖的细胞黏附分子-1（glycosylation dependent cell adhesion molecule-1，GlyCAM-1），分布于某些淋巴结的内皮细胞表面，是 L 选择素的配体，协助白细胞与血管内皮细胞间的黏附；③P 选择素糖蛋白配体（P-selectin glycoprotein ligand-1，PSGL-1），主要分布于多形核白细胞（PMN）表面，介导 PMN 向炎症部位迁移，是 E 选择素和 P 选择素的配体。

二、黏附分子的功能

在机体内，一种细胞可以同时表达多种黏附分子，一种黏附分子也可表达于多种不同的组织细胞，而细胞的相互黏附作用又可以由多对黏附分子受体/配体共同参与，完成体内某些生理或病理过程。

1. 参与炎症过程中白细胞与血管内皮细胞的黏附 炎症过程的一个重要特征就是中性粒细胞和血管内皮细胞黏附、穿越血管内皮细胞，向炎症部位渗出。这一过程依赖于巨噬细胞和肥大细胞聚集到炎症部位释放 IL-1、TNF、TGF-β 和组胺等细胞因子，使血管内皮细胞表达 P 选择素和 E 选择素及其他黏附分子，并促进血管内中性粒细胞表面表达 L 选择素。中性粒细胞上的 L 选择素与血管内皮细胞上的 P 选择素和 E 选择素相互作用，继而转向炎症部位，发挥杀伤效应。

2. 淋巴细胞的归巢 淋巴细胞是一个不均匀的群体，可分为不同的群和亚群，淋巴细胞归巢过程的一个显著特点是不同群或亚群的淋巴细胞在移行过程中具有相对的选择性，即某一特定的淋巴细胞群或亚群只定向归巢到相应的组织或器官。淋巴细胞归巢是淋巴细胞迁移的一种特殊形式，包括：①淋巴干细胞向中枢淋巴器官的归巢；②淋巴细胞向外周淋巴器官的归巢；③淋巴细胞再循环；④淋巴细胞向炎症部位的渗出。淋巴细胞归巢过程中的分子基础是淋巴细胞与各组织器官血管内皮细胞黏附分子相互作用。一般将淋巴细胞的黏附分子称为淋巴细胞归巢受体（lymphocyte homing receptor，LHR），而将其相对应的血管内皮细胞的黏附分子称为标志素或地址素（addressin）。多种黏附分子与淋巴细胞的归巢有关，但参与不同群或亚群淋巴细胞归巢过程的黏附分子是不同的，由此成为淋巴细胞选择性归巢的分子基础。

3. 参与免疫细胞的识别　　免疫细胞间的相互作用，以及杀伤细胞识别靶细胞的过程中，除了需要对特异性抗原的识别作用外，还需要黏附因子的相互作用。杀伤性 T 细胞杀伤靶细胞（如病毒感染靶细胞）时，其 CTL 特异受体识别靶细胞抗原与 MHC Ⅰ 类分子的复合物，CD8/MHC Ⅰ 类分子、LFA-1/ICAM-1（淋巴细胞功能相关抗原-1/细胞间黏附分子-1）、LAF-2/LFA-3 的相互作用，导致效应细胞、靶细胞紧密接触，杀伤细胞的细胞素介质得以有效地发挥作用。

4. 参与细胞发育、分化、附着移动　　在胚胎发育过程中，不同类型的细胞按既定的规律，形成细胞与细胞之间及细胞与细胞外基质间有序的组合，构成不同的组织和器官。在这一过程中，黏附分子发挥重要作用。

参与细胞与细胞间附着黏附分子的共同特点是以自身识别的方式相互作用，即相同的黏附分子之间的相互作用。这种特殊的自身相互识别的作用方式，保证了相同细胞的聚积。在胚胎发育过程中，细胞黏附分子的表达，有规律地发生改变，支配不同细胞的有序组合，形成组织和器官。

5. 黏附分子与肿瘤　　黏附分子与肿瘤的关系主要包括对肿瘤浸润和转移的影响、对杀伤细胞杀伤肿瘤细胞的影响及临床上提供肿瘤诊断的辅助手段。

（1）黏附分子与肿瘤的浸润和转移　　肿瘤的浸润与转移和其黏附分子（E-Cadherin、整合素）表达的改变有关。一方面，肿瘤细胞某些黏附分子表达的减少，可以使细胞间的附着减弱，肿瘤细胞脱离与其他细胞的附着，这是肿瘤浸润与转移的第一步；另一方面，肿瘤细胞表达的某些黏附分子使已入血的肿瘤细胞得以黏附到内皮细胞上，造成血行转移。

（2）黏附分子对杀伤细胞杀伤肿瘤细胞的影响　　杀伤细胞与肿瘤细胞的接触由两种细胞表面黏附分子的相互作用来介导，LFA-1/ICAM-1 的相互作用具有重要地位。多种肿瘤细胞表达 ICAM-1，肿瘤细胞 ICAM-1 的表达可能与肿瘤组织内淋巴细胞的浸润有关。细胞因子如 IFN-γ、IFN-α、IL-4、TNF-α 可促进某些肿瘤细胞 ICAM-1 分子的表达，从而增加其对杀伤细胞作用的敏感性。毛细胞白血病细胞不表达 LFA-1 和 ICAM-1，使其对 CTL 的杀伤作用更为敏感。肿瘤患者血清中可溶性 ICAM-1 水平往往高于正常人，可能抑制 NK 细胞对肿瘤细胞的杀伤作用。

（3）黏附分子与肿瘤的诊断　　不同整合素分子在不同的组织、细胞有其特定的分布方式，虽然在肿瘤组织整合素分子的表达不同于正常组织，但仍在一定程度上保留了这种特定的分布方式，从而可以作为肿瘤分型诊断的参考依据。由于分化程度低的恶性肿瘤细胞在组织学上难以区分其组织来源，因此对其整合素分子表达的检测可以作为肿瘤诊断的一个有效的辅助手段。

小　　结

白细胞分化抗原和黏附分子是重要的免疫细胞表面膜分子。白细胞分化抗原种类繁多，除表达于白细胞表面外，还广泛分布于不同分化阶段的淋巴干细胞、髓样干细胞、红细胞系、巨核细胞/血小板谱系和非造血细胞表面。许多白细胞分化抗原以 CD 加以命名。CD 分子不仅参与识别抗原、捕捉抗原、促进免疫细胞与抗原或免疫分子间的相互作用，还可介导免疫细胞间、免疫细胞与基质间的黏附作用，在免疫应答的识别、活化及效应阶段均发挥重要作用。与 T 细胞识别和活化有关的 CD 分子主要包括 TCR-CD3 复合物；参与 T 细胞第一信号的共受体 CD4、CD8；共刺激分子 CD28、ICOS；共抑制分子 CD152、PD-1；其他参与 T 细胞活化的 CD 分子如 CD2、CD58 和 CD45 等。与 B 细胞识别抗原及活化有关的 CD 分子包括 BCR-CD79a（Igα）/CD79b（Igβ）复合物、CD19/CD21/CD81 复合物、CD20、CD22、CD40 与 CD40L、CD80 和 CD86 等。

黏附分子是众多介导细胞间或细胞与细胞外基质间相互接触和结合分子的统称。以受体配体结合的形式发挥作用，使细胞与细胞间或基质间发生黏附，参与细胞的识别，细胞的活化和信号转导，细胞的增殖与分化，细胞的伸展与移动。黏附分子根据其结构特征可分为整合素家族、IgSF、选择素家族、钙离子依赖的细胞黏附家族、黏蛋白样家族等，广泛参与免疫应答、炎症发生、淋巴细胞归巢等生理和病理过程。

复习思考题

思考与探索

1. 简述白细胞分化抗原、CD 分子和黏附分子的基本概念。
2. 与 T 细胞识别和活化有关的主要 CD 分子有哪些？简述其功能。
3. 与 B 细胞识别和活化有关的主要 CD 分子有哪些？简述其功能。
4. 黏附分子可分为哪几类?主要有哪些功能？
5. 简述 TCR 的结构及各结构的功能。

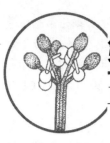

第八章
主要组织相容性复合体

视频

思 维 导 图

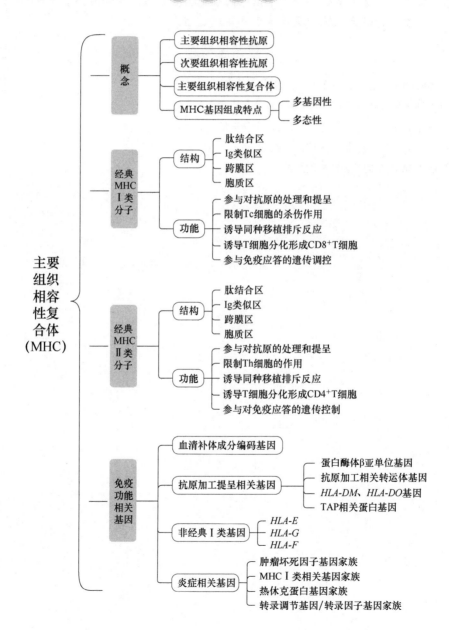

主要组织相容性复合体（major histocompatibility complex，MHC）与免疫系统有着不可分割的关系，其是由紧密连锁的高度多态的基因位点所组成的染色体上的一个遗传区域，其编码的产物分布于各种细胞膜上，参与抗原提呈，并具有动物遗传的多样性，与动物的抗病性和生产性状相关。MHC 类分子分别由Ⅰ、Ⅱ、Ⅲ类基因编码，结构与功能各不相同，在提呈抗原和免疫调节方面发挥不同作用。其中 MHC Ⅰ类分子、MHC Ⅱ类分子负责抗原递呈，MHC Ⅲ类分子则主要编码一些补体成分、肿瘤坏死因子等。

第一节 概 述

一、MHC 的概念

20 世纪初，人们在观察小鼠组织移植时发现，不同种系间皮肤移植可以诱发组织间的移植排斥反应，而且这种对移植物排斥反应的本质是受体针对移植细胞表面抗原的免疫应答，即供受者组织抗原的相似程度（组织相容的程度）决定了移植物的存活与否。其后证明，同种异体间的排斥现象本质上属于一种特殊的免疫应答，由细胞表面的同种异型抗原所诱导。这种代表个体特异性的同种抗原称为移植抗原（transplantation antigen）或组织相容性抗原（histocompatibility antigen）。

20 世纪中叶证实，机体参与排斥反应的抗原系统多达 20 个以上，其中能引起较强移植排斥反应的抗原称为主要组织相容性抗原（major histocompatibility antigen，MHA），而引起较弱排斥反应的抗原称为次要组织相容性抗原（minor histocompatibility antigen，mHA），它们都是体细胞的基因编码产物。现已证明，编码主要组织相容性抗原系统的基因位于同一染色体片段上，是一组紧密连锁的基因群，称为主要组织相容性复合体（major histocompatibility complex，MHC）。MHC 的主要功能不仅与移植排斥反应有关，在提呈抗原肽形成 T 细胞对抗原和 MHC 分子的双重识别、激活 T 细胞启动特异性免疫应答过程中也发挥重要的作用。

研究表明，脊椎动物中，从鱼到人都存在结构与功能相似的 MHC 遗传区域，但不同种属动物的 MHC 及其编码的抗原有不同的名称。关于 MHC 系统命名通常分为两种情况，对于小鼠和鸡的 MHC 系统早期作为血型系统被认识，因而延续前人的命名用 H-2 和 B 来代表；而常见的命名方法即用动物种属名英文首字母加上 L（白细胞，leucocyte）、A（抗原，antigen）构成。例如，人类 MHC 首先在白细胞表面被发现，故称为人类白细胞抗原（human leucocyte antigen，HLA），其编码的基因群被称为 HLA 复合体，即人类的 MHC。其他物种的 MHC 的命名都参照 HLA 复合体（表 8-1）。

表 8-1 不同动物 MHC 抗原的名称

动物种属	MHC 名称	动物种属	MHC 名称
人类	HLA	兔	RLA
猩猩	ChLA	豚鼠	GPLA
恒河猴	RhLA'	小鼠	H-2
犬	DLA	大鼠	RT1
猪	SLA	鸡	B
牛	BoLA	马	ELA

二、MHC 的基因组成

MHC 结构十分复杂，表现为多基因性（polygenic）和多态性（polymorphism），前者是指个体的 MHC 由紧密连锁的多个基因座位组成，编码产物具有相同或相似的功能；后者是指每个基因座位在群体中有 2 个或 2 个以上的等位基因。

根据结构和功能，组成 MHC 的基因传统上分为Ⅰ类、Ⅱ类和Ⅲ类。由于大量非经典 MHC 的发现，近年来倾向于以两种类型加以概括：一是经典的Ⅰ类基因和经典的Ⅱ类基因，包括免疫应答（Ir）基因，它们的产物具有抗原提呈功能，并显示极为丰富的多态性，直接参与 T 细胞的激活和分化，参与调控特异性免疫应答，此类基因是本章介绍的重点。二是免疫功能相关基因。包括传统的Ⅲ类基因，以及除经典的Ⅰ类和Ⅱ类基因之外的新近确认的多种基因，它们主要参与调控固有的免疫应答，不显示或仅显示有限的多态性。每类基因有很多基因位点，而每个基因位点存在着大量的等位基因，使得 MHC 系统成为人们迄今为止所发现的结构最为复杂的遗传多态性系统。同时，MHC 系统在遗传上表现为单倍型遗传、连锁不平衡、共显性等特点，使得各种 MHC 单倍型个体数均十分庞大，可以说除了同卵双生，几乎找不到 MHC 完全相同的两个个体。

H-2 复合体定位于小鼠 17 号染色体上，长约 1500kb，其中Ⅰ类基因包括 K、D 和 L 等，位于复合体的两侧。Ⅱ类基因位于 H-2 复合体的免疫应答区，即Ⅰ（immune）区，由 4 个基因座组成，分别编码 Aβ、Aα、Eβ 和 Eα 4 条链。其中 Aβ 和 Aα 形成异二聚体，称为 IA 分子；Eβ 和 Eα 形成异二聚体，称为 IE 分子。Ⅲ类基因位于Ⅰ类和Ⅱ类基因之间，主要编码血清补体成分。

HLA 复合体位于人类 6 号染色体短臂，全长 3600kb，是由一系列基因座组成的最具多态性的复合遗传系统，每一基因座均有多个共显性等位基因。HLA 复合体内共有 224 个基因座，表达产物的功能性基因有 128 个，其中 51 个基因座表达的产物参与人体免疫活动。Ⅰ类基因区位于远离着丝点一端，包括 HLA-A、HLA-B、HLA-C、HLA-E、HLA-F、HLA-G、HLA-H 等座位，其中 A、B、C 为经典Ⅰ类基因（又称Ⅰa 基因），其余为非经典基因（又称Ⅰb 基因）。Ⅱ类基因区位于近着丝点一侧，结构复杂，包括 HLA-DP、HLA-DQ、HLA-DR 3 个经典Ⅱ类基因，以及 HLA-DN、HLA-DO、HLA-DM 非经典基因和某些免疫功能相关基因。Ⅲ类基因区位于Ⅰ类、Ⅱ类基因区之间，包括编码补体 C4、C2、B 因子的基因及某些与炎症相关的基因。

MHC 最初是因研究移植排斥反应而提出的，随着研究工作的深入，人们发现 MHC 具有极其复杂的遗传多态性等生物学功能，使得该领域的研究早已超越器官移植的范畴。根据基因结构与功能特点，下面将 MHC 的基因归纳为经典的Ⅰ类基因和经典的Ⅱ类基因及免疫功能相关基因三个方面加以阐述。

第二节　经典 MHCⅠ类分子

一、MHCⅠ类分子的结构

完整的 MHCⅠ类分子均由两条分离的多肽链组成，其中一条为重链，或称为 α 链。人的 MHCⅠ类分子 α 链分子质量为 44kDa（小鼠约 47kDa），含有 345 个氨基酸残基、1～2

个多糖侧链，由 1 个跨膜区、1 个胞内区和 3 个胞外区组成，胞外区可进一步分为 α1、α2 和 α3 三个功能区。另一条为轻链，或称为 β 链，即 β2 微球蛋白（β2 microglobulin，β2m），分子质量为 12kDa。两条链以非共价结合的形式连接形成异二聚体。

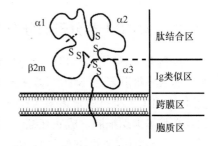

图 8-1　MHC I 类分子结构模式图
（陆承平，2001）

根据对 MHC I 类分子晶体结构分析，MHC I 类抗原可分为 4 个功能区，即氨基端胞外肽结合区、Ig 类似区、跨膜区（transmembrane，TM）和胞质区（cytoplasm，CY）（图 8-1）。

1. 肽结合区　　MHC 分子的主要作用是结合外源蛋白质片段，形成复合物以被 T 淋巴细胞识别。分子中与蛋白质抗原相互作用的部分是 α 链的氨基末端，含有大约 180 个氨基酸残基。该区位于 α 链的氨基端，由 α1 和 α2 功能区组成，每一片段约 90 个氨基酸残基，由两个 α 螺旋和一个 β 片层结构组成肽结合槽（peptide-binding groove），是 MHC I 类分子与内源性抗原肽结合的部位，为深槽状结构，其大小和形状与已处理的抗原片段结构互补吻合，可容纳 9～11 个氨基酸残基组成的抗原肽。抗原肽与之结合后被运送到 APC 表面提呈给 T 淋巴细胞。α1 的第 60～80 位氨基酸和 α2 的第 95～120 位氨基酸序列变化最大，是 MHC I 类分子多态性的分子基础。

2. Ig 类似区　　该区由重链的 α3 片段和 β2 微球蛋白构成，α3 和 β2m 属于免疫球蛋白超家族结构域。α3 区的氨基酸序列高度保守，包括 90 个氨基酸残基，与 Ig 的恒定区具有同源性，含有一个与 Ig 相似的二硫键连成的环。HLA-A2 晶体结构证实，α3 和 β2m 折叠起来形成 Ig 样功能区，所以 MHC I 类分子被认为属于 Ig 超家族，此两区相互作用，β2m 还与肽结合区的 β 折叠层平面作用，即同 α1 和 α2 的氨基酸残基广泛接触，当 α1、α2 与抗原肽作用时，β2m 与 α1 和 α2 的相互作用加强，从而使抗原肽的结合更加稳定。β2 微球蛋白为非跨膜成分，无多态性，以非共价键附着于 α3 功能区上，其与 α1、α2 和 α3 片段的相互作用对维持 MHC I 类分子天然构型的稳定性及其分子表达有重要作用。MHC I 类分子与 Tc 细胞表面 CD8 分子的结合部位在 α3 片段，即 CD8 可能通过与 I 类分子的非多态部分结合而起作用。

3. 跨膜区　　仅 α 链有跨膜区，该区由 25 个氨基酸残基组成，含疏水性氨基酸，它们形成螺旋状结构穿过细胞膜的脂质双层，将 MHC I 类分子锚定在细胞膜上。I 类分子疏水片段不影响分子的膜外部分形态，但是几个特异性的特征被高度保留。例如，利用木瓜蛋白酶将跨膜区的膜外部分切下，可以发现虽然 I 类分子的结构和光谱学特征没有改变，但分子的溶解性改变，去除跨膜区以后，膜外部分不需去垢剂便可溶解于缓冲液，木瓜蛋白酶切除跨膜区可用于解释 I 类分子的晶体结构。

4. 胞质区　　该区包括 α 链羧基端约 30 个氨基酸，位于胞质中，可能与细胞内外信息传递有关。其序列在不同的 MHC I 类分子之间并不保守。但有一些特征高度保守。例如，所有 I 类 α 链均含有氨基酸残基，构成环腺苷酸（cAMP）依赖性蛋白激酶（蛋白激酶 A）和 Src 酪氨酸激酶的磷酸化作用位点。所有 I 类分子重链羧基末端含有一个谷氨酰胺残基，它是谷氨酰胺转移酶的适合底物，这些结构特征的功能仍不清楚，可能在 MHC I 类分子与其他膜蛋白或细胞骨架元素相互作用时起调节作用，而且现已发现碳末端成分缺失会抑制 I 类分子的内化，这直接涉及羧基末端区的细胞内化作用。

二、MHC I 类分子的分布

经典的 MHC I 类抗原广泛分布于体内各组织的有核细胞表面，包括血小板和网织红细胞。不同的组织细胞表达 MHC I 类抗原的密度各异，外周血白细胞、淋巴结、脾脏和胸腺淋巴细胞所含 MHC I 类抗原量最多（1000～100 000 个分子/细胞），其次为肝脏、肾脏、皮肤、主动脉及心脏等组织细胞，成熟红细胞、神经细胞和成熟的滋养层细胞则不表达 MHC I 类抗原。

人的红细胞表面并没发现 MHC I 类分子，但在小鼠的红细胞中却有该类分子。由于 MHC I 类分子参与对内源性抗原的加工、处理和提呈，其广泛表达分布具有重要的免疫生物学意义。

三、MHC I 类分子的功能

1. 参与对抗原的处理和提呈　内源性抗原是指自身细胞合成的抗原，如病毒抗原、肿瘤抗原。内源性抗原在靶细胞中须与胞质中的一种蛋白酶体结合，才能进一步分解为具免疫原性的多肽片段，后者在一种抗原肽转运蛋白体（TAP）的参与下，被转运到粗面内质网与新合成的 MHC I 分子结合，再转运至细胞表面，供 $CD8^+Tc$ 细胞识别，进而致病毒感染细胞等靶细胞溶解。

2. 限制 Tc 细胞的杀伤作用　体内表达 Tc 细胞与病毒感染细胞等靶细胞的相互作用受 MHC I 类抗原的约束，即 MHC I 类分子是 CTL 识别靶细胞的标志之一，诱导 CTL 直接杀伤靶细胞。例如，当外来病毒侵入体细胞时，CTL 必须同时识别体细胞上具有与其相同的 I 类分子和病毒抗原时，才能对受病毒感染的靶细胞发动攻击并将之杀伤。对带有相同病毒抗原而 I 类分子不同的靶细胞，或虽有相同的 I 类分子但带有不同病毒抗原的靶细胞，CTL 皆不能杀伤。

3. 诱导同种移植排斥反应　在移植排斥反应中，MHC I 类分子是诱导免疫应答的主要抗原。

4. 诱导 T 细胞分化形成 $CD8^+T$ 细胞　早期 T 细胞在胸腺中发育为成熟 T 细胞的过程中，必须经过阳性选择，即在阳性选择过程中必须与表达 MHC I 类抗原的胸腺上皮细胞接触才能分别分化成 $CD8^+T$ 细胞，并获得 MHC 限制性。

5. 参与免疫应答的遗传调控　MHC I 类分子通过抗原提呈启动免疫应答、促进 T 细胞发育及调节免疫应答等作用参与对免疫应答的遗传调控。MHC 基因调控个体免疫应答并决定机体对疾病的易感性。经典 MHC I 类基因具有高度多样性，参与构成种群基因结构的异质性。MHC I 类分子为 CD8 分子的配体，在免疫细胞间相互作用时，起稳定、促进、启动或限制免疫应答的作用，从而调节免疫功能。

第三节　经典 MHC II 类分子

一、MHC II 类分子的结构

MHC II 类分子是由 α 链和 β 链以非共价键连接组成的异二聚体，其中 α 链的分子质量为 35kDa，β 链为 28kDa，分别由不同的 MHC 基因编码，均具多态性。光谱分析已证明，MHC

Ⅱ类分子 α 链和 β 链与 MHC Ⅰ类分子相似，各有两个胞外结构域（α1，α2；β1，β2），每个片段约 90 个氨基酸残基。不同的 MHC Ⅱ类分子，其 α 链极为相似，但 β 链内的氨基酸差别较大，故Ⅱ类分子的特异性抗原决定簇可能在 β 链上。两条多肽链都含有糖基侧链，但糖基的变化与Ⅱ类分子的抗原性无关。

　　MHC Ⅱ类分子的 2 条多肽链也分为肽结合区、Ig 类似区、跨膜区和胞质区 4 个功能区（图 8-2）。

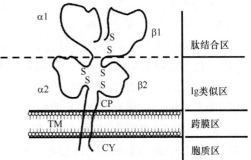

图 8-2　MHC Ⅱ类分子结构模式图
（陆承平，2001）

　　1. 肽结合区　　该区由 α1 和 β1 结构域组成，Ⅱ类分子的 α1（与Ⅰ类分子 α1 类似）不含二硫键形成的环，而 β1（类似Ⅰ类分子 α2）则含二硫键形成的环，且与Ⅰ类分子 α2 的位置相同。α1 和 β1 构成肽结合槽，其特点是两端更为开放，可容纳 13～18 个氨基酸残基，有利于形成抗原肽-MHC Ⅱ类分子复合物，肽结合槽是 MHC Ⅱ类分子与抗原肽结合的部位，也是 MHC Ⅱ类分子被 T 细胞识别的部位。MHC Ⅱ类分子的多态性残基主要集中在 α1 和 β1 片段，这种多态性决定了多肽结合部位的结构，也决定了与肽类结合及 T 细胞识别的特异性和亲和力。

　　2. Ig 类似区　　该区由 α2 和 β2 片段组成，两者均含链内二硫键，属于 Ig 样非多态区域，且属于 Ig 超家族。α2 和 β2 片段与Ⅰ类分子的 α3 和 β2 微球蛋白类似，在天然分子内部折叠成免疫球蛋白功能区。α2 和 β2 在特定Ⅱ类基因的等位基因中基本上是非多态性的，但是在不同的基因座显示出差异。

　　3. 跨膜区　　该区与 MHC Ⅰ类分子 α 链的跨膜区结构相似，两条肽链由 25 个疏水氨基酸残基组成，可形成 α 螺旋穿过细胞膜脂质双层，并使 α 链锚定在细胞膜上。采用木瓜蛋白酶可将分子从膜外部分和跨膜区切开，而不失去结构。两条链的跨膜区是一簇碱性氨基酸结尾，其后为短亲水性胞质尾，形成多肽链的碳末端。

　　4. 胞质区　　胞质区即Ⅱ类分子羧基端，两条肽链羧基端各有 15～25 个氨基酸残基，可能参与跨膜信号的传递。与Ⅰ类分子相比，人们对Ⅱ类分子的胞质区了解较少。

二、MHC Ⅱ类分子的分布

　　经典的 MHC Ⅱ类分子的分布比较局限，主要表达在某些免疫细胞表面，如 B 细胞、单核/巨噬细胞、树突状细胞、激活的 T 细胞等，内皮细胞和某些组织的上皮细胞（尤其被激活后）也可表达 MHC Ⅱ类分子。另外，某些组织细胞在病理情况下也可异常表达 MHC Ⅱ类分子，如患胰岛素依赖型糖尿病时，胰岛的 β 细胞可表达 MHC Ⅱ类分子。MHC Ⅱ类分子在不同种间的分布有所不同，在啮齿动物中，表达于抗原提呈细胞（树突状细胞、巨噬细胞和 B 细胞），而 T 细胞、角质形成细胞、血管内皮细胞经诱导后也能产生 MHC Ⅱ类分子。MHC Ⅰ类分子和 MHC Ⅱ类分子主要分布在细胞表面，但也可出现于体液中，血清、尿液、唾液等体液中均可检出可溶性的 MHC Ⅰ类和 MHC Ⅱ类分子。

　　一些在正常情况下不表达 MHC 分子的细胞，在免疫应答过程中也可受细胞因子的诱导表达 MHC Ⅱ类分子，因此 MHC Ⅱ类分子的表达被看成抗原提呈能力的标志。表达 MHC Ⅱ类分子的所有细胞同时表达 MHC Ⅰ类分子。MHC Ⅱ类分子在不同种间的分布有所不同。

三、MHCⅡ类分子的功能

1. 参与对抗原的处理和提呈 外源性抗原经 APC 吞噬或胞饮作用，被蛋白水解酶作用降解为多肽片段。同时，在粗面内质网内生成的MHCⅡ类分子α链和β链与恒定链（invariant chain，Ii 链）结合成复合体（恒定链可防止 MHCⅡ类分子与内源性多肽结合），进入高尔基体，再转入分泌性小泡中。这种富含 MHCⅡ类分子 Ii 链复合体的分泌性小泡可与含有抗原多肽片段的吞噬体发生融合，Ii 链在酸性环境下被水解酶降解。MHCⅡ类分子变成开放型，抗原多肽片段可与 MHCⅡ类分子结合形成复合体。最后，抗原肽-MHCⅡ类分子复合物转移到细胞膜表面，提呈给 $CD4^+T$ 细胞。

2. 限制 Th 细胞的作用 MHCⅡ类分子是 Th 细胞活化的必需信号。T 细胞、B 细胞和抗原提呈细胞的相互作用，均需识别相同的 MHCⅡ类分子，即所谓 MHC 限制性。体内表达 CD4 分子的成熟 T 细胞即具有辅助功能的 Th 细胞与 APC 相互作用时，也受 MHC 限制性的约束，即 Th 细胞表面的 TCR 与 APC 表面的抗原肽-MHCⅡ类分子复合物结合的同时，Th 细胞表面辅助受体 CD4 分子还必须与 MHCⅡ类分子的 Ig 类似区结合。

3. 诱导同种移植排斥反应 MHCⅡ类分子也是引起移植排斥反应的重要靶抗原，并在移植物抗宿主反应（graft versus host reaction，GVHR）和混合淋巴细胞培养（mixed leukocyte culture，MLC）中作为刺激抗原，使免疫活性细胞增殖与分化。

4. 诱导 T 细胞分化形成 $CD4^+T$ 细胞 早期 T 细胞在胸腺中发育为成熟 T 细胞的过程中，必须经过阳性选择和阴性选择，即在阳性选择过程中必须与表达 MHCⅡ类抗原的胸腺上皮细胞接触才能分别分化成 $CD4^+T$ 细胞，并获得 MHC 限制性。在阴性选择过程中，树突状细胞和巨噬细胞与早期 T 细胞上的自身抗原结合，导致自身反应性 T 细胞克隆失活或被清除，并获得自身耐受，从而参与 T 细胞的分化。

5. 参与对免疫应答的遗传控制 机体对某种抗原物质是否产生免疫应答及免疫应答的强度是受免疫应答基因（immune response gene，*Ir* 基因）控制的，通过其编码产物实现 *Ir* 基因对免疫应答的遗传控制。

MHCⅠ类、MHCⅡ类分子的结构、分布和功能各有特点，两者的比较见表 8-2。

表 8-2　MHCⅠ类、MHCⅡ类分子的结构、分布和功能

MHC 分子	分子结构	肽结合结构域	细胞分布	功能
Ⅰ类	α 链＋β2m 链	α1＋α2	所有有核细胞表面	识别和提呈内源性抗原肽，与辅助受体 CD8 结合，对 CTL 起限制作用
Ⅱ类	α 链＋β 链	α1＋β1	抗原提呈细胞，活化的 T 细胞	识别和提呈外源性抗原肽，与辅助受体 CD4 结合，对 Th 起限制作用

第四节　免疫功能相关基因

构成 MHC 复合体的免疫功能相关基因在结构、分布和功能上相差甚远，通常不显示或仅显示有限的多态性，其基因产物除非经典性Ⅰ类分子和 MIC 分子，一般不参与抗原提呈，但它们与抗原的加工、胞内运转、机体免疫应答和免疫调节有关。

一、血清补体成分编码基因

编码血清补体成分的基因位于 HLA 复合体的中部，属经典的 HLA Ⅲ类基因，所表达的产物为 C4b、C4a、Bf 和 C2 4 种补体成分，与抗原提呈无关。

二、抗原加工提呈相关基因

抗原加工提呈相关基因主要是位于 HLA Ⅱ类基因区域内的一些非经典类基因，各由两个基因座组成，编码相应的异二聚体分子。

1. 蛋白酶体 β 亚单位基因　蛋白酶体 β 亚单位（proteasome subunit beta type，PSMB）基因包括 *PSMB8* 基因和 *PSMB9*（旧称 *LMP2* 和 *LMP7*），编码胞质溶胶中 β 亚单位成分。蛋白酶体在抗原提呈细胞中参与对胞质中内源性抗原的酶解。

2. 抗原加工相关转运体基因　抗原加工相关转运体（transporter associated with antigen processing，TAP）基因包括 *TAP1* 和 *TAP2* 两个等位基因，其编码分子 TAP 是内质网膜上的异二聚体分子，参与内源性抗原肽的转运，使经蛋白酶体降解的抗原肽从胞质溶胶进入内质网腔，与新合成的 MHC Ⅰ类分子结合。

3. *HLA-DM*、*HLA-DO* 基因　*HLA-DM*、*HLA-DO* 基因为非经典 Ⅱ类基因，*HLA-DM* 包括 *DMA* 和 *DMB* 两个座位，其编码分子 HLA-DM，参与 APC 对外源性抗原肽的加工提呈，帮助溶酶体中的抗原片段进入 MHC Ⅱ类分子的抗原结合槽。*HLA-DO* 基因有 *DOA* 和 *DOB* 两个座位，分别编码 DO 分子的 α 链和 β 链，HLA-DO 分子是 HLA-DM 功能的负调节因子。

4. TAP 相关蛋白基因　TAP 相关蛋白基因的产物称为 tapasin，即 TAP 相关蛋白（TAP-associated protein），参与 MHC Ⅰ类分子在内质网中的装配和内源性抗原的加工和转运。

三、非经典Ⅰ类基因

除经典Ⅰ类基因（*Ⅰa* 基因）*B*、*C*、*A* 三个基因座外，在Ⅰ类基因区域内还有许多其他基因，称为非经典Ⅰ类基因，简称 *Ⅰb* 基因，如 *HLA-E* 基因、*HLA-F* 基因和 *HLA-G* 基因等。*HLA Ⅰb* 基因在多态性、编码产物表达调控、组织细胞分布格局及功能特点等方面均有别于 *HLA Ⅰa* 基因，*HLA Ⅰb* 基因编码产物的多态性相对有限，功能尚不完全清楚，目前研究的较多的是 *HLA-E* 基因和 *HLA-G* 基因，而对 *HLA-F* 基因的研究不多。

1. *HLA-E*　*HLA-E* 位于 *HLA-C* 和 *HLA-B* 座位之间，已发现有 9 个等位基因，其产物的结构与 HLA Ⅰa 非常相似，由重链（α 链）和 β2m 组成，低水平广泛分布于各组织细胞表面，在母胎界面的羊膜和滋养层细胞有高水平表达。HLA-E 分子的另一个特点是需要与其他 HLA Ⅰ 信号肽结合后才能在细胞表面表达。晶体空间构象显示，HLA-E 分子抗原结合槽具有高度疏水性，能结合来源于 HLA Ⅰa 和 HLA-G 分子中由 9 个序列高度保守的氨基酸残基组成的信号肽，从而调节 HLA-E 分子的表达。HLA-E 分子是表达于 NK 细胞 C 型凝集素受体家族（CD94/NKG2）的专一性配体，由于该家族中抑制性受体 CD94/NKG2A 带有 ITIM，可通过蛋白酪氨酸磷酸酶（如 SHP）传递抑制性信号；而该家族中的激活性受体（CD94/NKG2C）缺乏 ITIM，却能结合带有 ITAM 的 DAP12 蛋白，从而通过蛋白酪氨酸激酶参与传递激活性信号。HLA-E 分子与抑制性受体 CD94/NKG2A 结合的亲和力高于和激活性受体（CD94/NKG2C）结合的亲和力，使 NK 细胞处于抑制状态，从而调节 NK 细胞和部分

T 细胞的杀伤活性,这可能在病毒逃避免疫监视和母胎耐受形成过程中具有十分重要的作用。

2. HLA-G HLA-G 结构和 HLA-A2 具有高度的同源性,由重链与 β2m 组成,但多态性极为有限。HLA-G 分子主要分布于母胎界面绒毛外滋养层细胞上,而在合体滋养层中表达较低。此外,在胎儿的肝脏、眼、心脏、肺脏和肾脏,成人的甲状腺等组织中也可检出低水平的 HLA-G mRNA。HLA-G 分子的这种独特分布使人联想到它可能和 HLA-E 一样在母胎耐受中发挥作用。

诸多研究已证实,母体中有大量表型为 CD3-CD16$^+$CD56^{bright} 的子宫 NK 细胞及少量的 T 细胞在子宫蜕膜底部积聚,这些免疫活性细胞表达各种可识别 HLA I 的受体,如白细胞免疫球蛋白样受体 1(leukocyte Ig-like receptor 1,LIR-1)/免疫球蛋白样转录物(immunoglobulin-like transcript 2,ILT2)、LIR2/ILT4、杀伤细胞免疫球蛋白样受体 2DL4(killer cell Ig-like receptor 2DL4,KIR2DL4)等。胎儿细胞表达的 HLA-G 分子可能与这些受体结合,抑制 NK 细胞和 CTL 的杀伤活性,从而导致母体对胎儿产生免疫耐受。另外,HLA-G 分子还可以通过诱导凋亡清除同种异型母体 CD8$^+$T 细胞及抑制母体 CD4$^+$T 细胞对胚胎细胞的反应性两条途径来诱导 T 细胞对胎儿的耐受,以维持正常的妊娠过程。

近年来的大量实验还证实,许多肿瘤组织也高表达 HLA-G 分子,可以抑制 NK 细胞及 CTL 对肿瘤细胞的杀伤,这可能是一种肿瘤细胞逃脱免疫监视的新机制。另外,有学者发现心脏移植者心内膜 HLA-G 分子的表达与移植排斥反应显著降低有关,说明 HLA-G 表达与移植免疫耐受有关。异种移植过程中,猪内皮细胞表达的 HLA-G 分子能直接抑制人 NK 细胞对它的杀伤作用,同时抑制 NK 细胞向移植物内皮细胞移动。因此,如何调控 HLA-G 分子在移植物和肿瘤细胞上的表达,对移植免疫和肿瘤免疫都具有潜在意义。

3. HLA-F 对 HLA-F 基因的研究不多,至今未发现 HLA-F 基因具有多态性。正常情况下,HLA-F 分子是一种胞内 TAP 相关蛋白,限制性分布在外周血单个核细胞和 B 细胞内,尚未见其胞外表达。但研究发现,HLA-F 分子与 HLA-C 分子和 HLA-E 分子共表达在侵入蜕膜的绒毛外滋养层细胞上,这可能在母胎免疫耐受中发挥作用。目前已发现,杀伤细胞(K 细胞)受体 ILT2 和 ILT4 能结合 HLA-F 分子。但 HLA-F 分子的生物学功能仍是一个未解之谜。

四、炎症相关基因

炎症相关基因位于III类基因区内,新近检出多个免疫功能相关基因,多数涉及炎症反应与应激反应,分别属于以下 4 个家族。

1. 肿瘤坏死因子基因家族 肿瘤坏死因子(tumor necrosis factor,TNF)基因家族包括 *TNF*(*TNF-α*)、*LTA*(*LTα/TNF-β*)和 *LTB*(*LTβ*)三个基因座,其编码的产物参与炎症、抗病毒和抗肿瘤免疫应答。

2. MHC I 类相关基因家族 MHC I 类相关(MHC class I chain related,MIC)基因家族共有 7 个基因(*MIC A～MIC G*)。其中仅有 *MIC A* 基因和 *MIC B* 基因可以转录出 mRNA,其余则由于点突变和缺失突变而成为假基因。*MIC A* 基因和 *MIC B* 基因在结构上非常相似,约有 84% 的同源性。其中 *MIC A* 座位已检测到 61 个等位基因,提示 *MIC* 基因具有重要的生物学功能。研究已揭示 MIC A 分子可作为 γδT(Vd1)细胞和 NK 细胞某些受体的配体而发挥作用。更精确地说,MIC A 分子是作为自发且具有裂解肿瘤细胞能力的细胞的配体存在的。

表达在大部分 NK 细胞、CD8αβT 细胞和 γδT 细胞表面的 NKG2D 是已发现的一种受体。NKG2D、MIC A 的相互作用可刺激来自 NK 细胞和 γδT 细胞的效应细胞反应及正向调节 αβT 细胞的反应。

3．热休克蛋白基因家族　　热休克蛋白（heat shock protein，HSP）基因家族主要为 *HSP70* 基因。该家族在进化上高度保守，编码的产物参与炎症和应激反应。在内源性抗原的加工提呈中，HSP70 可作为分子伴侣对降解的多肽进行加工处理，稳定其结构，然后由 HSP90 将多肽转运到内质网膜上的 TAP 处，多肽在膜内由 gp96 进行适当修剪后再继续接受加工处理。

4．转录调节基因/转录因子基因家族　　转录调节基因/转录因子基因家族包括 *I-κB*（*IκBL*）基因、*B144* 基因和锌指基因 *ZNF173*、*ZNF178* 等，*IκBL* 编码产物参与调节转录因子 NF-κB 的活性。

此外，MHC 复合体中还存在一些与免疫功能无关的基因，如位于Ⅲ区内参与类固醇合成的 21-羟化酶基因（*CYP21*）和假基因等。

小　　结

在不同种属或同种不同个体间进行细胞、组织或器官移植时机体会出现排斥反应，这是供者与受者组织不相容的反映。排斥反应本质上是受体针对移植细胞表面抗原的免疫应答，由细胞表面的同种异型抗原诱导。这种代表个体特异性的同种抗原称为组织相容性抗原。主要组织相容性复合体（MHC）由一组紧密连锁的基因群构成，所编码的许多蛋白质参与对 T 细胞的抗原提呈，其中最经典的包括 MHC Ⅰ类和 MHC Ⅱ类分子。MHC Ⅰ类分子由 α 链与 β2m 以非共价键连接而成，MHC Ⅱ类分子由 α 链和 β 链以非共价键连接组成。两条链分别由不同的 MHC 基因编码。MHC Ⅰ类分子存在于所有有核细胞表面，包括血小板和网织红细胞。MHC Ⅱ类分子主要分布在抗原提呈细胞（APC），如 B 细胞、单核/巨噬细胞、树突状细胞的表面，激活的 T 细胞也表达 MHC Ⅱ类分子。

MHC 不仅与移植排斥反应有关，也广泛参与免疫应答的诱导与调节。MHC 的主要生物学功能是在特异性免疫应答中参与抗原提呈，内源性抗原在细胞中被分解成多肽后，与内质网中新合成的 MHC Ⅰ类分子结合，形成抗原肽-MHC Ⅰ类分子复合物，转运至靶细胞表面，供 CD8$^+$T 细胞的抗原受体（TCR）识别；外源性抗原在 APC 内被降解成多肽，与 MHC Ⅱ类分子结合形成抗原肽-MHC Ⅱ类分子复合物，转运至抗原提呈细胞表面，供 CD4$^+$T 细胞识别。除经典的 MHC Ⅰ类分子和 MHC Ⅱ类分子外，MHC 还包括免疫功能相关基因，它们主要参与调控固有的免疫应答。

复习思考题

思考与探索

1．名词解释：MHC、MHC 多态性。

2．MHC Ⅰ类分子和 MHC Ⅱ类分子在结构、分布、功能上有何不同？

3．简述 MHC 分子与抗原肽相互作用的特点及意义。

4．学习和研究 MHC 有哪些重要意义？

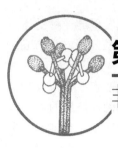

第九章
非特异性免疫应答

视频

思维导图

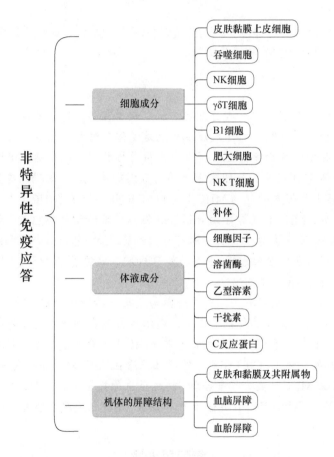

```
                          ┌─ 皮肤黏膜上皮细胞
                          ├─ 吞噬细胞
                          ├─ NK细胞
              ┌─ 细胞成分 ─┼─ γδT细胞
              │           ├─ B1细胞
              │           ├─ 肥大细胞
              │           └─ NK T细胞
              │
              │           ┌─ 补体
              │           ├─ 细胞因子
非特异性免疫应答 ─┼─ 体液成分 ─┼─ 溶菌酶
              │           ├─ 乙型溶素
              │           ├─ 干扰素
              │           └─ C反应蛋白
              │
              │               ┌─ 皮肤和黏膜及其附属物
              └─ 机体的屏障结构 ─┼─ 血脑屏障
                              └─ 血胎屏障
```

　　非特异性免疫（nonspecific immunity）又称为天然免疫或固有免疫（innate immunity），是机体在长期进化过程中与病原微生物相互作用，逐渐建立起来的一系列天然防御功能，是个体生下来就具有的，能够稳定地遗传给下一代，它只能识别自身和非自身，对异物无特异性区别作用，对外来异物起着第一道防线的防御作用。它的作用特点是：①天然的、与生俱来的抗感染能力，出生后即有。②无抗原特异性，作用范围广，机体对入侵抗原物质的清除没有特异的选择性。③反应快，抗原物质一旦接触机体，立即遭到机体的排斥和清除。④有相对的稳定性，既不受入侵抗原物质的影响，也不因入侵抗原物质的强弱或次数而有所增减，但是，当机体受到共同抗原或佐剂的作用时，也可增强免疫的能力。⑤是特异性免疫发展的基础，从种系发育来看，无脊椎动物的免疫都是非特异性的，脊椎动物除非特异性免疫外，还发展了特异性免疫，两者紧密结合，不能截然分开；从个体发育来看，当抗原物质入侵机体以后，首先发挥作用的是非特异性免疫，而后产生特异性免疫。因此，非特异性免疫是一切免疫防护能力的基础。⑥无记忆性，再次接触抗原应答不加强。

非特异性免疫主要由一些细胞成分、体液成分和机体的屏障结构所组成。而细胞成分包括皮肤黏膜上皮细胞、吞噬细胞、NK 细胞、T 细胞、B1 细胞、肥大细胞和 NK T 细胞；体液成分包括补体、细胞因子、溶菌酶、乙型溶素、干扰素、C 反应蛋白等；屏障结构包括皮肤和黏膜及其附属物、血脑屏障和血胎屏障。

第一节　非特异性免疫应答的细胞成分

一、皮肤黏膜上皮细胞

详见本章第三节"非特异性免疫应答的屏障结构"。

二、吞噬细胞

人和动物机体内广泛存在着各种吞噬细胞，主要分为两大类：一类是大吞噬细胞，包括血液中的单核细胞、神经系统内小胶质细胞和组织中巨噬细胞等；另一类是小吞噬细胞，主要是外周血中性粒细胞。

（一）吞噬和杀菌过程

当病原体通过皮肤和黏膜侵入组织后，中性粒细胞等吞噬细胞先从毛细血管中游出聚集到病原体存在部分，吞噬过程可以分为以下三个连续的阶段。

1. 趋化作用　　趋化作用是指吞噬细胞随所处环境中某些可溶性物质的浓度梯度，由低浓度向高浓度定向运动的现象。具有趋化作用的物质主要包括：①补体活化产物 C3a、C5a；②活化免疫细胞和非免疫细胞释放的细胞因子，如 IL-1、IL-8、MCP-1 等；③炎症组织分解产物；④细菌成分或其他代谢产物。病原菌进入机体后，吞噬细胞在趋化因子的作用下，就会向病原体存在部位移动，而对其进行歼灭。

2. 吞噬和调理作用　　吞噬细胞接触颗粒性物质，通过辨别其表面的某种特征，而选择性地进行吞噬。体液中某些成分覆盖于细菌表面，从而有利于吞噬细胞吞噬细菌的作用，称为调理作用。这种使细菌易被吞噬的物质称为调理素，主要有 IgG 类特异性抗体和正常血清中的某些补体部分，如 C3b 和 C4b。特异性抗体通过其 Fab 与病原菌相应抗原结合，其 Fc 可结合到 Fc 受体上。补体激活的裂解产物 C3b 易与细菌及其他颗粒、组织细胞表面或抗原-抗体复合物结合，而同时又易于与吞噬细胞膜上的 C3b 受体结合，从而导致细菌易被吞噬或扩大吞噬作用（图 9-1）。经调理的病原菌与吞噬细胞接触后，吞噬细胞伸出伪足，接触部位的细胞膜内陷，将病原菌包围并摄入细胞质内形成吞噬体。随后吞噬体逐渐离开细胞边缘而向细胞中心移动，与此同时，细胞内的溶酶体颗粒向吞噬体移动靠拢，与之融合形成吞噬溶酶体，并将含溶菌酶、髓过氧化物酶、乳铁蛋白等内容物倾于吞噬体内而起杀灭和消化细菌的作用，这种现象称为脱颗粒。

吞噬细胞对病原菌的吞噬	调理素	吞噬作用
1 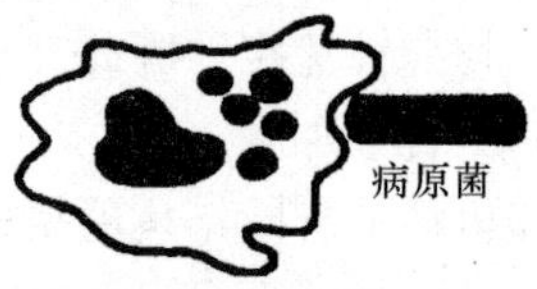 病原菌	—	+
2 C3b C3bR 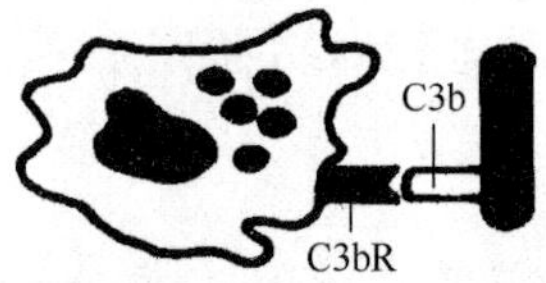	补体 (C3b)	++
3 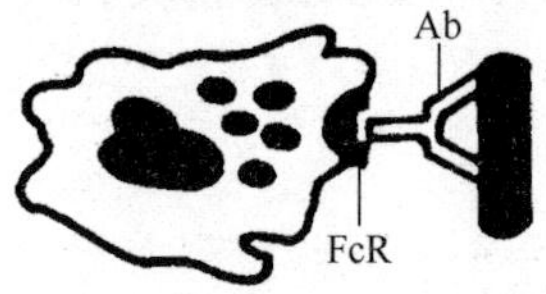 Ab FcR	抗体 (IgG)	+++
4 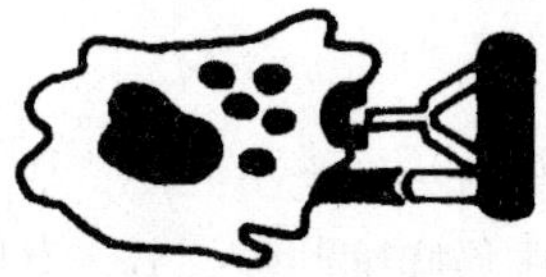	抗体+补体 (IgG)(C3b)	++++

图 9-1　吞噬和调理作用（杨汉春，2003）

3. 杀菌作用　　吞噬细胞的杀菌机制尚未完全阐明，大致可分为氧依赖性杀菌作用和非氧依赖性杀菌作用两条途径。

（1）氧依赖性杀菌作用　　氧依赖性杀菌作用是指有分子氧参与的杀菌过程，其机制是通过某些氧化酶的作用，使分子氧活化成为各种活性氧或氧化物，这些活化的氧化物直接作用于微生物，或通过髓过氧化物酶和卤化物的协同作用而杀灭微生物。

活性氧中间物（reactive oxygen intermediate，ROI）的作用。当病原菌与吞噬细胞接触时，吞噬细胞膜上黄酶系统（如 NADH 氧化酶、NADPH 氧化酶）被激活，使分子氧（O_2）活化生成多种活性氧，如超氧阴离子（$\cdot O_2^-$）、羟自由基（$\cdot OH$）、过氧化氢（H_2O_2）和单线态氧（$^1O_2$）等。这些活性氧化物直接作用于病原菌而发挥杀伤作用，称为髓过氧化物酶（MPO）非依赖性杀菌作用；它们与髓过氧化物酶和卤化物协同杀灭病原菌，称为髓过氧化物酶依赖性杀菌作用。髓过氧化物酶非依赖性和髓过氧化物酶依赖性杀菌作用如图 9-2 所示。

活性氮中间物（reactive nitrogen intermediate，RNI）的作用。在 IFN-γ 和 TNF 作用下，巨噬细胞内的一氧化氮合酶（nitric oxide synthase，NOS）可使辅助因子——四氢生物蝶呤（tetrahydrobiopterin）中的 L-精氨酸残基的胍基氮与氧分子结合而生成一氧化氮。一氧化氮对细菌和瘤细胞具有毒作用。研究表明，小鼠巨噬细胞可通过活性氮中间物（RNI）的作用杀死分枝杆菌，人类吞噬细胞也可能具有该种杀菌机制。

（2）非氧依赖性杀菌作用　　非氧依赖性杀菌作用是指杀菌过程中不需要分子氧的参与：①酸性 pH，吞噬过程所需能量由糖酵解获得，故产生并积累大量乳酸，致使 pH 下降，吞噬

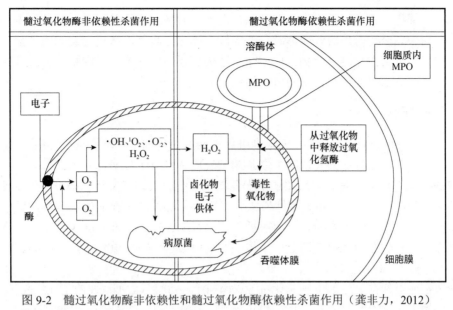

图 9-2　髓过氧化物酶非依赖性和髓过氧化物酶依赖性杀菌作用（龚非力，2012）

小体内部 pH 可降到 3.5～4.0，酸性本身有杀菌作用并可促进许多酶类反应；②溶菌酶，能水解细菌细胞壁肽聚糖而破坏细菌；③乳铁蛋白，能螯合细菌生长所必需的铁而具有抑制作用。

（二）吞噬作用的后果

细菌被吞噬细胞吞噬后，根据吞噬细胞处理细菌的后果分为完全吞噬和不完全吞噬两种。

1. 完全吞噬　细菌被吞噬细胞吞噬后，细菌非氧依赖性杀菌作用和（或）氧依赖性杀菌作用最终将细菌清除，此过程称为完全吞噬，如图 9-3 所示。多数化脓性细菌被吞噬后，一般 5～10min 死亡，1h 内被完全消化破坏。

2. 不完全吞噬　病原菌虽被吞噬但不能被杀死，并在吞噬细胞内存活和繁殖，并可通过游走的吞噬细胞经淋巴液或血液扩散到机体其他部位引起病变，如图 9-4 所示，如结核分枝杆菌、布鲁菌、伤寒沙门菌等胞内寄生菌。

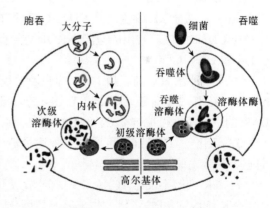

图 9-3　吞噬细胞的完全吞噬（赵文明和王炜，2008）

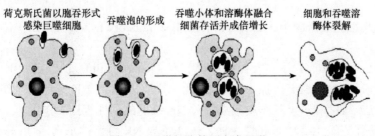

图 9-4　吞噬细胞的不完全吞噬

但吞噬过程也可引起组织损伤。在某些情况下，吞噬细胞异常活跃，当其细胞膜将异物颗粒包围，尚未完全闭合形成吞噬体时，吞噬细胞因无法将其吞入进行细胞内消化，便主动释放溶酶体酶，以销毁免疫复合物，但同时也造成邻近组织损伤，吞噬细胞在战斗中死亡崩解时，也可引起局部组织化脓，从而引起组织器官的功能障碍。

三、NK 细胞

自然杀伤（natural killer，NK）细胞是机体重要的免疫细胞，不仅与抗肿瘤、抗病毒感染和免疫调节有关，而且在某些情况下参与超敏反应和自身免疫病的发生。

1. 来源　　NK 细胞确切的来源还不十分清楚，一般认为直接从骨髓中衍生，其发育成熟依赖于骨髓的微环境。小鼠和人的体外试验表明，胸腺细胞在体外 IL-2 等细胞因子存在条件下培养也可被诱导产生 NK 细胞。小鼠脾脏在体内 IL-3 诱导下可促进 NK 细胞的分化。NK 细胞主要分布于外周血中，占外周血单个核细胞（PBMC）5%～10%，淋巴结和骨髓中也有 NK 活性，但水平较外周血低。

由于 NK 细胞具有部分 T 细胞分化抗原，如 80%～90% NK 细胞具有 $CD2^+$ 表型，20%～30% NK 细胞具有 $CD3^+$（表达 CD3ζ 链）表型，30% NK 细胞具有 $CD8^+$（α/α）表型和 75%～90% NK 细胞具有 $CD38^+$ 表型，而且 NK 细胞具有 IL-2 中亲和性受体，在 IL-2 刺激下可发生增殖反应，活化的 NK 细胞可产生 IFN-γ，因此一般认为 NK 细胞与 T 细胞在发育上关系更为密切。

2. 表型　　与 T 细胞、B 细胞相比，NK 细胞表面标志的特异性是相对的。人 NK 细胞具有 mIg^-，部分 NK 细胞具有 CD2、CD3 和 CD8 阳性，表达 IL-2 受体 β 链（P75，CD122），CD11b/CD18 阳性。常用的检测 NK 细胞的标记有 CD16、CD56、CD57、CD59、CD11b、CD94 和 LAK-1。

发现一种在 NK 细胞和 LAK 细胞表面稳定表达的 LAK-1 分子，分子质量为 120kDa，NK 细胞在 IL-2 条件下培养 20d LAK-1 仍为阳性，而 HNK-1（CD57）和 CD16 部分消失。LAK 的杀伤活性可被抗 LAK-1 McAb 所抑制。

3. 活化　　NK 细胞可通过多种途径活化，包括膜表面的 CD3、CD2 分子和多种细胞因子。

1）NK 细胞不表达 TCR/CD3 复合物，但部分 NK 细胞表达 CD3 ζ 链，当用 CD16 抗体刺激 NK 细胞活化时，ζ 链发生酪氨酸磷酸化，引起胞质内 Ca^{2+} 浓度升高，肌醇三磷酸（IP_3）水平增加，促进细胞因子合成和 ADCC。

2）CD2 与 CD58 相互作用或用 CD2 McAb 刺激可活化 NK 细胞，CD3 ζ 链发生酪氨酸磷酸化。

3）自然杀伤细胞刺激因子（natural killer cell stimulatory factor，NKSF）对 NK 细胞有刺激作用。

IL-2、IL-12、IFN-α、TNF-α 及白细胞调节素（leukoregulin，LR）对 NK 细胞的活化和分化有正调节作用，体外培养时加入上述细胞因子可明显提高 NK 细胞的杀伤活性。前列腺素（PG）E1、E2、D2 和肾上腺皮质激素等对 NK 细胞的活性有抑制作用。

NK 细胞表面具有 IL-2 中亲和性受体，IL-2 诱导 NK 细胞的杀伤活性需要 18～24h。此外，IL-2 还可诱导 NK 细胞的增殖，一般在刺激后 3～4d 开始发生增殖，其机理为 IL-2 可诱导 NK 细胞表达 IL-2Rα 链，新表达的 α 链与原先细胞表面的 β 链和 γ 链结合形成高亲和性受体，在 IL-2 存在下刺激 NK 细胞发生增殖。IL-2 诱导 NK 细胞的活性机理尚不清楚，可能与增加细胞黏附分子的表达，提高对 NK 细胞抵抗靶细胞的杀伤活性有关，还可能增加 NK 细胞质中的颗粒及丝氨酸酯酶 mRNA 的表达，活化和促进杀伤介质的杀伤作用。

4．功能

（1）自然杀伤活性　　由于 NK 细胞的杀伤活性无 MHC 限制，不依赖抗体，因此称为自然杀伤活性。NK 细胞胞质丰富，含有较大的嗜天青颗粒，颗粒的含量与 NK 细胞的杀伤活性呈正相关。NK 细胞作用于靶细胞后杀伤作用出现早，在体外 1h、体内 4h 即可见到杀伤效应。NK 细胞的靶细胞主要有某些肿瘤细胞（包括部分细胞系）、病毒感染细胞、某些自身组织细胞（如血细胞）、寄生虫等，因此 NK 细胞是机体抗肿瘤、抗感染的重要免疫因素，也参与 II 型超敏反应和移植物抗宿主反应。

1）NK 细胞识别靶细胞是非特异性的，这与 CTL 识别靶细胞机理不同，但确切的机理尚未明确。现已知淋巴细胞功能相关抗原-1（LFA-1）与靶细胞表面的细胞间黏附分子-1（ICAM-1）参与 NK 细胞的识别过程，抗 LFA-1 或抗 ICAM-1 McAb 可抑制 NK 细胞的杀伤活性。此外 CD2 与 LFA-3（CD58）结合及 CD56 也可能介导 NK 细胞与靶细胞的结合。有关白细胞分化抗原和黏附分子分别参见第七章第一节和第四节。

2）杀伤介质，主要有穿孔素、NK 细胞毒因子和 TNF 等。

穿孔素：穿孔素是一种由 NK 细胞、CTL、LAK 等杀伤细胞胞质颗粒释放的杀伤性介质。从胞质颗粒中纯化的穿孔素在体外仍溶解多种肿瘤细胞，抗穿孔素抗体可抑制杀伤活性。IL-2 可提高穿孔素基因的转录。IL-6 可以促进 IL-2 对穿孔素基因转录的诱导作用。丝氨酸酯酶可能有活化穿孔素的作用。

NK 细胞毒因子：NK 细胞可释放可溶性 NK 细胞毒因子（NK cytotoxic factor，NKCF），靶细胞表面有 NKCF 受体，NKCF 与靶细胞结合后可选择性杀伤和裂解靶细胞。

TNF：活化的 NK 细胞可释放 TNF-α 和 TNF-β，TNF 的作用为：①通过改变靶细胞溶酶体的稳定性，导致多种水解酶外漏；②影响细胞膜磷脂代谢；③改变靶细胞糖代谢使组织中 pH 降低；④活化靶细胞核酸内切酶，降解基因组 DNA 从而引起程序性细胞死亡。TNF 引起细胞死亡过程要明显慢于穿孔素溶解细胞的作用过程。

（2）抗体依赖细胞介导的细胞毒作用（antibody-dependent cell-mediated cytotoxicity，ADCC）　　NK 细胞表面具有 FcγR III A，主要结合人 IgG1 和 IgG3 的 Fc（Cγ2、Cγ3 功能区），在针对靶细胞特异性 IgG 抗体的介导下可杀伤相应靶细胞。IL-2 和 IFN-γ 明显增强 NK 细胞介导的 ADCC。以前认为在淋巴细胞中由 K 细胞介导 ADCC，但至今仍未发现 K 细胞特异的表面标记，也不能证实 K 细胞是否属于一个独立的细胞群，很可能 NK 细胞是介导 ADCC 的一个主要淋巴细胞群。具有 ADCC 功能的细胞群除 NK 细胞外，还有单核细胞、巨噬细胞、嗜酸性粒细胞和中性粒细胞。

（3）分泌细胞因子　　活化的 NK 细胞可合成和分泌多种细胞因子，发挥调节免疫、造血及直接杀伤靶细胞的作用。

此外，NK 细胞可抑制 PWM 体外诱导的 B 细胞分化及抗体应答，其机理可能通过直接抑制 B 细胞或抑制辅佐细胞的抗原提呈作用。NK 细胞通过自然杀伤和 ADCC 发挥的细胞毒作用，在机体抗病毒感染、免疫监视中起重要作用。①抗病毒感染：NK 细胞可选择性地杀伤病毒感染的靶细胞。由辅佐细胞或 NK 细胞所产生的 IFN 可协同 NK 细胞的抗病毒作用，而对正常细胞有保护作用。另外，病毒感染细胞表面的病毒抗原和其他表面分子使得其对 NK 细胞的杀伤细胞作用变得更加敏感。在体外，NK 细胞可溶解疱疹病毒、牛痘病毒、麻疹病毒、腮腺炎病毒、巨细胞病毒和流感病毒感染的靶细胞。体内试验表明，NK 细胞低活性小鼠品系对某些病毒感染更加敏感；注射抑制 NK 细胞的抗去唾液酸 GM1 抗体可加重小鼠流感病毒性肺炎。此外，NK 细胞在体外还可杀伤某些细菌、真菌、原虫等，可能与 NK 细胞释放某些杀伤介质有关。②NK 细胞在免疫监视、杀伤突变的肿瘤细胞可能比 T 细胞具有更重要的作用。某些疾病，如白细胞异常色素减退综合征或 X 连锁淋巴组织增殖性疾病患者，由于 NK 细胞功能缺陷对恶性淋巴细胞增殖疾病特别易感。③参与骨髓移植后移植物抗白血病（graft versus leukemia，GVL）效应，在体外 NK 细胞可杀伤某些淋巴样和髓样白细胞。骨髓移植后数周内，来自供体的 NK 细胞在外周血淋巴细胞（peripheral blood lymphocytes，PBL）中占相当高的比例。此外，在体内 NK 细胞还可杀伤某些不成熟细胞，如骨髓干细胞、胸腺细胞亚群等。

四、γδT 细胞

T 细胞为异质性群体，不同群体细胞往往具有不同的表面标志和功能。根据 T 细胞抗原受体编码基因的不同可将其分为 γδT 细胞（表达 TCR1）和 αβT 细胞（表达 TCR2）两类。其中 TCRαβ 为由 α 链和 β 链经二硫键连接的异二聚体分子，也称 TCR2，在外周淋巴器官中大多数成熟 T 细胞（95%）都属于这种类型。T 细胞特异性免疫应答主要是由这一类 T 细胞完成。而 TCRγδ 是由 γ 链和 δ 链组成的异二聚体分子，结构与 TCRαβ 相似，只有少数成熟 T 细胞的 TCR 分子属于这种类型，也称 TCR1。它可直接识别抗原（多肽、类脂分子），不必与 MHC 结合，也不需要抗原提呈分子。TCRγδ 主要存在于小肠黏膜上皮和表皮，而外周血中仅占成熟 T 细胞的 0.5%～10%。TCRγδ 识别病原体表面抗原分子后，增殖分化为效应细胞发挥杀伤作用，同时它对被病毒感染的细胞和肿瘤细胞具有杀伤活性。

（一）TCRγδ 的多样性和分布特点提示其抗原识别的多样性

同 TCRαβ 和免疫球蛋白类似，TCRγδ 的编码基因由重组的 V、D、J 和 C 区组成。虽然 γ、δ 位点的 V 区多样性不及 α 和 β，但其连接区多样性则使 TCRγδ 存在甚至超过 TCRαβ 多样性的潜能。然而，许多 γδT 细胞亚群仅取用了其受体库中很有限的一部分，一些特定的 Vγ、Vδ 和连接区序列的组合导致 TCRγδ 结构单调化。小鼠 γδT 细胞有 3 种发育途径：第一种在胎儿胸腺中发育，分批产生的 γδT 细胞分别进入特定的上皮组织。这些细胞重组单一的 γ/δ 基因，并具有单一的连接区序列，表现出单一的特异性。Vδ5 细胞进入皮肤，Vδ6 细胞进入生殖道上皮和舌。第二种在成年胸腺中发育，大多表达 Vγ1 或 Vγ4 或少量 Vγ2 或 Vγ7，并具有广泛的连接区多态性，其库容较大，主要分布在外周血中，偶然也进入黏膜组织。第三种的发育是非胸腺依赖性的，主要为 Vγ7 和 Vγ1，有较大的连接区多态性，主要分布在小肠上皮。γδT 细胞在不同分布部位的预先设定提示它们可能是识别特定抗原的 T 细胞群体，而并非像 αβT 细胞分布一样具有随机性。在人中，Vδ 仅取用 δ 链中的一种。外周血中大于 70% 的 Vδ 表达 Vδ2，其余为 Vδ1。Vδ2 与 VR9 共表达，而 Vδ1 与 Vγ 中某一种共表达。

（二）γδT 细胞的抗原识别类型与机制

1. 对 MHC 分子的识别机制　　一些文献报道小鼠和人 γδT 细胞可识别 MHC Ⅰ类和 MHC Ⅱ类分子。人外周血 γδT 细胞可识别同种异体树突状细胞/单核细胞表面的 MHC Ⅱ类分子。1987 年 Matis 等利用同种异体 APC 在体外刺激无胸腺小鼠的脾脏细胞建立了一些 MHC 限制性的 γδT 细胞系。它们识别同种异体细胞上非己的 MHC 分子并呈现特异性反应，但其特异性不同于传统的 αβT 细胞。例如，γδT 细胞系 LBK5 可识别 MHC Ⅱ类分子 I～E 的多个等位基因产物。IEK 是小鼠 MHC Ⅱ类分子，可结合各种肽段和超抗原，刺激 αβT 细胞活化。Shid 等发现 LBK5 对 IEK 识别时，结合于 IEK 的肽段并不传递特异性，同时经典的抗原处理也未启动。各种细胞对 LBK5 刺激能力的不同都可归结为其表面 MHC 分子的表达，而与细胞来源、类型和影响肽段-MHC 装载的因素无关。结合在平皿上的 IEK 蛋白对 LBK5 的刺激与表达 IEK 的细胞引起的刺激强度相仿，这些结果表明 LBK5 是直接识别 IEK 分子的。

有报道 γδT 细胞可识别非经典的 MHC 类分子。从 BALB/c 裸鼠脾脏中分离出 G8 系可识别 T10 和 T22 抗原。Porei 等从免疫缺陷患者身上分离出 CD1 限制性的 γδT 细胞。Shid 等对 G8 系做了深入研究，发现 T10 和 T22 有 94%的同源性。与 LBK5 相似，G8 克隆对 T10/T22 的识别不经传统的抗原处理途径。同样，不同细胞对激活 γδT 细胞的能力也都归于其表面 MHC 的表达，MHC Ⅰ/Ⅱ类抗原处理过程对其并无影响。例如，小鼠淋巴瘤细胞 RMA-S 和人细胞系 T2 在将肽类负载于 MHC Ⅰ类分子上都有缺陷，而转染了 T22 的 RMA-S 和 T2 都可激活 G8 细胞。非常有意思的是，G8 可识别果蝇细胞上表达的 T10/T22，而果蝇并不具有与哺乳类相似的免疫系统，也缺乏任何抗原处理提呈所必需的因子。上述结果表明，这些所谓的 MHC 限制性的 γδT 细胞克隆对经典 MHC 的识别似乎并不经过抗原的处理和提呈。MHC 分子作为抗原本身被识别，而这些细胞上负载的肽段也并不都起配体的作用。另有报道，γδT 细胞克隆 TgI4.4 可识别单纯疱疹跨膜糖蛋白 gI。在抗原处理缺陷的小鼠淋巴瘤细胞 RMA-S 上表达完整的野生型 gI，也可被 TgI4.4 细胞所识别。同样，包被于平皿上的可溶性重组 gI-Ig 也可被识别，这表明 gI 不通过抗原处理和其他分子的提呈也能被识别。γδT 细胞对蛋白质抗原的识别更倾向于不经过处理和提呈的直接识别。特定的 MHC 分子可作为抗原而非抗原提呈分子被识别。

2. 对非 MHC 分子的识别机制　　相对于 TCRγδ 庞大的序列多态性，其经典抗原识别的种类还是太少。大量文献显示 TCRγδ 具有与 TCRαβ 截然不同的抗原识别途径。目前有两类分子被证实是 TCRγδ 配体：磷酸化基因和热休克蛋白。

（1）磷酸化基团　　人主要的 γδT 细胞亚群 Vγ9/δ2 可在分枝杆菌感染部位中大量存在，并在体外对细菌和寄生虫起反应。研究发现分枝杆菌中的有效成分是非肽的低分子质量化合物，包含碳水化合物骨架和磷酸成分。Constant 等从结核杆菌 H37RV 株中分离到 4 种不同的水溶物：TUBag1～TUBag4。TUBag4 是 5-三磷酸胸苷，其 γ-磷酸为一未被确定成分的低分子质量基团所取代。TUBag3 与 TUBag4 结构相似，但为尿苷而非胸苷。TUBag1 和 TUBag2 为 TUBag3 和 TUBag4 的非核苷酸片段，活性极小。TUBag4 可刺激外周血 Vγ9/δ2T 细胞和其他一些特异性的 γδT 细胞的增殖。这些化合物同时也存在于微生物和哺乳动物中。由于从分枝杆菌培养的滤液或提取物中分离天然抗原比较困难，Tanaka 等首先合成了一系列单个碱基的磷酸化合物，并发现其中一些，尤其是单烯基磷酸化合物，可模拟 Vγ9/δ2T 细胞对分枝杆菌的反应。其后，他们又报道了此 γδT 细胞的天然配基：异戊烯焦磷酸盐和相关萜类的焦磷酸化盐衍生物。而用磷酸基团代替焦磷酸基团则可大大削弱它们的抗原性。IPP 和相关的萜焦磷酸盐是维生素、脂类和类固醇等亲脂性化合物的活性前体。这些萜焦磷酸盐中间物同时存在于细菌和哺乳类细胞中，人 Vγ9/δ2T 细胞亚群对它们的识别也许可以部分解释其对一系列肿瘤细胞系的反应性。上述研究都使用了活化的 γδT 细胞系，无 APC 和额外的细胞因子存在。后继的多数研究结果进一步显示磷酸基团活化 γδT 细胞需要 T-T 细胞相互作用，而识别本身则不需要 MHC I/II 类分子、CD1、TAP1/TAP2 或 DMA/DMB 的表达。尽管个别研究体系中有 APC 的存在，但认为是非 MHC 限制性的，其作用可能与提供 γδT 细胞生长所需的细胞因子有关。而 Carena 等的研究进一步显示 APC 表面 MHC 分子在 γδT 细胞识别磷酸基团配体中的特殊含义。CD94 是大多数 γδT 细胞表面表达的与 MHC I 类分子可发生特异性结合的受体。他们发现，CD94 与 MHC I 类分子结合时可下调磷酸化配基对 γδT 细胞的激活。当该配基处于低浓度时，CD94 的抑制作用更明显，从而提高了 γδT 细胞激活的阈值。在生理情况下，该机制对防止自身免疫应答具有重要意义。

另外一个重要的问题也初步得到了澄清，即 TCR CDR3 的多样性对 Vγ9/δ2T 细胞磷酸化配基的特异性是否产生影响。通过取用一群随机的细胞克隆和不同配基的检验发现，所有的克隆都显示了相同形式的交叉反应性。要想选出对单一配基有特异性的克隆是不可能的。而且，无论用强的或弱的刺激物来扩增，T 细胞系或克隆都显示了相同形式的交叉反应性。虽然存在此种交叉反应性，但就配基结构而言，这些细胞是高度特异的。磷酸基团的数目和位置及碳链骨架的类型对 T 细胞的活化都至关重要。因此，Vγ9/δ2 寡克隆 T 细胞亚群具有广泛的交叉反应性而又是配基特异的。

（2）热休克蛋白（heat shock protein，HSP）　　在 1990 年前后，有大量的报道显示 γδT 细胞识别 HSP 家族成员。识别 HSP 的外周血或脐血 γδT 细胞亚群的表型主要为 Vγ9/δ2，具有丰富的连接区多态性，最初的发现来自细菌感染。人和小鼠 γδT 细胞识别的主要 HSP 家族成员为 HSP60 和 HSP65。随后又发现一些肿瘤细胞表面高表达热休克蛋白可活化 Vγ9/δ2T 细胞，如 Daudi 淋巴瘤表面 HSP60 和肺癌细胞表面的 HSP72 等。热休克蛋白的单克隆抗体则至少可部分抑制该反应。该反应与靶细胞表面热休克蛋白表达含量呈正相关。在一些自身免疫病中，γδT 细胞对靶细胞表面 HSP 的识别也被证实，如 γδT 细胞可识别多发性硬化患者少突胶质细胞表面 HSP 并引起细胞杀伤。HSP 作为一类高度保守的分子伴侣蛋白，广泛存在于原核和真核生物细胞中。除了组成型表达之外，在如高温、低氧、放射、感染、中毒等各种应激条件下均可诱导其高表达。HSP 在蛋白质折叠、转送和亚基装配中起不可或缺的作用，而且它们在许多免疫应答过程中也发挥作用。它们与一系列蛋白质和肽段结合并参与抗原提呈，使得 APC 能处理其结合的肽段而形成稳定的 MHC I 类分子肽段复合物。另外，通过在细胞表面表达，HSP 也可能作为抗原提呈分子起作用，因为它的三维结构 N 端肽段结合位点与 MHC I 类的肽段结合位点的结构相似。在各种应激条件下，由于 HSP 诱导高表达而造成了 γδT 细胞的激活。通过其产生细胞因子和细胞毒活性的作用，γδT 细胞可能发挥快速清除应激因素和受损细胞并且启动后继免疫反应的作用。

（三）γδT 细胞抗原识别的结构基础

综上所述，γδT 细胞对抗原的识别与 αβT 细胞并不相似，而更类似于 Ig 对抗原的直接识别，并且无 MHC 限制性。TCRγδ 与 TCRαβ 分子结构比较研究分析结果在一定程度上为此种作用差异性提供了解释。TCRαβ 和 TCRγδ 的二级结构与 Ig 类似。它们三者都通过重组 V、D、J 形成单一的 Ig 或 TCR，从而形成对抗原的特异性。X 射线衍射研究结果显示 Ig 和 TCRαβ 的 CDR3 环均是识别肽段的关键结构，因此推测 γ/δ 链的相似区域也起类似作用。Rok 等分析了从小鼠到人的 Ig 和 TCR 受体链的 CDR3 长度。Ig 轻链上 CDR3 短且长度相对固定，而重链 CDR3 长且长度变化大，这可能提示 Ig 识别许多不同大小的抗原（从小分子到大的病原体）。TCRαβ 的 CDR3 长度分布范围窄，且 α 链、β 链的 CDR3 长度相近，这可能反映出 α 链、β 链的功能需要，即同时接触 MHC 和结合肽段。TCRγδ 的 γ 链 CDR3 短，长度范围小，而其 δ 链 CDR3 长且变化大，因此就 CDR3 长度而言，TCRγδ 更类似于 Ig 而非 TCRαβ。

在混合淋巴细胞反应中，与 αβT 细胞同种异体反应性克隆相比，识别同种异体 MHC 分子的 γδT 细胞克隆频率是很低的；而且大多数细胞克隆有很高的交叉反应性，这在 αβT 细胞同种异体反应性克隆中是极罕见的，这提示 TCRγδ 对 MHC 的反应类似于 Ig 对 MHC 的识别。

五、B1 细胞

B1 细胞主要定居在腹腔、胸腔及肠壁固有层，属于个体发育中出现较早的"原始"B 细胞。所以 B1 细胞主要承担腹腔、胸腔部位的非特异性免疫防御功能。其所介导的免疫应答特点为：①接受多糖抗原刺激后，48h 内即可产生以 IgM 为主的低亲和力抗体，这对机体早期抗感染免疫和清除变性抗原具有重要作用；②增殖、分化过程中一般不发生 Ig 类别转换；③无免疫记忆，再次接受相同抗原刺激后，其抗体效价与初次应答无明显差别。

（一）产生天然 IgM

天然 IgM 是预存抗体的主要成分，主要由 B1 细胞分泌。这种抗体是多反应性的，能与许多病原体相关糖类抗原结合。如前所述，天然抗体可以看作一种模式识别分子，产生机制尚未完全阐明，估计和机体在个体发育中遭受过病原体感染有关。天然抗体能保护机体防御细菌（如肺炎链球菌）感染，以及减轻缺血再灌注损伤。具有类似 T15 独特型结构的天然 IgM，能结合血液中氧化型低密度脂蛋白并将其清除，减少动脉粥样硬化的发生。

（二）介导黏膜免疫

肠固有层和肠系膜淋巴结的 B1 细胞能分泌 IgA，这种 IgA 的产生需要有外源性抗原的刺激，但是不依赖 T 细胞的辅助作用。B1 细胞源性的分泌性 IgA 可能有助于肠道内共生细菌的维持。

（三）参与对 TI-2 型抗原的应答

TI-2 型非 T 细胞依赖抗原（TF2）主要为结构重复的多糖分子，B1 细胞与之结合后，通过受体交联而被活化。IL-5 可作为 B1 细胞活化的第二信号，协助和增强 TI-2 型多糖抗原对 B1 细胞的激活和分泌功能。B1 细胞在接受 TI-2 型抗原刺激后，在较短的时间内（48h）即可产生低亲和力的 IgM 抗体，并通过补体清除病原微生物。B1 细胞在增殖分化和抗体产生过程中一般不发生 Ig 的类别转换，也不产生免疫记忆。除了 TI-2，B1 细胞还能识别革兰氏阴性菌表面以脂多糖为代表的 TI-1 型抗原，以及某些变性的自身抗原，如变性 Ig 和单链 DNA。

六、肥大细胞

肥大细胞（mast cell）广泛分布于皮肤、淋巴组织、子宫、膀胱及呼吸道和消化道黏膜下层结缔组织中的毛细血管及淋巴管周围。其分布特点决定了它时刻监视病原菌的入侵，并启动针对病原菌的免疫反应。肥大细胞能吞噬和清除细菌，并且肥大细胞缺失的小鼠抵御细菌感染的能力明显下降。肥大细胞细胞膜上含有多种受体，这些受体能促进肥大细胞对细菌的识别与结合。有研究发现当幽门螺杆菌和金黄色葡萄球菌感染损伤时，机体可以产生特异性 IgE 抗体，该抗体能与肥大细胞结合，介导肥大细胞与细菌的相互作用。肥大细胞对大肠杆菌及其他肠道菌的识别是通过其表面的一种含甘露醇的受体与细菌表面的 I 型菌毛相互偶联完成的。

机体感染病原体，肥大细胞被激活后可产生不同的细胞因子和趋化因子。因此，肥大细胞的功能极其复杂，具体体现在以下三个方面：第一，它们能迅速和选择性地产生恰当的介质引发保护性先天免疫反应和生理反应；第二，由于它们长期位于血管和淋巴管周围，因此能加强效应细胞的募集；第三，通过抗体依赖性激活获得性免疫，能缓解因感染而引起的反应。

（一）肥大细胞的起源

系统发育研究指出，在玻璃海鞘（一种 5.5 亿年前的尾脊索动物，被认为是头脊索动物和脊椎动物的祖先）身上可能出现了脊椎动物肥大细胞的原始对应物。这种原始的肥大细胞样细胞含有异染性的电子致密颗粒，类似结缔组织肥大细胞，激活时也能释放组胺和前列腺素。因此，肥大细胞可能早在适应性免疫反应发展之前就已进化很长时间。尽管哺乳动物的肥大细胞在一个多世纪前就被描述出来，但几十年来它们的起源一直存在争议。由于肥大细胞与结缔组织的联系，最初认为肥大细胞来源于未分化的间充质细胞。淋巴细胞、多能祖细胞和髓样细胞也被认为是肥大细胞的前体。由于形态学和生理上的相似性，嗜碱性粒细胞也被认为是肥大细胞的前体，并且在小鼠脾脏中发现了两种细胞的双效前体细胞。

成体肥大细胞的造血起源是由 Kitamura 等在 1977 年确定的。他将浅褐色小鼠骨髓移植到辐射照射后的野生型 C57Bl 小鼠体内，受体小鼠组织中出现了来自浅褐色小鼠骨髓的大型异常颗粒的组织肥大细胞。这一发现表明，肥大细胞来源于骨髓前体细胞。对一名白血病患者进行异基因骨髓移植，移植后 198d，从受者骨髓中分离出的肥大细胞显示了供者的基因型，这也证实人类肥大细胞的造血起源于骨髓前体细胞。

（二）肥大细胞的分布

肥大细胞在组织中分布广泛，主要分布在宿主与外界环境的交界面（图 9-5），即病原体可能进入或接触有害物质的部位，如皮肤、呼吸道黏膜、胃肠道等。肥大细胞也存在于结缔组织中，特别是在亚上皮区及血管、神经、平滑肌细胞、黏液腺和毛囊周围的结缔组织中。肥大细胞群分布的广度主要依赖于组成性归巢、增强招募、存活和肥大细胞祖细胞局部成熟的机制。不同于其他造血起源的细胞，被释放到血液之前在骨髓中分化和成熟，肥大细胞是作为未成熟的祖细胞通过血液迁移到外周组织，它们在那里进行成熟。应用来自啮齿动物胸腺和淋巴结及小鼠纤维毛囊结缔组织鞘的外周驻留祖细胞的研究表明，祖肥大细胞存在于外周组织中，并且能够在体外分化和成熟。有限稀释和集落形成实验证明，集落形成肥大细胞存在于骨髓、脾脏、外周血、肠系膜淋巴结和胃肠道黏膜中。在特定条件下，成熟的肥大细胞能在适当刺激后进行增殖。在生理和炎症状态下，前体肥大细胞归巢或招募到外周组织的机制尚未完全阐明。研究这一过程遇到的困难在于骨髓中或招募到外周组织的肥大细胞祖细胞数量较少，以及难以识别这些细胞。此外，趋化因子受体和黏附分子的表面表达直接影响它们向靶组织的迁移，它们因成熟阶段、靶组织及微环境中遇到的细胞因子和生长因子的不同而有很大差异。然而，过去十年的一些研究强调了一些整合素、黏附分子、趋化因子及其受体，以及细胞因子和生长因子在正常和病理情况下对肥大细胞定向迁移到特定位置起重要的作用。肥大细胞祖细胞的迁移似乎也受组织特异性的方式控制，这在肥大细胞祖细胞向小肠和肺的迁移获得一些证据。因为肥大细胞祖细胞在小肠中的数量是较高的。肠道中肥大细胞数量的维持是通过组成性归巢发生的，这取决于肥大细胞上表达的 α4β7 整合素与它们相应的黏附分子——黏膜地址素细胞黏附分子（MAdCAM-1）或血管细胞黏附分子-1（VCAM-1）在内皮上的结合。在螺旋毛体感染期间，肥大细胞向肠黏膜的增强招募也依赖于肥大细胞祖细胞上表达的 β7 整合素亚基。此外，在肥大细胞祖细胞上表达的趋化因子 CXC 亚家族受体 2（CXCR2）与肥大细胞向小肠的定向迁移有关。在生理条件下，肺没有大量的肥大细胞祖细胞，但在慢性变应原诱导的肺部炎症期间，肥大细胞祖细胞被积极招募到炎症部位，肥大细胞祖细胞的数量显著增加。这种募集是通过肥大细胞祖细胞上表达的 α4β7 和 α4β1 整合素与内皮细胞上存在的 VCAM-1 和 CXCR2 之间的相互作用进行的。

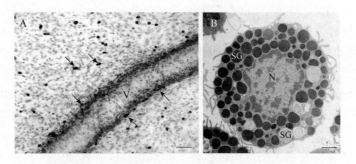

图 9-5　肥大细胞的分布（da Silva et al.，2014）

A. 肥大细胞（箭头）沿着血管壁（V）和肠系膜排列；B. 成熟的腹膜肥大细胞充满了电子致密的分泌颗粒

V 表示血管；N 表示细胞核；SG 表示分泌的颗粒；标尺＝25μm

（三）肥大细胞的分化和成熟

肥大细胞来源于骨髓的多能祖细胞，由骨髓刚进入外周血液循环系统的肥大细胞仍处于未成熟状态，只有当它们的前体细胞迁移到最终定居的地方才能完成分化和（或）成熟。肥大细胞具有较长的生存期，即使是成熟的肥大细胞仍然具有分裂增殖的能力。影响肥大细胞分化和成熟的因素有干细胞因子（SCF）、CD117/c-Kit 配体、神经生长因子、白细胞介素-3（IL-3）、白细胞介素-13、白细胞介素-19 和其他细胞因子、生长因子及趋化因子等。未分化成熟的肥大细胞在不同调控因子的作用下分化成为不同的细胞亚群。在哺乳动物中，肥大细胞可以分为结缔组织型肥大细胞和黏膜型肥大细胞两个亚群。Tachibana 等（2008）发现肥大细胞表面的过氧化物酶体增殖物激活受体（peroxisome proliferator-activated receptor，PPAR）被激活后，抑制骨髓源性的肥大细胞向成熟的结缔组织型肥大细胞转化。另外，IL-4 也能调控肥大细胞的分化，它抑制黏膜型肥大细胞内组胺的合成。

（四）肥大细胞介质在防御反应中的作用

肥大细胞在抵御细菌感染中的作用主要与 TNF-α 有关，用抗体阻断 TNF-α 后，肥大细胞对小鼠的保护作用明显减弱；在盲肠结扎穿孔（cecal ligation and puncture，CLP）后所致的小鼠脓毒性腹膜炎模型中，TNF-α 缺失小鼠的死亡率也明显升高。肥大细胞参与机体抵御细菌感染的一个重要机制是肥大细胞与细菌相互作用后，可快速释放 TNF-α，将中性粒细胞和酸性粒细胞等炎性细胞聚集到炎症部位，以增强机体对细菌的清除能力。尽管肥大细胞不是 TNF-α 的唯一来源，但在细菌侵入的早期，肥大细胞释放的 TNF-α 在启动防御性免疫反应中却发挥了重要的作用。肥大细胞可释放多种介质：①粒相关介质。组胺和 5-羟色胺（5-HT）的主要作用是改变血管通透性；肝素和硫酸软骨素肽聚糖的主要功能是加强趋化因子/细胞因子功能和血管形成；类胰蛋白酶、糜蛋白酶、羧肽酶和其他蛋白酶的主要作用是改造组织和募集效应细胞；肿瘤坏死因子、血管内皮生长因子和纤维生长因子-2 的主要作用是募集效应细胞和加强血管形成。②脂质性介质。白三烯 C4、白三烯 B4、前列腺素 D2 和前列腺素 E2 的主要作用是募集效应细胞，调节免疫反应和促进血管形成，引起水肿和支气管收缩；血小板活化因子的主要作用是活化效应细胞，加强血管形成和诱导生理炎症反应。③细胞因子。TNF、IL-1α、IL-1β、IL-6、IL-18、粒细胞-巨噬细胞集落刺激因子（granulocyte-macrophage colony stimulating factor，GM-CSF）、白血病抑制因子（leukaemia inhibitory factor，LIF）、IFN-α 和 IFN-β 的主要作用是诱导炎症反应；IL-3、IL-4、IL-5、IL-9、IL-13、IL-15 和 IL-16 的主要作用是 Th2 型细胞因子功能；IL-12 和 IFN-γ 的主要作用是 Th1 型细胞因子功能；IL-1、TGF-β 和 VEGF 的主要作用是调节炎症反应和血管形成。④趋化因子。CC 趋化因子配体（CC-chemokine ligand，CCL）2、CCL3、CCL4、CCL5、CCL11 和 CCL20 的主要作用是募集效应细胞，调节免疫反应；CXC 趋化因子配体（CXC-chemokine ligand，CXCL）1、CXCL2、CXCL8、CXCL9、CXCL10 和 CXCL11 也能募集效应细胞，调节免疫反应。⑤其他介质。一氧化氮和超氧游离基有杀菌的作用；抗微生物肽也可以杀灭细菌。

（五）肥大细胞与病原体的相互作用

肥大细胞识别病原体的过程是建立在其受体与病原体相互作用的分子基础之上的。与免疫效应细胞作为卫兵的角色一致，肥大细胞也有多种细胞表面受体，这些受体可以和病原体直接相互作用。当有病原体或其他危险信号出现时，肥大细胞能快速引发选择性反应。免疫效应细胞和病原体的直接相互作用对于早期先天性免疫反应和适当的获得性免疫反应的产生是必需的，这种相互作用在感染过程中至关重要。

1. Toll 样受体　有证据表明肥大细胞可以通过 Toll 样受体（Toll-like receptor，TLR）与革兰氏阳性菌和革兰氏阴性菌的产物发生反应。啮齿动物肥大细胞能通过选择性炎性细胞因子（如 TNF 和 IL-6）对 LPS 产生反应，没有并发的脱颗粒现象。肥大细胞对 LPS 产生反应依赖于 TLR4。在细菌性腹膜炎模型中，局部重组的无功能性 TLR4 的肥大细胞缺乏鼠显示中性粒细胞的募集明显减少，与正常肥大细胞重组鼠相比死亡率升高，证实了缺乏 TLR4 的肥大细胞的机体抵御细菌感染的能力明显下降。TLR2 也被证实在人和啮齿动物体内表达并具有功能。尽管肥大细胞对肽聚糖（peptidoglycan，PGN）的反应被认为主要是由 TLR 介导的，但其他分子的作用也不能忽视。在已证实的参与 PGN 反应的细胞中，核苷酸结合寡聚区蛋白和 PGN 识别蛋白也是必需的。肥大细胞在体内通过 TLR2/TLR4 的衔接能显著地加强急性炎症反应，但是其中的机制需要深入研究。TLR 途径可能介导了树突状细胞、T 细胞和肥大细胞之间的相互作用，从而调节变态反应。

2. T 细胞辅助受体和甘露糖结合蛋白　TLR 介导的免疫效应细胞的激活是由多种受体复合物的信号系统介导的，其中包含一种或多种 T 细胞辅助受体。CD14 是一种常见的 TLR4 信号复合体的重要成分。肥大细胞一般不表达 CD14，这为区别肥大细胞与单核细胞或巨噬细胞提供了一种重要依据。然而，有报道 TLR4 介导的肥大细胞的反应依赖于血清中可溶性 CD14 的存在。

肥大细胞对有菌毛的革兰氏阴性菌（如大肠杆菌）的许多反应，依赖于 FimH 蛋白的表达，这种蛋白质有甘露糖结合功能。已证实糖基磷脂酰肌醇（glycosyl phosphatidylinositol，GPI）结合蛋白质 CD48，在鼠肥大细胞对表达 FimH 细菌反应的脱颗粒、生成白细胞三烯和 TNF 的过程中是必需的。FimH 的甘露糖结合活性对于许多这样的功能是必需的，并且已证实缺乏 FimH 的细菌几乎不能诱导肥大细胞 CD48 依赖性的吞噬作用和超氧自由基的产生。CD48 没有独立的通信功能，它可能只形成信号复合体的一部分。

3. 肥大细胞的吞噬作用及其杀伤微生物活性　肥大细胞不仅可以释放多种生物活性介质，进而影响机体的免疫反应，还具有吞噬功能。肥大细胞能结合并吞噬沙门菌，该作用是由补体介导的。肥大细胞能吞噬并杀灭非侵袭性大肠杆菌，如阴沟肠杆菌和肺炎克雷伯菌。肥大细胞杀伤微生物的机制与经典吞噬细胞，如中性粒细胞及巨噬细胞的杀伤机制相似。肥大细胞胞质含有酸性水解酶，该细胞在与细菌及一些抗原接触后也能产生超氧自由基。此外，肥大细胞还能通过分泌胃促胰酶或蛋白酶 II 杀灭曼氏裂体吸虫，以及通过膜表面的高亲和力 FcεR I 受体呈现其杀伤活性。电镜观察发现附着细菌的摄入与肥大细胞膜皱缩（membrane ruffling）和囊泡内细菌的内化（internalization）作用有关，其吞噬过程约 20min，紧密黏着于肥大细胞的细菌活力 1h 即可减少 50%。

肥大细胞在宿主抵御 HIV 感染中可能也有作用，有研究表明，HIV 患者的淋巴结内肥大细胞数量明显增加，提示肥大细胞在 HIV 长期感染中有重要作用。肥大细胞和它们的前体细胞已经表明能被几种重要的病原体感染，包括嗜巨噬细胞性的 HIV-1、登革病毒、巨细胞病毒和腺病毒。被呼吸道合胞病毒（respiratory syncytial virus，RSV）和副流感病毒 1 型感染的牛和啮齿动物模型中，肥大细胞的数量和功能发生了变化，这表明病原体可能诱导了肥大细胞的活化。肥大细胞在对几种病毒感染相关的疾病中有重要作用，但其在病毒性疾病中的保护作用还没有被明确证实。

病原体产生的毒素也可以诱发肥大细胞的异常反应，如痢疾志贺菌（*Shigella dysenteriae*）

的志贺毒素，在肥大细胞参与下可促进肠细胞花生四烯酸代谢紊乱，产生过量 LTC4，使体内电解质与体液过度排泄，导致痢疾。

七、NK T 细胞

（一）NK T 细胞的命名

NK T（natural killer T）细胞是一群细胞表面既有 T 细胞受体（TCR），又有 NK 细胞受体的特殊 T 细胞亚群。自从 1987 年在小鼠中首次发现 NK T 细胞之后，NK T 细胞定义为既表达 TCR 又表达 NK1.1（NKR-P1c 或 CD161c）的一类淋巴细胞，而命名为 NK1.1$^+$T 细胞（natural killer T cell）。随着研究的逐渐深入，发现此命名并不准确，因为在人类并不是所有表达 CD161 的 T 细胞都是 NK T 细胞，也并不是 NK T 细胞均表达 CD161。在小鼠中除 C57BL/6 小鼠外其他小鼠并不表达 NK1.1，一些其他的 T 细胞（包括传统的病毒特异性的 CD8$^+$T 细胞）能诱导表达 NK1.1。而且 NK T 细胞虽然能表达穿孔素、FasL 及其他受体（如 NKG2D），但自然杀伤的细胞毒活性并不是 NK T 细胞的主要效应机制，因此更为准确的命名为 CD1d 依赖的自然杀伤样的 T 细胞（CD1d dependent natural killer-like T cell）。

（二）NK T 细胞的发生与发育

NK T 细胞产生于围产期的胸腺，由 CD4$^+$CD8$^+$双阳性细胞偏离于主流的 T 细胞分化途径而分化产生。NK T 细胞在胸腺经历了复制周期，因此这部分数目非常少的经历随机 TCR 重排形成恒定的 TCR2α 链的细胞在出生 3 周后增殖至有意义的水平。其阳性选择是由表达 CD1d 的骨髓衍生细胞而不是胸腺皮质上皮细胞介导，这是 NK T 细胞的特殊性。在骨髓衍生的表达 CD1d 的细胞中胸腺细胞已基本被认定为对阳性选择至关重要的细胞。在成熟晚期阶段 NK T 细胞表达几种分子，包括 IL27R、CD24、DX5、NK1.1 和 Ly49 家族 NKR。NK1.1 表达的诱导可以发生在胸腺，但大部分从胸腺移出的细胞 NK1.1 为阴性，表明 NK T 细胞的最终成熟阶段也可发生在外周血。

（三）NK T 细胞的分型

目前所指的 NK T 细胞均为 CD1d 限制性，根据 TCR（小鼠 Vα14-Jα18，人类 Vα24-Jα18）的表达与否，而将 NK T 细胞分为 Vα14$^-$Jα18$^+$ I 型 NK T 细胞和 Vα14$^-$Jα18$^-$ II 型 NK T 细胞，通常所说的 NK T 细胞即 I 型 NK T 细胞。根据 NK1.1 的表达与否将 NK T 细胞分为如下两型：①NK1.1$^+$NK T 细胞。根据 CD4、CD8 的表达与否，小鼠的此类 NK T 细胞分为 CD4$^+$和（CD4$^-$CD8$^-$）DN 两个亚群。人类的 NK T 细胞分为 CD4$^+$、CD8$^+$ 和（CD4$^-$CD8$^-$）DN 3 个亚群。②NK1.1$^-$NK T 细胞。此类细胞大多表达 CD4。目前研究认为，胸腺 NK1.1$^-$NK T 细胞是 NK1.1$^+$ NK T 细胞的前体，有可能在外周血继续成熟。然而在体外试验中观察到 NK1.1$^+$ NK T 细胞在 α-GalCer（α-半乳糖神经酰胺）刺激后出现 NK1.1 的表达下调，而表现为 NK1.1$^-$，所以 NK1.1$^-$NK T 细胞又可能为体内接受刺激后的细胞。基于上述研究，目前认为 NK1.1 的表达与否与下列因素有关：遗传背景、NK T 细胞是否成熟、是否被刺激及其组织定位。

各不同物种、不同器官中 NK T 细胞亚群的比例、功能及所分泌的细胞因子均不相同。

Hammond 等（1999）的研究表明：小鼠的 CD4$^+$ 和（CD4$^-$CD8$^-$）DN NK T 细胞各以不同的比例存在于不同的组织中，并且有着不同的效应功能。体外试验中，在抗 CD3 抗体的刺激下，CD4$^+$ NK T 细胞产生大量的 IL-4。Baev 等（2004）的研究表明，人 CD4$^+$ NK T 细胞可产生 Th0 样的细胞因子 IL-4、IL-13 和 IFN-γ，而 CD4$^-$CD8$^-$ NK T 细胞和 CD8$^+$ NK T 细胞产生 Th1 样的细胞因子 IFN-γ。并且各亚群细胞在趋化因子受体（如 CCR5 或 CCR6）、NK 细胞受体（如 CD94 或 NKGD）、介导细胞毒分子（如 FasL、TNF、穿孔素）的表达模式方面也有所不同，并影响了各自的功能。Rossignol 等（2007）对 CD4$^+$ NK T 细胞和 CD4$^-$CD8$^-$ NK T 细胞在促 Th2 活性方面（通过其促自身的 B 细胞分泌免疫球蛋白的能力）进行了比较，结果显示，CD4$^+$ NK T 细胞促进 B 细胞分泌 IgG 和 IgE（不包括 IgM），即发挥了促 Th2 样活性，而 CD4$^-$CD8$^-$ NK T 细胞却不能。CD4$^+$ NK T 细胞主要表达 CD127（IL-7 受体），而 CD4$^-$ NK T 细胞主要表达 CD122（IL-2/IL-15 受体共用 β 链），因此 CD4$^+$ NK T 细胞主要对 IL-7 起反应，而 CD4$^-$ NK T 细胞主要对 IL-15 起反应。同一亚群的 NK T 细胞由于所在的器官不同行使不同的功能，如肝脏中的（CD4$^-$CD8$^-$）DN NK T 细胞主要表现为抗肿瘤的活性；而胸腺中的（CD4$^-$CD8$^-$）DN NK T 细胞主要表现为免疫调节的活性。

（四）NK T 细胞的免疫活化

NK T 细胞的抗原识别与传统的 T 细胞不同，不能识别由经典的 MHC I 类、MHC II 类分子提呈的抗原肽，而只识别由细胞表面 CD1d 分子提呈的脂类、蛋白质抗原，在这些抗原的刺激下 NK T 细胞被激活，并迅速产生 IL-4、IFN-γ、IL-10、IL-13 等细胞因子，从而在抗肿瘤、抗感染、抑制自身免疫病及移植免疫中发挥重要的作用。

1. NK T 细胞的自身配体及合成的配体　最早，人们从海绵提取物中发现 α-GalCer，其能特异性地激活 NK T 细胞。之后于 1993 年由日本的 Kirin Brewery 公司首次合成并命名为 AGL，并相继出现其类似物 AGL-582，命名为 KRN7000，以及其衍生物 β-GalCer、OCH、α-C-Gal-Cer、C20：2。此期间发现 NK T 细胞的蛋白质抗原 SEB（金黄色葡萄球菌肠毒素 B）及天然抗原，如寄生虫的糖基磷酰肌醇、分枝杆菌胞壁的磷脂酰肌醇甘露糖等。Zhou 等于 2004 年发现 iGb3（isoglobotrihexosylceramide）为 NK T 细胞的天然配体，在 NK T 细胞从主流 T 细胞前体池成熟过程中的阳性选择中起重要的作用。Porubsky 等于 2007 年对 iGb3 进一步研究，结果表明，其作为天然配体在 NK T 细胞的阳性选择中确实起作用，但在其缺失时可被其他的抗原代替，而不影响 NK T 细胞的阳性选择。

2. NK T 细胞的免疫活化　NK T 细胞的表面表达近期激活或记忆 T 细胞的特征标志 CD44hi CD62L$^-$CD69$^+$，在 α-GalCer 等抗原的刺激下，其与 CD1d、TCR 形成三联体激活 NK T 细胞（图 9-6），NK T 细胞数目增加，并同时迅速产生大量的 IL-4、IFN-γ、IL-10、IL-13 等细胞因子，或者通过细胞间直接接触的作用方式，而作用于 NK 细胞、B 细胞、DC 细胞和 T 细胞，从而影响整个免疫网络（图 9-7）。

NK T 细胞在接受刺激后所分泌的细胞因子受下列因素影响：①不同的 NK T 细胞亚群所分泌的细胞因子不同。CD4$^+$ NK T 细胞在有丝分裂原的刺激下同时分泌 Th1 和 Th2 细胞因子，而 CD4$^-$CD8$^-$ 和 CD8$^+$ NK T 细胞主要产生 Th1 样的细胞因子，如 IFN-γ 和 TNF-α。在小鼠 NK T 细胞中 CD4 的表达与否与 Th2 细胞因子的表达增加与否相关。但细胞内细胞因子染色实验显示，大部分 NK T 细胞均组成性地同时表达 IL-4 及 IFN-γ mRNA，因此 NK T 细胞对

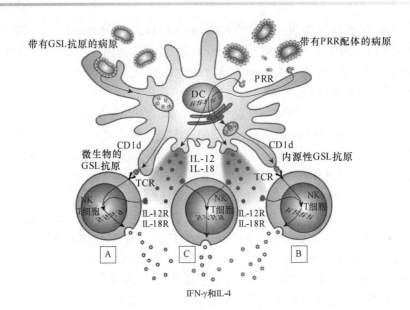

图 9-6 细菌感染后 NK T 细胞激活的模式（Vogt and Mattner，2021）

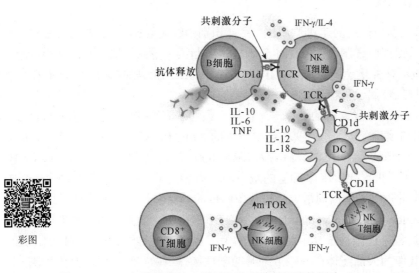

图 9-7 NK T 细胞活化对 B 淋巴细胞和 NK 细胞的影响（Vogt and Mattner，2021）

Th1 和 Th2 细胞因子的调节部分可能发生于转录后时相，然而 NK T 细胞这种细胞因子调节的模式尚不清楚。同时 CD4$^+$ 和 CD4$^-$ NK T 细胞亚群所表达的趋化因子受体也明显不同，表明它们各自的转移和归巢特性也不同。②NK T 细胞接受的刺激不同，CD1d/配体与 TCR 结合的亲和力的不同均可导致分泌细胞因子的不同。例如，KRN7000 促使 NK T 细胞同时分泌 Th1 和 Th2 细胞因子，而 OCH 偏向分泌 Th2 细胞因子；自身 CD1d/配体与 TCR 的亲和力较低，刺激 NK T 细胞后使其持续地偏向分泌 Th2 细胞因子而在内环境稳定的情况下维持对自身的耐受。③NK T 细胞接受刺激时所处的微环境对其受刺激后所分泌的细胞因子有重要的影响，其中微环境中的细胞因子及 APC 的性质是两个重要因素。例如，IL-12、IL-15 促进 Th1 型细胞因子的分泌，IL-7 促进 Th2 型细胞因子的分泌；非专职 APC（如胃肠道上皮细胞、皮肤角质细胞、肝细胞）促进 Th2 型细胞因子的分泌。激活的 NK T 细胞几乎对所有的血细胞，包括 NK 细胞、DC 细胞、B 细胞及 T 细胞均有所作用。在 α-GalCer 合成抗原的刺激下，NK T 细胞促使 DC 细胞成熟，在应用 α-GalCer 24h 后 DC 细胞的成熟标志 MHCⅡ类分子、CD40、CD80 和 CD86 表达上调，但多次注射 α-GalCer 后上述 DC 细胞的表面标志下调至未刺激时水平。通过 CD40L-CD40 的相互作用，刺激 DC 细胞释放 IL-12；促进 NK 细胞的增殖，并增加 NK 细胞 IFN-γ 的分泌及其细胞毒活性；同时能促进 B 细胞的增殖及产生免疫球蛋白，在 MHCⅡ$^{-/-}$ 的小鼠模型中显示 NK T 细胞能代替传统的 CD4$^+$T 细胞辅助 B 细胞分泌免疫球蛋白，并且可见到在缺乏 NK T 细胞的老鼠中循环抗体的衰退。NK T 细胞分泌的 IL-4 上调外周血 B 细胞的激活标志 CD69，并能影响 CD4$^+$T 细胞细胞因子的分泌，扩大 CD8$^+$T 细胞对蛋白抗原的反应。NK T 细胞还可以以细胞间直接接触的方式促进调节性 T 细胞（Treg 细胞）的增殖。

（五）NK T 细胞在非特异性免疫中的作用

已提出 NK T 细胞发育的两种可能途径。一是胸腺依赖途径，是指 NK T 细胞在胸腺内发育分化后释放到外周血、肝脏和脾脏；二是非胸腺依赖途径，是指 NK T 细胞可独立地在外周器官（如肝脏）分化成熟。但确切公认的发育途径还不是很清楚，推测 NK T 细胞可能主要来源于胸腺依赖途径。对于 NK T 前体细胞的来源也提出两种模式：①主流前体模式（maid stream model）认为 NK T 细胞与传统 T 细胞发育相同，由 CD4$^+$CD8$^+$细胞经 CD1d 分子的选择，逐渐脱离主流分化途径，并获得 NK 细胞表型，最终生成成熟 NK T 细胞；②预先形成模式（pre commitment model）则认为体内可能存在与 T 细胞前体不同的 NK T 前体细胞。

1. 免疫调节　　NK T 细胞受到刺激后，可以分泌大量的 IL-4、IFN-γ、GM-CSF、IL-13 和其他细胞因子及趋化因子，从而发挥免疫调节作用。NK T 细胞是联系固有免疫和获得性免疫的桥梁之一，主要是指 NK T 细胞来源的 IL-4 和 IL-13 可以推动 Th2 亚群的发育，影响获得性免疫的性质。

2. 细胞毒作用　　NK T 细胞活化后具有 NK 细胞相似的细胞毒活性，可裂解 NK 细胞敏感的靶细胞，如 YAC-1 细胞。相关的效应分子包括穿孔素、FasL 及 IFN-γ。NK T 细胞也参与机体组织破坏过程。最近发现，NK T 细胞缺陷的 CD1d$^{-/-}$小鼠可抵抗 ConA 诱导的肝脏损伤，若过继转输正常小鼠 NK T 细胞给 CD1d$^{-/-}$小鼠，可以恢复 CD1d$^{-/-}$小鼠对 ConA 的敏感性。来自实验变态反应性脑脊髓炎（EAE）的研究也提示，NK T 细胞缺陷的 CD1d$^{-/-}$小鼠抵抗 EAE 的发生，说明 NK T 细胞可能参与自身免疫病的发生和发展。NK T 细胞也是 IL-12 介导的抗肿瘤作用的重要效应细胞。w-GalCer 注射可以显著抑制包括黑色素瘤和胸腺瘤在内的多种肿瘤生长，这种抗肿瘤作用主要依赖于 NK T 分泌的 IFN-γ。此外，α-GalCer 活化的 NK T 细胞可以增强 NK 细胞和 CTL-活性，这是 α-GalCer 抗肿瘤机制之一，也是另一种固有免疫抗肿瘤的重要机制。

第二节　非特异性免疫应答的体液成分

正常动物的组织和体液中存在多种抗微生物物质，如补体、溶菌酶、乙型溶素、干扰素等。这些物质对某些微生物分别有抑菌、杀菌或溶菌作用，若它们配合抗体、细胞及其他免疫因子则可表现出较强的免疫作用。

一、补体

补体是存在于正常动物或人血清中的一组不耐热、具有酶活性的球蛋白。由巨噬细胞、肠道上皮细胞及肝脏、脾脏等细胞产生。它能够增强抗体对细菌的调理作用并帮助抗体杀伤某些细菌。最先发现的补体是作为抗体应答的一种效应辅助成分，但在感染早期缺乏抗体的情况下补体也能活化。实际上，现在认为补体最早是作为非特异性免疫系统的一部分进化的，而且现在补体仍然在固有免疫中起十分重要的作用。许多微生物的表面成分（如脂多糖）都能通过替代途径直接激活补体系统，并由此而产生溶菌或病毒溶解作用。其中有些补体组分，如 C3a、C5a 具有趋化作用，可吸引吞噬细胞向感染部位做定向移动；有些补体组分，如 C3b/C4b 具有调理作用，能促进和增强吞噬细胞对病原菌的吞噬杀伤作用（图 9-8）。上述作用是在机体特异性免疫功能建立之前，即病原微生物侵入机体后立即发生的，因此在机体早期抗感染免疫过程中具有十分重要的意义。

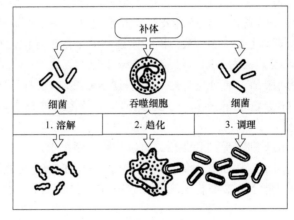

图 9-8　补体的抗感染免疫作用

二、细胞因子

细胞因子是指由免疫细胞和某些非免疫细胞合成和分泌的一类高活性多功能蛋白质多肽分子。细胞因子种类繁多，具体详见第五章"细胞因子"。细胞因子发挥非特异性免疫效应包括致炎、致热、引发急性期反应、激活免疫细胞、抑制病毒复制、细胞毒作用等。例如，IL-1 可激活血管内皮细胞核淋巴细胞，增强白细胞黏附性；可诱导中性粒细胞表达 β2 整合素，介导中性粒细胞迁移至感染灶；IL-8 和 MCP-1 是重要的趋化性细胞因子，可分别介导中性粒细胞和单核/巨噬细胞向炎症灶聚集；TNF-α 可激活血管内皮细胞，增强血管通透性，有助于 Ig 和补体向感染灶聚集，也可促进吞噬细胞向组织间隙渗出；IL-12 可激活 NK 细胞；IL-1、IL-6 和 TNF-α 可诱导肝脏急性期反应，产生 C 反应蛋白（C-reactive protein，CRP）和甘露聚糖结合凝集素等急性期蛋白，从而参与天然免疫的识别，并可致热；IFN-α 和 IFN-β 可抑制病毒复制，激活 NK 细胞；IFN-γ、GM-CSF 可激活巨噬细胞，使其有效杀伤肿瘤细胞；IFN-γ、IL-1、IL-12 可活化 NK 细胞，有效增强其杀瘤作用。

三、溶菌酶

溶菌酶（lysozyme）又称为胞壁质酶、球蛋白 G、N-乙酰胞壁质聚糖水解酶，是一种相对分子质量为 14 669 的、不耐热的碱性蛋白，主要来源于吞噬细胞，广泛存在于血清、泪液、唾液、乳汁、肠道和呼吸道分泌液及吞噬细胞的溶酶体颗粒中。溶菌酶对革兰氏阳性菌（G⁺菌）具有溶解作用。它们能够水解革兰氏阳性菌细胞壁中 N-乙酰葡糖胺（GlcNac）与 N-乙酰胞壁酸（MarNac）之间的 β-1,4 糖苷键，而使细胞壁的重要组成成分（肽聚糖）破坏，从而使细菌细胞壁失去其坚韧性，细菌发生低渗性裂解，从而杀伤细菌（图 9-9）。中性粒细胞和巨噬细胞中均含有多量溶菌酶，对吞噬杀灭细菌有重要作用。革兰氏阴性菌（G⁻菌）对溶菌酶不敏感，其原因是在革兰氏阴性菌肽聚糖外面还有一层脂多糖和脂蛋白。但若有抗体和补体参与，革兰氏阴性菌的脂多糖和脂蛋白被破坏，则溶菌酶也可对这种革兰氏阴性菌发挥作用。

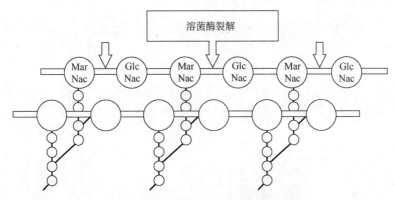

图 9-9 溶菌酶裂解革兰氏阳性菌图解

溶菌酶可选择性地分解微生物细胞壁的同时不破坏其他组织，且本身无毒无害，因而它是一种天然的安全性能很好的杀菌剂、防腐剂，将可广泛应用于食品防腐、医药制剂、日用化工等行业。

四、乙型溶素

乙型溶素（β-lysin）是血清中一种对热较稳定（加热 60℃，经 40min 活性不变）的非特异性抗菌物质，属碱性多肽。在血液凝固时，乙型溶素从血小板中释出，因此它在血清中的浓度远远高于血浆中的水平。乙型溶素能作用于革兰氏阳性菌的细胞膜，产生非酶性破坏效应（与组蛋白的效应相似），故对革兰氏阳性菌（链球菌例外）有杀伤作用。

五、干扰素

干扰素是由干扰素诱生剂刺激机体细胞产生的一种特殊糖蛋白。它不仅具有抗病毒、抗肿瘤活性，而且具有抑制细胞分裂、调节免疫应答等作用。干扰素分Ⅰ、Ⅱ、Ⅲ三种类型，在人中，Ⅰ型干扰素包括 13 个 IFN-α 亚型、IFN-β、IFN-κ、IFN-ε、IFN-σ、IFN-τ 和 IFN-δ，该家族的成员和两个组分的 IFN-α 受体复合物（IFNAR1 和 IFNAR2）结合而发挥作用。Ⅰ型干扰素是多效性细胞因子，最初被描述为抗病毒活性。这些细胞因子已经被应用到某些癌症、病毒感染和慢性炎症疾病患者中。现在已经确定，IFN 的作用主要是它们可以调节宿主先天和适应性免疫反应。近年来，已经越来越多的报告阐明 I 型 IFN 通过影响多种免疫细胞而改变免疫反应的机制，包括单核细胞、树突状细胞（DC）、NK 细胞、T 和 B 淋巴细胞。动物模型和体外研究的结果也强调 I 型干扰素在树突状细胞发育和功能中的关键作用，表明这些细胞因子和树突状细胞之间、先天免疫和适应性免疫之间存在着一定的关联。II 型干扰素主要是指 IFN-γ，它与 IFNGR1/IFNGR2 受体复合物结合而发挥生物功能。IFN-γ 除了具有抗病毒功能外，还具有比较广泛的抗微生物感染的能力。而 III 型干扰素是指 IFNλ 基因产物，它信号转导途径所结合的受体除 IFNLR1 和 IL-10R2 之外，其余均与 I 型 IFN 相同（图9-10）。

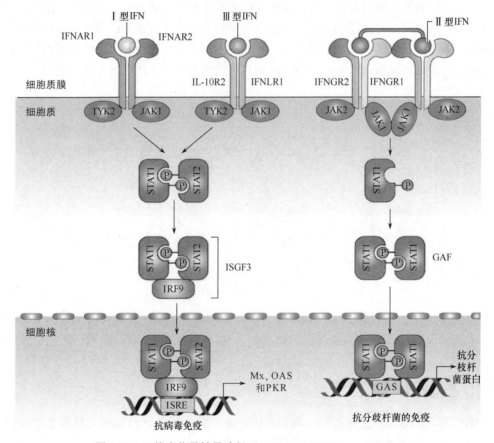

图 9-10　干扰素信号转导途径（Sadler and Williams，2008）

正常情况下，机体干扰素基因处于潜伏状态，但在有干扰素刺激物（如病毒、双链 RNA等）存在的情况下，干扰素基因就会表达，从而刺激下游抗病毒蛋白的产生，发挥抗病毒作用。干扰素的抗病毒作用是通过以下两种机制实现的：①干扰素作用于正常组织细胞，使之产生抗病毒蛋白包括黏液病毒蛋白（Mx）、干扰素刺激因子（ISG）、双链 RNA 激活的蛋白激酶（PKR）等，这些抗病毒蛋白发挥抑制病毒复制，产生广谱抗病毒作用；②干扰素能增强 NK 细胞、巨噬细胞和 Tc 细胞的细胞毒作用，从而使病毒赖以生存的细胞破坏，中止病毒感染。干扰素在病毒感染早期即可产生，因此是机体抗病毒感染的重要组成成分之一。

六、C 反应蛋白

C 反应蛋白（C-reactive protein，CRP）是指在机体受到感染或组织损伤时血浆中一些急剧上升的蛋白质 [急性期蛋白（acute phase protein）]，CRP 不仅是一种非特异的炎症标志物，其本身直接参与了炎症与动脉粥样硬化等心血管疾病，并且是心血管疾病最强有力的预示因子与危险因子。CRP 与补体 C1q 及 FcR 的相互作用使其表现出很多生物活性，包括宿主对感染的防御反应、对炎症反应的吞噬作用和调节作用等。与受损细胞、凋亡细胞及核抗原的结合，使其在自身免疫病方面也起着重要作用。由于最初发现这种蛋白质能与肺炎球菌 C 多糖结合而将其命名为 C 反应蛋白，事实上 C 反应蛋白不仅能与肺炎球菌 C 多糖结合，还能与其他多种细菌和真菌结合，并通过激活补体而杀伤病原菌或促进病原菌的清除。研究表明，感染早期单核吞噬细胞合成分泌的 IL-1、IL-6 和 TNF 等，可刺激肝细胞合成以 C 反应蛋白为主的急性期蛋白。

CRP 在人和小鼠体内的表达有显著差异。在人中，CRP 通常处于非常低的水平（通常小于 0.5g/mL），但通常在感染或炎症的急性反应期增加到 100～200g/mL，如果有严重的组织损伤（如烧伤），则可能会增加到 1000g/mL 或更高。在小鼠中，CRP 的组成性水平非常低，在急性期反应中只增加到 1～2g/mL。CRP 的生物活性包括激活经典补体级联、增强吞噬作用和与 Fc 受体（FcR）结合的能力。而且，CRP 与 FcR 的相互作用会导致细胞因子的产生。CRP 与配体的结合特性对于理解其在炎症中的作用也很重要。除了识别微生物抗原外，CRP 还与组织损伤部位的细胞发生反应。CRP 和相关分子血清淀粉样蛋白 P 组分（SAP）与核抗原、受损细胞膜和凋亡细胞结合。在急性期反应中，循环中的染色质清除会发生改变，并受到 CRP 和 SAP 的影响。这些研究表明，CRP 和 SAP 参与清除损伤或凋亡细胞及这些受损细胞释放的物质。CRP 或 SAP 可以通过多种方式避免自身免疫病的发生。CRP 与核抗原和凋亡细胞结合的发现，使人们推测 CRP 可以增强核抗原的清除，防止自身抗原的免疫。事实上，已经证明 CRP 通过其结合的表位抑制免疫。由于 CRP 能够与 FcR 相互作用，因此 CRP 有可能会通过抗原提呈细胞改变核抗原的呈递。然而，CRP 或 SAP 通过这种机制提供自身免疫保护，可能需要 CRP 或 SAP 以较高的水平持续存在。

CRP 测定的临床意义如下。

1）各种急性炎症、组织损伤、心肌梗死、手术创伤、放射性损伤等疾病发作后数小时迅速升高，并有成倍增长之势。病变好转时，又迅速降至正常，其升高幅度与感染的程度呈正相关。手术后患者 CRP 升高，术后 7～10d CRP 水平应下降，如 CRP 不降低或再次升高，提示可能并发感染或血栓栓塞。

2）CRP 与其他炎症因子，如白细胞总数、红细胞沉降率和多形核白细胞等具有密切相关性。又与白细胞存在正相关。在炎症反应中起着积极作用，使人体具有非特异性抵抗力。在患者疾病发作时，可早于白细胞而上升，恢复正常也很快，故具有极高的敏感性。

3）帮助辨别呼吸道感染类型。CRP 可用于细菌和病毒感染的鉴别诊断：细菌感染时，CRP 水平升高；而病毒感染时，CRP 不升高或轻度升高，因此 CRP 值可以帮助医生辨别呼吸道感染的类型，有针对性地给予药物和治疗。

4）恶性肿瘤患者 CRP 都升高，如 CRP 与甲胎蛋白（AFP）的联合检测，可用于肝癌与肝脏良性疾病的鉴别诊断，应用于肝癌疗效及预后的判断。手术前 CRP 上升，手术后则下降，且其反应不受放疗、化疗和皮质激素治疗的影响，有助于评估肿瘤的进程。

5）评估急性胰腺炎的严重程度，当 CRP 高于 250mg/L 时，则提示为广泛坏死性胰腺炎。

6）用超敏乳胶增强法测 CRP，能提高测定的敏感性，可用于冠心病和心肌梗死危险性的预测。

第三节　非特异性免疫应答的屏障结构

一、皮肤和黏膜及其附属物

皮肤、黏膜及其附属腺体构成机体的外部屏障，它们可以通过以下三种主要作用方式抗御病原微生物的感染。

1. 机械阻挡和排除作用　　人体与外界接触或与外界相通之处被覆皮肤和黏膜，健康的皮肤和黏膜构成人体的第一道屏障防线，能够有效地阻挡病原微生物对人体的侵入。呼吸道黏膜表面的黏液（黏多糖）和上皮细胞表面的纤毛由下而上定向摆动，则有助于对呼吸道病原微生物的黏着和排除。眼、口腔、支气管、泌尿生殖道等部位的黏膜，经常有泪液、唾液、支气管分泌物或尿的冲洗，可排除外来的微生物。如果皮肤黏膜屏障作用破坏或减弱，机体抗感染免疫的能力将显著降低。例如，大面积烧伤可引起继发感染，严重时可造成死亡；机体在受寒、受有害气体刺激或因病原微生物侵犯而使黏膜屏障作用减弱时，则容易发生气管炎、支气管炎和肺炎等疾病。

2. 分泌抑菌和杀菌物质　　皮肤和黏膜可分泌多种抑菌和杀菌物质。例如，皮肤汗腺分泌的乳酸和皮脂腺分泌的脂肪酸可抑制细菌和真菌生长，儿童易患发癣可能与皮脂腺发育不良、脂肪酸分泌量少有关。黏膜能分泌多种杀菌物质，如溶菌酶、黏多糖、胃酸和多种蛋白质分解酶等。溶菌酶存在于唾液、泪液、乳汁中及鼻腔、气管的分泌液中，能溶解革兰氏阳性菌。鼻腔分泌物和唾液中所含的黏多糖能灭活某些病毒。胃酸有很强的杀菌力，对防止肠道病原菌感染起重要作用。

3. 正常菌群的拮抗作用　　虽然皮肤和黏膜有一定的抑菌和杀菌能力，但在皮肤和某些部位的黏膜上仍有一定数量的微生物长期寄生，这类微生物是人体的正常菌群。新生动物和人皮肤黏膜基本无菌，出生后很快从母体和周围环境中获得微生物，它们在动物体内某一特定的栖居所定居、繁殖，种类和数量基本稳定，与宿主保持着相对平衡。正常菌群对机体有两个方面的作用：一是阻止或限制外来微生物或毒力较强的微生物的定居和繁殖；二是刺激机体产生天然抗体。例如，口腔中的唾液链球菌能够产生过氧化氢，因此对白喉杆菌和脑膜炎双球菌等具有抑制作用。又如，肠道中的大肠杆菌能够分解糖类而产酸，故能抑制痢疾杆菌、金黄色葡萄球菌和白色念珠菌等病原菌的生长。在临床治疗某些疾病的过程中，长期大量使用广谱抗生素，常常会导致肠道正常菌群大量死亡，而使某些耐药性细菌或真菌得以大量繁殖。这种由于机体某个部位正常菌群中各菌群比例发生超出正常范围的变化的现象称为菌群失调（dysbacteriosis）。因菌群关系失调所致的疾病，如葡萄球菌性肠炎和白色念珠菌病等则称为菌群失调症，也称菌群交替症或二重感染。

二、血脑屏障

血脑屏障（blood-brain barrier）主要由软脑膜、脉络丛的脑毛细血管壁和包在壁外的由星状胶质（星状胶质细胞）形成的胶质膜构成。这些组织结构致密，病原菌及其他大分子物质通常不易通过，故能保护中枢神经系统。因此，血脑屏障是防止中枢神经系统发生感染的重要防御结构。它是随个体发育而逐步成熟的，婴幼儿由于该种屏障尚未发育完善，所以较易发生脑膜炎等中枢神经系统感染。

三、血胎屏障

血胎屏障（blood-fetal barrier）由母体子宫内膜的基蜕膜和胎儿绒毛膜滋养层细胞共同构成。此屏障不妨碍母子间的物质交换，但在一般情况下可阻止母体内的病原微生物及其毒性产物通过，从而使胎儿免受感染，保证胎儿的正常发育。血胎屏障在妊娠 3 个月内尚未发育完善，若在此期间孕妇被风疹等病毒感染，则病毒有可能通过胎盘侵入胎儿体内，影响胎儿发育，造成胎儿畸形甚至死亡。据文献报道，除风疹病毒外，孕妇在妊娠早期感染巨细胞病毒、腮腺炎病毒、流行性感冒病毒、单纯疱疹病毒、柯萨奇病毒等也有可能引起胎儿畸形、流产或死胎。

小　　结

非特异性免疫又称为天然免疫或固有免疫，是机体在长期进化过程中与病原微生物相互作用，逐渐建立起来的一系列天然防御功能，是个体生下来就具有的，能够稳定地遗传给下一代，它只能识别自身和非自身，对异物无特异性区别作用，对外来异物起第一道防线的防御作用。它主要由一些细胞成分、体液成分和机体的屏障结构所组成。而细胞成分又包括皮肤黏膜上皮细胞、吞噬细胞、NK 细胞、T 细胞、B1 细胞、肥大细胞和 NK T 细胞；体液成分又包括补体、细胞因子、溶菌酶、乙型溶素、干扰素、C 反应蛋白等；屏障结构又包括皮肤和黏膜及其附属物、血脑屏障和血胎屏障。

复习思考题

思考与探索

1. 简述巨噬细胞的生物学功能。
2. 简述 NK 细胞的生物学功能。
3. B1 细胞的抗体应答特点是什么？
4. 举例说明单核吞噬细胞表面分子的生物学作用。
5. 简述巨噬细胞在非特异性抗感染免疫各时相的主要作用及其作用机制。
6. NK 细胞为什么能够杀伤病毒感染的细胞和某些肿瘤细胞，而不能杀伤正常组织细胞？
7. 简述 γδT 细胞的分布及作用。

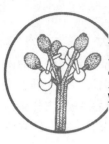

第十章
抗原提呈细胞及抗原的提呈

视频

思 维 导 图

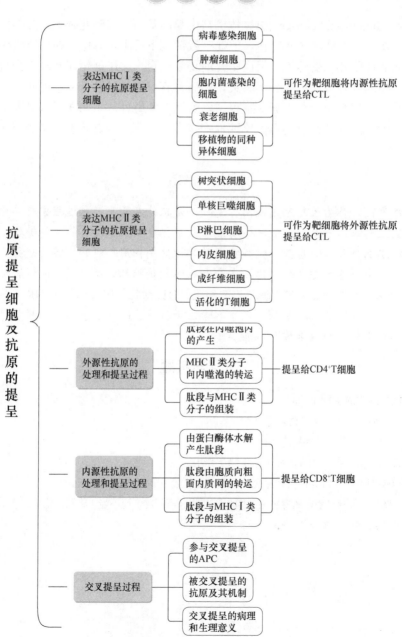

抗原提呈细胞及抗原的提呈

表达MHC Ⅰ类分子的抗原提呈细胞
- 病毒感染细胞
- 肿瘤细胞
- 胞内菌感染的细胞
- 衰老细胞
- 移植物的同种异体细胞

可作为靶细胞将内源性抗原提呈给CTL

表达MHC Ⅱ类分子的抗原提呈细胞
- 树突状细胞
- 单核巨噬细胞
- B淋巴细胞
- 内皮细胞
- 成纤维细胞
- 活化的T细胞

可作为靶细胞将外源性抗原提呈给CTL

外源性抗原的处理和提呈过程
- 肽段在内噬泡内的产生
- MHC Ⅱ类分子向内噬泡的转运
- 肽段与MHC Ⅱ类分子的组装

提呈给CD4⁺T细胞

内源性抗原的处理和提呈过程
- 由蛋白酶体水解产生肽段
- 肽段由胞质向粗面内质网的转运
- 肽段与MHC Ⅰ类分子的组装

提呈给CD8⁺T细胞

交叉提呈过程
- 参与交叉提呈的APC
- 被交叉提呈的抗原及其机制
- 交叉提呈的病理和生理意义

抗原提呈是指抗原被抗原提呈细胞（Mφ、DC 等）摄取、加工后以免疫性肽的形式呈现于提呈细胞表面，最终被免疫活性细胞识别的过程。显然，抗原提呈过程是免疫反应的起始阶段，它发动免疫应答过程。抗原提呈细胞通过吞噬（phagocytosis）、胞饮（pinocytosis）作用，或细胞内噬作用内化抗原物质，或对细胞内的抗原蛋白进行消化降解成抗原肽的过程称为抗原加工。降解产生的抗原肽在抗原提呈细胞内与 MHC 类分子结合形成抗原肽-MHC 复合物，然后被运送到抗原提呈细胞膜表面进行展示，以供免疫细胞识别。抗原提呈细胞对抗原的加工和提呈是免疫应答必需的过程，提呈的分子基础是抗原提呈细胞表达的 MHC Ⅰ 类和 MHC Ⅱ 类分子。

第一节　抗原提呈细胞及其作用

抗原提呈细胞（antigen presenting cell，APC）是一类能够摄取和处理抗原，并把抗原信息传递给淋巴细胞而使淋巴细胞活化的细胞。按照细胞表面的 MHC Ⅰ 类和 MHC Ⅱ 类分子，可把抗原提呈细胞分为两类：一类是带有 MHC Ⅰ 类分子的抗原提呈细胞；另一类是带有 MHC Ⅱ 类分子的抗原提呈细胞。

一、表达 MHC Ⅰ 类分子的抗原提呈细胞及其作用

表达 MHC Ⅰ 类分子的抗原提呈细胞包括所有有核细胞，可作为内源性抗原的提呈细胞，如病毒感染细胞、肿瘤细胞、胞内菌感染的细胞、衰老细胞、移植物的同种异体细胞，均属于这一类细胞，可作为靶细胞将内源性抗原提呈给 CTL。

二、表达 MHC Ⅱ 类分子的抗原提呈细胞及其作用

表达 MHC Ⅱ 类分子的抗原提呈细胞包括树突状细胞、单核巨噬细胞、B 淋巴细胞等，主要是对外源性抗原的提呈，这些细胞又称为专业的抗原提呈细胞（professional APC）。此外，还有血管内皮细胞、皮肤中的成纤维细胞、活化的 T 细胞、脑组织中的小胶质细胞、胸腺上皮细胞、甲状腺上皮细胞、血管内皮细胞、胰腺 β 细胞，它们被称为非专业的抗原提呈细胞（nonprofessional APC）。

（一）树突状细胞

在专业的抗原提呈细胞中，树突状细胞是最有效的抗原提呈细胞，可持续地表达高水平的 MHC Ⅱ 类分子和共刺激分子 B7，并可活化幼稚型 Th 细胞。

树突状细胞（DC）是由美国学者 Steinman 于 1973 年发现的，是目前所知的功能最强的抗原提呈细胞，因其成熟时伸出许多树突样或伪足样突起而得名。有别于其他抗原提呈细胞，DC 最大的特点是能够显著刺激初始 T 细胞（naive T cell）增殖，而 Mφ、B 细胞仅能刺激已活化的或记忆 T 细胞，因此 DC 是机体适应性 T 细胞免疫应答的始动者，在适应性 T 细胞免疫应答的诱导中具有独特的地位。对 DC 的研究不仅有助于深刻了解机体免疫应答的调控机制，而且可以通过人为调节 DC 的功能来调节机体的免疫应答，对肿瘤、移植排斥、感染、自身免疫病发生机制的认识和防治措施的制订具有重要意义。

1. 表面标志　具有典型树突状形态，膜表面高表达 MHC Ⅱ 类分子，能移行至淋巴器

官和刺激初始 T 细胞活化，使之增殖，并具有一些相对特异性表面标志的一类细胞，方能称为 DC。由于尚没有鉴定出 DC 的特异性分子标志，目前只能通过形态学、组合性细胞表面标志、在混合淋巴细胞反应（MLR）中能刺激初始 T 细胞增殖三个方面加以综合判断。当然，也有数种 DC 相对特异性标志得到人们的公认和应用，如 33D1 和 NLDC145 是小鼠 DC 比较特异性的标志；人 DC 的主要特征性标志为 CD1a、CD11c 和 CD83。DC 能表达可特异性结合病原微生物的受体及 FcR，这些分子主要参与抗原的摄取；DC 还表达 MHC II 类分子，辅助刺激分子 CD80 及 CD86，黏附分子 CD40、CD54 以及 β1、β2 整合素家族成员，参与抗原的提呈。此外，DC 还能分泌 IL-1、IL-6、IL-12、TNF-α、IFN-α/β 等细胞因子及多种趋化性细胞因子，参与机体的免疫调节。

2. 来源、组织分布与分类　根据来源，可将 DC 分为髓系来源的 DC（myeloid DC）及淋巴系来源的 DC（lymphoid DC）两大类，尽管这两大类 DC 均起源于体内的多能造血干细胞（图 10-1），但它们来源于各自的前体细胞且各有不同的功能特点，其差别之一在于髓系 DC 前体（与单核、粒细胞有共同的祖细胞）能分化发育成巨噬细胞，而淋巴系 DC 前体（与 T 细胞、NK 细胞有共同前体细胞）能分化为淋巴细胞。大多数 DC 来源于骨髓，由骨髓进入外周血，再分布到全身各组织。

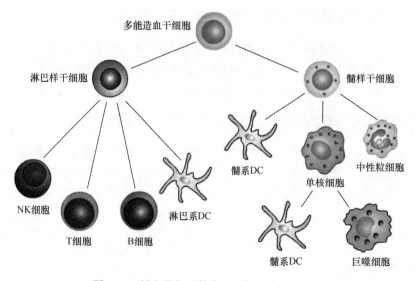

图 10-1　树突状细胞的来源（杨汉春，2003）

DC 广泛分布于脑以外的全身各脏器，数量少，仅占人外周血单个核细胞的 1%以下，占小鼠脾脏的 0.2%～0.5%。根据分布部位的不同，可将 DC 大致分为：①淋巴样组织中的 DC，主要包括并指状 DC（interdigitating dendritic cell，IDC）、边缘区 DC、滤泡样 DC（follicular dendritic cell，FDC）；②非淋巴样组织中的 DC，包括间质性 DC、朗格汉斯细胞（Langerhans cell，LC）等；③体液中的 DC，包括隐蔽细胞（veiled cell）和血液 DC。其中，IDC 位于淋巴组织 T 细胞区，由 LC 移行至淋巴结而来，高表达 MHC I 类分子和 MHC II 类分子，但缺乏 FcR 及补体受体，主要发挥免疫激活作用。FDC 不表达 MHC II 类分子，而高表达 FcR 和 C3bR，可将抗原-抗体复合物和抗原-抗体补体复合物滞留或浓缩于细胞表面，由 B 细胞识别，继而激发免疫应答和产生免疫记忆。LC 是位于表皮和胃肠道上皮部位的未成熟 DC，高表达

FcR、补体受体、MHC I 类、MHC II 类分子，胞质内含有称为伯贝克颗粒（Birbeck granule）的特征性细胞器，可用于 LC 的鉴定；LC 具有较强的摄取和加工处理抗原的功能，但其免疫激活能力较弱。

3. 分化、发育、成熟及迁移   常用于研究的淋巴系 DC 为胸腺内 DC，是 T 细胞阴性选择的主要承担细胞。但目前对末梢淋巴样 DC 的分化发育过程所知甚少。对于髓系 DC 的分化发育途径与过程已逐渐清楚。正常情况下绝大多数体内 DC 处于非成熟状态（immature），表达低水平的辅助刺激分子和黏附分子，体外激发 MLR 能力较弱，但具有极强的抗原内吞和加工处理能力。在摄取抗原或受到某些刺激（主要是炎性信号，如 LPS、IL-1β、TNF-α）后，可以分化成熟（mature），其 MHC 分子、辅助刺激分子、黏附分子的表达显著提高，体外激发 MLR 能力很强，但其抗原摄取加工能力显著降低。DC 在成熟过程中同时发生迁移（migration），由外周组织（获取抗原信号）通过淋巴管和（或）血液循环进入次级淋巴器官，然后激发 T 细胞应答。据此，将髓系 DC 的分化发育分为 4 个阶段：前体阶段、未成熟期、迁移期、成熟期，各阶段 DC 有不同的功能特点。

（1）前体阶段   目前从人胎肝、脐血、骨髓、成人外周血，以及小鼠的骨髓和外周血中均分离出髓系前体，其功能在于产生各种髓系 DC。在体内，这些前体的作用可能是维持非淋巴组织内 DC 的数量达到一定水平。外周血单核细胞（monocyte，Mon）被认为是 Mφ 和 DC 的共同前体，在体外能在某些细胞因子存在的条件下直接发育为 DC，在体内它们有可能趋化至炎症反应部位，并受到炎症刺激因素及某些细胞因子的影响，而发育为 DC 或 Mφ。在急性炎症状态下，DC 前体均能迅速动员至非淋巴组织。

（2）未成熟期   髓系 DC 在从前体发育为具有强免疫刺激功能的成熟 DC 的过程中，需经过一个未成熟阶段，此阶段 DC 的功能对于免疫应答来说十分重要。未成熟 DC 主要存在于多种实体器官及非淋巴组织的上皮（此处的 DC 即 LC），能表达一些膜受体，如 FCγR II、甘露糖受体（人 DC）或 DEC205 分子（鼠 DC），这些受体能介导 DC 摄取抗原；未成熟 DC 也能通过吞饮和吞噬作用摄取抗原。未成熟 DC 内含有一些重要的细胞器包括内体、M II C（MHC class II compartment）和溶酶体等，能合成 MHC II 类分子。此外，未成熟 DC 还能分泌一些趋化性细胞因子和具有炎症介质作用的细胞因子，如 LC 能产生 TNF-α、IL-1、IL-6、IL-15 等。因此，未成熟 DC 具有摄取和加工处理抗原的功能，但其刺激初始 T 细胞的能力很弱。受炎症刺激因素的影响，它们能从非淋巴组织进入次级淋巴组织并逐渐成熟。DC 在摄取抗原后，也可自发成熟，表现为 MHC 分子及黏附分子的表达上调，迁移能力增强，由外周逐渐向次级淋巴器官归巢，与此同时，其摄取、处理完整蛋白质抗原的能力下调，在次级淋巴器官内，DC 完成其免疫激发功能。

（3）迁移期   这类 DC 主要存在于输入淋巴管、外周血、肝脏血液及淋巴组织，经过淋巴和血液循环，从输入淋巴管进入淋巴结。从外周血进入脾脏或从肝窦进入腹腔淋巴结，从而启动 T 细胞产生免疫应答。

（4）成熟期   成熟期 DC 主要存在于淋巴结、脾脏及派尔集合淋巴结。它们受趋化性细胞因子的作用归巢至 T 细胞区，同时本身也分泌一些趋化性细胞因子，从而保持与 T 细胞的接触。成熟 DC 的细胞表型特征是除表达特异性抗原外，还高表达 MHC I 类分子、MHC II 类分子、CD80、CD86、CD40、CD54 即细胞间黏附分子-1（intercellular adhesion molecule-1，ICAM-1）和 HSP 等免疫刺激分子，CD1a 和 CD83 也是人成熟 DC 的标志。由于成熟 DC 表达高水平抗原肽-MHC 分子复合物及高水平辅助刺激分子 CD80、CD86 及 CD40 等，并能分泌 IL-12，尤其是在 CD40L 作用下能分泌 Th1 型细胞因子，因而它们能有效地将抗原提呈给初始 T 细胞，并使之激活，活化 T 细胞后它们自身即出现凋亡。

4. 树突状细胞的生物学功能

（1）抗原提呈

1）DC 捕获可溶性抗原的途径。免疫反应的起始和传播通常依赖于 DC 捕获抗原的能力、将蛋白质转化为多肽的能力，以及将抗原肽装载到细胞内的主要组织相容性复合体（MHC）上，然后将抗原肽-MHC 分子复合物传递到质膜上的能力。未成熟的 DC 可以很好地做到这一点，并且可以通过内吞作用、巨吞饮作用和吞噬作用来捕获抗原。

受体介导的内吞作用：DC 借助膜表面不同受体可有效捕获低浓度抗原，如经 Fc 受体捕获免疫复合物性抗原；经甘露糖受体捕获甘露糖化/岩藻糖化的抗原。此途径具高效性、选择性及饱和性特点。DC 在成熟过程中，Fc 受体及甘露糖受体表达下调，其摄取抗原能力随之下降。

巨吞饮作用：DC 具有强大的液相吞饮功能，能在极低抗原浓度（1～10mol/L）情况下有效摄取抗原。未成熟 DC 吞饮速度快、吞饮量大。

吞噬作用：DC 仅在某些特定发育阶段具有一定的吞噬功能。某些部位或幼稚阶段 DC 可通过吞噬作用摄取大颗粒或微生物（>0.5μm）。分枝杆菌抗原须经 Mφ 吞噬降解后，将有效成分传递给 DC，再行内化降解。FDC 还可长期储存捕获的抗原，从而维持记忆 B 细胞克隆和血清抗体水平。

2）DC 对抗原的加工和处理。未成熟 DC 捕获的抗原被加工之后，或者提呈给 MHC Ⅰ 类分子或者提呈给 MHC Ⅱ 类分子。细胞内病原体通过内源性途径加工成 8～10 个氨基酸的多肽，并装载到内质网内新合成的 MHC Ⅰ 类分子上。树突状细胞也可以通过外源性途径将吞噬颗粒或免疫复合物中的多肽装载到 MHC Ⅰ 类分子上。这些多肽-MHC Ⅰ 类分子复合物被 CD8$^+$T 细胞的抗原受体识别，触发裂解反应。DC 摄入的外源性蛋白抗原，多数在富含 MHC Ⅱ 类区室（M Ⅱ C）中被降解成多肽，并与 MHC Ⅱ 类分子结合成复合物表达于 DC 表面，提呈给 CD4$^+$T 细胞；少数通过胞质的 TAP 依赖途径或内吞体的 TAP 非依赖途径经 MHC Ⅰ 类分子途径提呈给 CD8$^+$T 细胞；DC 摄取的外源性脂类或糖脂类抗原主要通过 CD1 途径被 DC 加工和提呈。

（2）激活初始 T 细胞　　DC 是体内激活初始 T 细胞最重要的 APC，它既能提供初始 T 细胞活化的抗原刺激信号（第一活化信号），也能提供共刺激信号。

（3）参与 T 细胞在胸腺的分化发育　　DC 作为重要的胸腺间质细胞，对 T 细胞在胸腺中的选择过程起重要作用。DC 表面高表达 MHC Ⅱ 类分子，双阳性胸腺细胞在 TCR 重排后识别 DC 表面的自身 MHC 分子，通过阳性选择而存活；进入胸腺髓质的单阳性 T 细胞，通过识别 DC 表面自身肽-MHC 分子复合物而进行阴性选择。

胸腺 DC 还表达 LFA-1、CD40、CD30L 和 FasL 等膜分子，它们通过与 T 细胞表面 ICAM-1、CD40L、CD30 和 Fas 相互作用，参与 T 细胞对自身肽的中枢耐受。另外，外周淋巴器官 T 细胞依赖区中有极少量长寿 IDC，它们可能与 T 记忆细胞形成和维持有关。

（4）诱导免疫耐受　　如前所述，胸腺髓质的 DC 参与 T 细胞的阴性选择，通过排除自身反应性克隆，在建立中枢免疫耐受中发挥重要作用。

另外，DC（尤其是未成熟 DC）在外周免疫耐受中也起关键性作用。静息状态下，骨髓来源的未成熟 DC 经血液、非淋巴组织向淋巴组织 T 细胞区迁移，此过程中 DC 不断捕获自身抗原（包括死亡的自身细胞和内环境的其他蛋白质），并因此诱导相应 T 细胞产生耐受。

未成熟 DC 诱导外周耐受的机制尚不完全清楚，可能为：①清除自身反应性 T 细胞。摄取自身抗原的 DC，将所处理的自身抗原肽提呈给相应自身反应性 T 细胞，可诱导该细胞克隆发生凋亡而被清除。此现象及其机制类似于胸腺髓质 DC 参与的 T 细胞阴性选择，从而建立中枢耐受。②诱导调节性 T 细胞/抑制性 T 细胞产生。接受自身抗原刺激的未成熟 DC，可诱导调节性 T 细胞产生，后者可分泌具有负调节作用的 IL-10，从而参与外周耐受的建立。

未成熟 DC 诱导外周耐受的特点为：①未成熟 DC 需摄入一定量自身抗原，此乃诱导外周耐受的前提；②未成熟 DC 表面的 DC-SIGN 受体与静止 T 细胞表面的 ICAM-3 结合，可提供自身反应 T 细胞激活信号；③摄取自身抗原的未成熟 DC 本身可分泌 IL-10，有助于耐受的诱导；④未成熟 DC 所介导的外周耐受具有可逆性。

近期还发现，某些慢性病毒感染（如 HIV）持续刺激未成熟 DC，可能导致机体对病原体产生耐受和免疫逃避。

（5）与 Th 细胞相互作用并参与免疫调节　　Th 细胞在免疫应答和免疫调节中发挥重要作用，尤其 Th1 细胞和 Th2 细胞分化和功能平衡在维持机体免疫自稳中占有重要地位。

近年发现，$CD4^+Th0$ 细胞分化受 DC 所控制。DC1 通过分泌 IL-12 促使 Th0 向 Th1 细胞分化并介导细胞免疫应答；DC2 通过分泌 IL-4 而促进 Th0 向 Th2 细胞分化，并介导体液免疫应答。另外，Th2 细胞分泌高水平 IL-4，可反馈性诱导 DC2 凋亡，间接促进 DC1 成熟，该效应能被 IL-10 所增强；IFN-γ 则能抵抗 IL-4 的效应，并促进 DC2 分化。

在免疫应答晚期，IL-4 对 DC1、DC2 表现出相反的作用，这可能促进 Th1 分化，而抑制 Th2 分化。因此，DC 与 Th 细胞间存在负反馈环路，不同的 DC 亚群能对 Th1 和 Th2 细胞分化和功能发挥不同调节作用。

另外，DC 可分泌多种细胞因子，参与免疫功能的调节，如人 DC 分泌 IL-1α、IL-1β、IL-8、IFN-α、TNF-α 和 GM-CSF 等；小鼠 DC 可分泌 IL-6 和 IL-12 等。DC 还可分泌多种趋化性细胞因子，介导不同免疫细胞的趋化作用。

（6）参与 B 细胞发育、分化及激活　　位于外周淋巴器官 B 细胞依赖区的 FDC 可参与 B 细胞发育、分化、激活及记忆 B 细胞形成和维持，其主要作用为：①促进生发中心淋巴细胞对抗原产生特异性反应；②参与 B 细胞膜表面高亲和力 Ig 表达和 V 基因重排；③高表达 FcR、补体受体（CR）等受体，有利于持续附着一定量抗原，通过长时间刺激记忆 B 细胞，使其保持免疫记忆；④促进静止 B 细胞表达 B7 分子，并发挥抗原提呈功能；⑤通过释放可溶性因子直接调节 B 细胞生长与分化；⑥增强细胞因子诱导的 $CD40^+B$ 细胞生长和分化；⑦人外周血 DC 表达类似 CD40L 的分子，参与 B 细胞激活。

（二）单核巨噬细胞系统

游离于血液中的单核细胞（monocyte，Mon）及存在于各种组织中的巨噬细胞（macrophage，Mφ）均来源于骨髓干细胞，它们具有很强的吞噬能力，且细胞核不分叶，故命名为单核巨噬细胞系统（mononuclear phagocyte system，MPS）。在机体的免疫系统中，巨噬细胞由于活跃的生物学功能尤其是在免疫应答和机体防御机制中的重要作用，而一直受到重视。Mφ 能表达数十种受体，产生数十种酶，并能分泌近百种生物活性产物，因此 Mφ 是体内功能最为活跃的细胞之一。早期研究中常将具有高吞噬力的巨噬细胞包括 Mφ 及低吞噬力的网状细胞统称为网状内皮系统（reticulo endothelial system，RES），并认为它们在体内承担着防御和清除代谢产物的功能；现在的研究表明，具有这种功能的细胞主要为单核细胞和巨噬细胞，因而改称为单核吞噬细胞系统（mononuclear phagocyte system，MPS）。

1．来源和组织分布　　单核细胞来源于骨髓中的前体细胞，在骨髓中造血干细胞经单核母细胞，在某些细胞因子（M-CSF 及单核细胞生长因子）的作用下，发育成前单核细胞，并分化成单核细胞。单核细胞离开骨髓到达血液，在血液中仅存留数小时，穿越血管内皮细胞移行到全身各组织器官，发育成熟为 Mφ。定居在组织器官中的 Mφ 寿命较长，能存活数天至数月。流经肝脏、脾脏、淋巴结和结缔组织等处，在局部定居下来的 Mφ 具有不同的名称和功能，如肝脏中的枯否细胞、肺脏中的肺泡巨噬细胞、淋巴结和脾脏中的游走及固定巨噬细胞、胸膜腔和腹腔中的巨噬细胞、骨中的破骨细胞和神经组织中的小胶质细胞等，从而在机体免疫防御中发挥其重要作用。

2．生物学特征　　在不同的组织器官中或处于不同功能状态的单核细胞核 Mφ，形态不尽相同，单核巨噬细胞均有较强的黏附玻璃或塑料表面的特性，可借此进行分离和纯化。

（1）表面标志　　单核巨噬细胞（尤其是 Mφ）表达多种表面标志，包括 MHC 抗原、某些黏附分子和共刺激分子、补体受体、Fc 受体、细胞因子受体、模式识别受体等。这些表面标志多为跨膜蛋白或糖蛋白，参与单核巨噬细胞的迁移、黏附、识别抗原、吞噬等多种功能，并在机体免疫防御、炎症反应、修复等生理、病理过程中发挥重要作用。

（2）产生多种酶及分泌功能　　单核巨噬细胞能产生多种酶，如髓过氧化物酶、蛋白水解酶、溶菌酶等，各种酶类具有不同的生物学功能。分泌的生物活性物质近百种，其中包括细胞因子、反应性氮中间产物、反应性氧中间产物及补体成分和凝血因子等。

3．激活过程　　巨噬细胞的活化需要两个信号，即 IFN-γ 信号和其他使巨噬细胞对 IFN-γ 敏感的信号（如 CD40 信号、LPS 等）。活化的 Mφ 功能明显增强。Mφ 的活化过程涉及下列 3 个阶段。

（1）触发应答阶段　　静止状态的 Mφ 表面受体与病原体等异物接触后，病原体等异物作为一般信号活化 Mφ，导致 Mφ 内 cAMP/cGMP 值升高，激发胞内生化反应，成为应答的 Mφ。此阶段的 Mφ 具增殖、趋化并吞噬异物的功能，但由于尚未表达 MHC Ⅱ类抗原，故无提呈抗原和杀伤瘤细胞的功能。

（2）启动兴奋阶段　　应答的 Mφ 受淋巴因子（如 MAF、IFN-γ 等）即"第一类信号"刺激，成为兴奋或启动的 Mφ，其胞内 Ca^{2+} 缓慢、持续升高，激活蛋白激酶 C（activated protein kinase C，PKC），导致代谢活跃，能表达 MHC Ⅱ类抗原和 LFA-1 分子，故具有提呈抗原的功能。

（3）激活发展阶段　　兴奋的 Mφ 受细菌脂多糖、CD40 信号、TNF、分枝杆菌、肿瘤细胞等"第二类信号"刺激，其胞内 Ca^{2+} 浓度迅速而骤然地短暂升高，促进 PKC 对蛋白质进行磷酸化，使 Mφ 充分激活成为活化 Mφ，并产生 TNF 及溶胞蛋白酶等具有细胞毒活性的分子。若 Mφ 激活过度，则可变为抑制性 Mφ，通过产生 PGE 等而发挥负调控作用。

单核巨噬细胞是参与非特异性免疫和特异性免疫的重要细胞，具有趋化作用、吞噬消化功能、抗原处理及提呈等功能。

（1）趋化作用　　单核巨噬细胞具有趋化性，其在某些趋化性细胞因子的作用下，呈阿米巴样定向移动，穿越毛细血管内皮细胞间隙而达到炎症灶，发挥生物学功能。随着炎症反应的进行，病灶中病原体和异物逐渐被清除，趋化反应也减弱并自行停止。在人体内，趋化性细胞因子产生和灭活的自我调节，使单核巨噬细胞的趋化反应既有利于清除病原微生物和异物，又不至于损伤自身组织，从而构成人体的有效防御机制。

（2）吞噬消化功能　　单核巨噬细胞可有效吞噬、消化外来抗原（如病原微生物、不溶性颗粒）、内源性物质（如损伤或死亡的宿主细胞、细胞碎片及活化的血栓等）。单核巨噬细胞首先在某些趋化性细胞因子作用下向炎症灶或抗原侵入的场所趋化，然后与抗原发生黏附，并伸出伪足包围被黏附的抗原，继而伪足融合内陷形成吞噬体（phagosome），吞噬体再与溶酶体融合形成吞噬溶酶体（phagolysome），溶酶体中溶菌酶和蛋白水解酶等可水解、消化病原体等异物，最后通过胞吐作用（exocytosis）排除裂解后形成的小分子物质，或通过复杂的加工过程将其提呈给 T 细胞。

吞噬细胞膜表达 Fc 受体和补体受体，两者均可结合抗原。若抗原（如细菌）被抗体或补体覆盖，即易被吞噬细胞吞噬。因此，抗体或补体被称为调理素（opsonin，即能增强吞噬细胞吞噬功能的分子），它们促进吞噬细胞吞噬功能的效应称为调理作用（opsonization）。

（3）抗原处理及提呈　　巨噬细胞属专职 APC，其通过吞噬、胞饮、受体介导的胞吞作用（receptor mediated endocytosis）3 种方式摄取抗原。进入胞内的抗原被加工、处理后，以抗原肽-MHC Ⅱ类分子复合物的形式表达于巨噬细胞表面，提呈给 CD4$^+$T 细胞。另外，Mφ尤其是活化的 Mφ 还产生近百种生物活性产物，包括多种细胞因子（如 IL-1、IFN-α、TNF-α、IFN-γ、TGF-β 等）、多种补体成分（如 C1、C2、C3、C4、C5、B 因子、D 因子等）、多种凝血因子（如凝血因子Ⅸ、Ⅹ、Ⅴ、Ⅶ等），此外还能产生反应性氧代谢中间产物和 NO 等。这些分泌产物因 Mφ 所受刺激的不同而不同，也与 Mφ 活化的程度和所处的活化阶段有密切关系。Mφ 上还表达丰富的 MHC Ⅰ类分子和 MHC Ⅱ类分子，这是 Mφ 处理和提呈抗原所不能缺少的免疫分子。

（4）免疫调节作用　　巨噬细胞可对免疫应答发挥正、负调节作用。巨噬细胞促进免疫应答的机制是：摄取、加工处理、提呈抗原并启动免疫应答；分泌多种具有免疫增强作用的细胞因子（如 IL-1、IL-12、TNF-α 等），促进免疫细胞活化、增殖、分化和产生免疫效应分子。巨噬细胞抑制免疫应答的机制为：过度活化的巨噬细胞可转变为抑制性巨噬细胞，分泌前列腺素、TGF-β、活性氧分子等免疫抑制性物质，抑制免疫细胞活化、增殖或直接杀伤靶细胞。

（5）介导炎症反应　　巨噬细胞是炎症反应的中心效应细胞和调节细胞，在所分泌的各种细胞因子和趋化因子的作用下，对炎症反应的形成、发展等过程都有极为重要的调节作用。

（三）B 淋巴细胞

已知 B 淋巴细胞在体液免疫应答中有重要的作用。但实际上，B 淋巴细胞也是一类重要的专业 APC。像其他类型的专业 APC 一样，B 细胞也表达 MHC Ⅱ类分子，这种表达是从骨髓 B 淋巴细胞的祖细胞开始的，在其分化和成熟过程中一直保持。通常认为，通过 MHC Ⅱ类分子提呈的抗原是外源性的，包括细胞外蛋白，或者来源于膜蛋白或分泌途径的蛋白质，这些蛋白质可进入内体。然而，对从 MHC Ⅱ类分子中洗脱的多肽的分析发现，相当一部分肽（高达 20%）来自细胞质和核蛋白。自噬似乎是内源性蛋白传递到 MHC Ⅱ类分子通路进行表达的主要机制。外源性蛋白通过受体非依赖性途径（如液相胞吞作用）或受体介导的机制（如 BCR 介导的胞吞作用）进入 B 细胞。尽管这两种机制都能产生大量的肽-MHC Ⅱ 复合物足以激活 T 细胞，但 BCR 介导的特异性抗体（至少为 100 倍）的表达效率要高得多。

B 细胞可通过 BCR 结合抗原并发生胞吞（endocytosis）摄入 BCR-Ag 复合物。在抗原加工区室 C Ⅱ V 中，抗原被降解成肽段，然后抗原肽与进入区室的 MHC Ⅱ 类分子结合，表达于 B 细胞表面并提呈给 CD4T 细胞。需要指出的是，B 细胞以其 BCR 识别的抗原表位不同于它提呈的供 T 细胞识别的表位，两者分别来自半抗原和与之结合的载体蛋白，也可以来自同一抗原分子的 B 表位和 T 表位。而且，B 细胞与其他 APC 相比，有以下特点。

1）对抗原的识别和结合显示特异性。这保证了 B 细胞激活后最终产生的抗体能与相应的抗原发生特异性结合。其他 APC 摄取外源性抗原并无特异性。

2）可提呈低剂量抗原。B 细胞用以激活 T 细胞的抗原浓度仅为 $1\sim100\mu g/L$，为 Mφ 所需浓度的 $10^{-6}\sim10^{-4}$。

3）在再次免疫时起重要作用，因为活化或记忆 B 细胞表达高亲和力 BCR，并兼有 MHC Ⅱ 类分子高表达，故有很强的抗原提呈活性。

（四）内皮细胞

某些细胞在通常情况下并不表达 MHC Ⅱ 类分子，也无抗原提呈能力，但在炎症过程中，或接受某些活性分子（如 IFN-γ）刺激后，则可表达 MHC Ⅱ 类分子，并能处理和提呈抗原。这些细胞被称为非专业的 APC，包括血管内皮细胞、各种上皮细胞和间质细胞、皮肤的成纤维细胞及活化的 T 细胞等。非专业的 APC 可能参与炎症反应或某些自身免疫病的发生。例如，人静脉内皮细胞受 IFN-γ 刺激可表达 MHC Ⅱ 类分子并能提呈抗原，从而介导细胞免疫应答；甲状腺滤泡上皮细胞在某些情况下能表达 MHC Ⅱ 类分子，并将甲状腺球蛋白抗原提呈给 Th 细胞，从而参与格雷夫斯病（一种自身免疫病）的发生。

1. 生物学特征 衬贴于心血管内腔表面的单层扁平细胞为血管内皮细胞，简称内皮细胞（endothelial cell，EC）。生理状况下的 EC 处于"静止"状态。某些病理状态下（如细胞免疫应答发生的部位），EC 形态与功能发生改变，表现为细胞丰满肥大、胞质内充满生物合成颗粒，呈"激活"状态，其表面抗原表达随之发生相应变化。

多种因子可调节 EC 增殖和生长，如血管生成素、上皮细胞生长因子、胰岛素及胰岛素样生长因子、血小板生长因子、巨噬细胞生长因子、凝血酶、高密度脂蛋白及某些小分子物质（如多胺、核苷和硒的化合物等）。某些因子可抑制 EC 生长和增殖，如佛波醇酯、树脂样因子、TGF-β、TNF、IFN-γ、肝素，以及玻璃体、晶状体和软骨组织提取物等。遍布全身各组织血管内腔面的 EC 具有特殊的生物学意义。例如，EC 可通过收缩而调节血管通透性；可分泌血管舒张因子和血管收缩因子，调节血管紧张度；可阻止血小板黏附和凝集，并产生使凝血酶失活的前列环素（PGI2），使其内腔面具有抗血栓性。此外，由于 EC 表达多种膜分子并与免疫细胞相互作用，从而在免疫应答中发挥重要作用。

2. 表面标志及生物学作用 内皮细胞表达多种表面抗原，它们参与介导内皮细胞的免疫学功能。

（1）ABO 血型抗原 ABO 血型抗原主要分布于成熟红细胞表面，也可表达于 EC 表面。同一个体，其 EC 与红细胞表面所表达的 ABO 血型抗原一致。

（2）HLA 抗原　　所有的 EC 均表达 HLA I 类抗原，而 HLA II 类抗原的表达具有选择性。例如，人肝血窦和肾小球毛细血管 EC 可表达 HLA-DR 抗原；生理情况下，人脐静脉、动脉壁上的 EC 不表达 HLA II 类抗原；在 IFN-γ、TNF、IL-1、淋巴毒素、有丝分裂原等作用下，体外培养的 EC 可表达 HLA-DR、HLA-DQ、HLA-DP 抗原。

EC 表面表达 HLA 抗原具有下列生物学意义：①在混合淋巴细胞培养中，HLA II 类抗原阳性 EC 可刺激同种异体淋巴细胞增殖；②HLA II 类抗原阳性 EC 可提呈可溶性或颗粒抗原给 T 细胞，介导免疫应答；③同种移植排斥反应时，移植物 EC 是遭攻击的主要靶细胞，即使在移植物中几乎不含过路细胞的情况下，移植物 EC 表达的同种异型 HLA 抗原仍足以强烈刺激宿主淋巴细胞，导致移植排斥反应。另外，移植过程中受多种因素影响，EC 表达 HLA II 类抗原增加，可进一步加剧排斥反应发生。

（3）CD 分子　　EC 表面表达多种 CD 分子，某些物质（如干扰素）可诱导 EC 表面 CD 分子合成与表达。EC 表达的 CD 分子参与 EC 和其他免疫细胞间相互作用，其免疫生物学意义为：①参与淋巴细胞激活与增殖反应；②参与生理状况下淋巴细胞再循环，以及炎症和免疫应答过程中血流白细胞向局部组织迁移。

（4）血管内皮细胞（VEC）抗原系统。VEC 抗原表达于 EC 表面，而不表达于外周血淋巴细胞表面，属次要组织相容性抗原。VEC 抗原分子结构尚不十分清楚，但也具有高度遗传多态性，其编码基因也位于人第 6 号染色体，与 *HLA* 基因紧密连锁。VEC 抗原参与移植排斥反应及某些自身免疫病（如系统性红斑狼疮、皮肌炎、血管炎等）的发生。

（五）成纤维细胞

某些情况下，如慢性牙周炎组织中浸润的 T 细胞可分泌 IFN-γ，后者可诱导成纤维细胞（fibroblastic cell）表达 MHC II 类分子，使之具有抗原提呈能力，并诱导 T 细胞介导的免疫应答。另外，成纤维细胞也属一种吞噬细胞，但其吞噬作用机制不同于巨噬细胞。

（六）活化的 T 细胞

静止状态的 T 细胞仅表达 MHC I 类分子，但某些激活的 T 细胞还能表达 MHC II 类分子，从而具有提呈抗原功能，属于非专业的 APC。浸润于组织的人活化 T 细胞还能表达多种参与细胞间相互作用的黏附分子（如 CD80 等），但血液循环中 T 细胞则不表达 CD80。活化的 T 细胞能处理和提呈抗原，从而诱导细胞免疫应答。例如，可溶性 gp120 分子可被活化的 CD4$^+$T 细胞摄取，在胞内被处理并与 MHC II 类分子结合，表达于细胞表面，从而诱发 CD4$^+$CTL 介导的细胞毒性效应，清除 HIV 感染的 CD4$^+$T 细胞。该效应与 HIV 感染的发生和发展密切相关。

第二节　抗原的处理和提呈过程

一、外源性抗原的处理和提呈过程

存在于细胞外的抗原称为外源性抗原（exogenous antigen），包括蛋白质，灭活的细菌、毒素和病毒，细胞外的细菌和病毒。

　　抗原提呈细胞通过吞噬、内噬作用内化外源性抗原。巨噬细胞具有吞噬作用，可以吞噬外源性抗原物质，也可通过细胞膜上的受体，如 FcR、C3bR 捕获抗原通过内噬途径内化外源性抗原。其他绝大多数 APC 没有内噬作用，或吞噬作用很弱，而主要通过细胞内噬途径内化外源性抗原，如 B 细胞通过抗原受体捕获抗原介导内噬作用而内化抗原是很有效的。

　　抗原物质经内化形成吞噬体，吞噬体与溶酶体融合形成吞噬溶酶体，或称内体。外源性抗原在内体的酸性环境中被水解成抗原肽，同时，在粗面内质网中新合成的 MHC Ⅱ 类分子被转运到内体与产生的抗原肽结合，形成抗原肽-MHC Ⅱ 类分子复合物，然后被高尔基体运送至抗原提呈细胞膜表面进行展示，以供 Th 细胞所识别。B 细胞可非特异性地吞饮抗原物质，也可借助其抗原受体特异性地结合抗原，然后细胞膜将抗原和受体卷入细胞内，抗原载体部分在 B 细胞内被加工处理后，以与 MHC Ⅱ 类分子复合物的形式，运送到 B 细胞表面，外露的载体部分可供 Th 细胞的 TCR 所识别。

　　外源性抗原的处理和提呈具体可分为以下三个阶段。

　　1. 肽段在内噬泡内的产生　　外源性抗原内化后，在内体加工途径的小体中被降解为肽段。内化的抗原在 1～3h 后便可穿过内噬途径，以肽-MHC Ⅱ 类分子复合物的形式呈现于 APC 膜上，整个内体加工途径涉及 3 个酸性逐渐增加的"小体"：早期内体（early endosome，pH 6.0～6.5）、晚期内体（late endosome，pH 5.0～6.0）或内溶酶体（endolysosome）、溶酶体（lysosomes，pH 4.5～5.0）。内化的抗原从早期内体进入晚期内体，最终到溶酶体，在每一个"小体"中都受到酸性水解酶的作用，而且这些"小体"的 pH 逐渐降低。溶酶体中含有 40 多种依赖酸的水解酶，包括蛋白酶、核酸酶、糖苷酶、磷脂酶及磷酸酶。在这些酶的作用下，外源性抗原被降解成 13～18 个氨基酸残基的寡肽，它们可与 MHC Ⅱ 类分子结合。

　　2. MHC Ⅱ 类分子向内噬泡的转运　　由于抗原提呈细胞同时可表达 MHC Ⅰ 类分子和 MHC Ⅱ 类分子，因此存在一些机制以阻止 MHC Ⅱ 类分子与 MHC Ⅰ 类分子结合的抗原结合。已有的研究表明，在粗面内质网中新合成的 MHC Ⅱ 类分子与一种称为恒定链（invariant chain，Ii 链）的蛋白质结合。3 对 MHC Ⅱ 类分子的 α、β 链与提前组装好的恒定链的三聚体结合，形成九聚体。这种九聚体蛋白与 MHC Ⅱ 类分子的肽结合槽反应，可阻止任何内源性生成的肽与内质网中的 MHC Ⅱ 类分子结合。

　　Ii 链是一种非多态性的 Ⅱ 型跨膜蛋白，其 N 端含有 28 个氨基酸的胞质尾巴。选择性的翻译起始和不同的转录后剪切产生了 4 种不同分子质量的异构体，在人类为 p33、p35、p41 和 p43；在这些异构体中，以 216 个氨基酸的 p33（在小鼠中为 p31）丰度为最高。Ii 链在合成后即迅速组装为同源三聚体，Ii 链的 118～192 区对于同源三聚体的形成起主要作用，该区域二级结构为 α 螺旋，形成一个利于同时和三个 αβ 二聚体结合的骨架。一些不太直接的证据支持跨膜区对于稳定的同源三聚体的形成也起作用，尤其是跨膜区靠近胞质腔的第 47 位、第 49 位和第 50 位氨基酸残基对于三聚体的形成似乎是必需的。Ii 链的 80～104 位氨基酸残基被称作 Ⅱ 类分子相关恒定链肽段（class Ⅱ-associated Ii peptide，CLIP），该区域以抗原和 MHC 结合相类似的方式占据抗原结合凹槽，其中 87～101 位氨基酸结合于抗原结合凹槽内，两端的氨基酸凸出于抗原结合凹槽外。尽管亲和力大小不同，CLIP 却可以和各种不同基因型的 MHC 结合，这主要得益于 CLIP 核心区之外的其他三个结构域和 MHC 之间的作用，这些结构域通过与 MHC 抗原结合凹槽外的一些位点之间的非共价作用形成支架结构，使得 CLIP 核心结构即使在与抗原结合凹槽的亲和力很低的情况下也可以结合到抗原结合凹槽中，这 3 个结构域是 81～89、103～

118、118～192。Ii 的功能主要体现在 4 个方面：①作为 MHC Ⅱ类抗原 αβ 链的分子伴侣；②在 αβ 二聚体到达 MHC Ⅱ之前，阻止内源性抗原肽与抗原结合凹槽结合；③促进成熟的（αβIi)₃九聚体脱离内质网；④将（αβIi)₃九聚体导向 MHC Ⅱ，这一导向性的区域位于 Ii 链胞质区的 N 端。近来的研究还显示，Ii 链的 1～82 位氨基酸残基在 B 细胞的分化成熟中发挥重要作用，该区域氨基酸缺陷的转基因小鼠，其 B 细胞的成熟受挫。

3. 肽段与 MHC Ⅱ类分子的组装　　MHC Ⅱ类分子恒定链复合物在粗面内质网形成后，穿过高尔基体进入早期内体。在内噬途径中，此复合物由早期内体进入晚期内体，最后进入溶酶体。

HLA-DM 是目前发现唯一存在于内体/溶酶体中并起作用的分子伴侣，能耐受溶酶体的低 pH 环境：①CLIP 与肽段交换的催化剂。它的高催化活性与普通酶相似，体外试验表明，MHC Ⅱ类区室（MHC Ⅱ compartment，M Ⅱ C）中的 HLA-DM 只占所有 MHC Ⅱ类分子的 1/5，但催化作用很强，pH 5.0 时，一个 HLA-DM 分子每分钟可使 3～12 个 MHC Ⅱ类分子加载肽段。②MHC Ⅱ类分子的分子伴侣。晚期 M Ⅱ C 的 pH 很低，HLA-DM 分子可结合 M Ⅱ C 中已卸去 CLIP 的空载 MHC Ⅱ类分子，防止后者聚合、解离，直到有合适的肽段结合到 MHC Ⅱ类分子肽结合凹槽内。同时 HLA-DM 与 Ii 的 APC 提呈抗原的能力降低，提示这不是因为 CLIP 的存在，而是缺少 HLA-DM 分子对 MHC Ⅱ类分子的伴侣作用，也说明 HLA-DM 分子的作用是 Ii 非依赖的。③MHC Ⅱ类分子结合肽段的编辑者。HLA-DM 与 MHC Ⅱ类分子结合后可保持空载 MHC Ⅱ类分子的构型，以便结合处理过的肽段。实验证实 HLA-DM 能够将 MHC Ⅱ类分子加载的低亲和力抗原肽段去除，直到有高亲和肽段结合上去，HLA-DM 才从 MHC Ⅱ类分子上解离下来。这样保证 MHC Ⅱ类分子对优势抗原表位的提呈，可更有效地激发 CD4[+]T 细胞应答（图 10-2）。

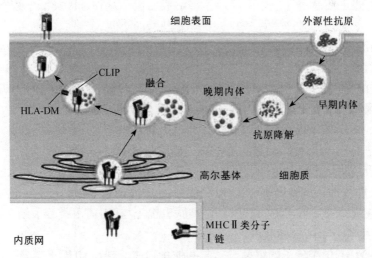

图 10-2　外源性抗原的处理和提呈过程（龚非力，2009）

二、内源性抗原的处理和提呈过程

凡是细胞内表达或存在于细胞内的抗原称为内源性抗原，如肿瘤抗原、病毒感染细胞表达的病毒抗原、胞内寄生菌表达的抗原、基因工程细胞内表达的抗原、直接注射到细胞内的可溶性蛋白质。

内源性抗原是经胞质内途径加工和提呈的。内源性抗原在有核细胞内被蛋白酶体（proteasome）酶解成肽段，然后被抗原加工相关转运体（transporters associated with antigen processing，TAP）从细胞质转运到粗面内质网，与粗面内质网中新合成的 MHC I 类分子结合，所形成的抗原肽-MHC I 类分子复合物被高尔基体送至细胞表面供细胞毒性 T 细胞所识别。内源性抗原加工和提呈的胞质内途径涉及以下过程。

1. 由蛋白酶体水解产生肽段　在真核细胞内，蛋白质水平是受到精细调控的，每一种蛋白质都会不断更新，基于其半衰期以一定的表达速率受到降解，一些蛋白质（如转录因子、细胞周期蛋白、关键的代谢酶）似乎半衰期很短，变性的、错误折叠的或其他异常的蛋白质同样会受到降解。细胞内的蛋白质经所有细胞都具有的胞质蛋白水解系统而降解。通常有一小分子蛋白质附着在这些被蛋白水解酶靶定的蛋白质上，这种小分子蛋白质称为泛素（ubiqutin）。泛素蛋白质结合物受到称为蛋白酶体的大分子多功能蛋白酶复合体的降解。蛋白酶体是一种大分子的、圆柱状颗粒，含有 4 个环形的蛋白质亚单位，拥有一个 1~2nm 的中央隧道，依赖 ATP 可以切割 3 或 4 种不同类型的肽键。泛素蛋白质结合物的降解是在蛋白酶体的中央隧道中进行的，因而可以避免细胞质内其他蛋白质受到水解。

研究表明，免疫系统就是利用这一蛋白质降解的普遍途径而产生 MHC I 类分子提呈的小肽，但免疫系统通过添加两个亚单位——潜在的膜蛋白（latent membrane protein，LMP）和 LMP7 对蛋白酶体进行修饰。LMP2 和 LMP7 是由 *MHC* 基因编码的，当 IFN-γ 水平升高时可以诱导它的产生。含有 LMP2 和 LMP7 蛋白酶体的肽酶活性优先产生于 MHC I 类分子结合的肽段。这种蛋白酶体对碱性和（或）疏水性肽键的活性较高，这与 MHC I 类分子结合的肽段几乎都有碱性或疏水性残基末端是相一致的。蛋白酶体首先将蛋白质靶肽链去折叠，然后释放泛素，蛋白质肽链通过中央隧道，降解成肽段，这种过程类似于绞肉机的作用，最终一个蛋白质分子可以同时产生许多 8~10 个氨基酸的小肽。

2. 肽段由胞质向粗面内质网的转运　由蛋白酶体降解产生的抗原肽从胞质向粗面内质网的转运是胞质内途径所必需的，这个过程是由抗原加工转运体实现的，TAP 是一种跨膜的异二聚体，由两种蛋白质（TAP1 和 TAP2）组成，除了跨膜区外，TAP1 和 TAP2 蛋白还分别各有一疏水区和一个突出于胞质内的 ATP 结合区。TAP1 和 TAP2 均属于 ATP 结合蛋白家族，编码 TAP1 和 TAP2 的基因位于 MHC II 类分子的基因区内，许多细胞的细胞膜上都存在这类蛋白质，它们介导依赖于 ATP 的氨基酸、糖、离子和肽的转运。

胞质内由蛋白酶体作用产生的肽由 TAP 转运至粗面内质网的过程需要水解 ATP。TAP 与 8~13 个氨基酸肽段的亲水性最高，这一长度的肽也最适宜与 MHC I 类分子结合；TAP 易于转运带有疏水性或碱性羧基末端的肽段，这类肽也优先与 MHC I 类分子结合，因此 TAP 专门转运与 MHC I 类分子结合的肽段。

3. 肽段与 MHC I 类分子的组装　与其他蛋白质一样，MHC I 类分子的 α 链和 β2 微球蛋白是在粗面内质网的多聚核糖体上合成的。α 链和 β2 微球蛋白组装成稳定的 MHC I 类分子需要肽的存在，同时必须有伴侣分子的参与。其中钙联蛋白（calnexin）是参与 MHC I 类分子组装的主要分子伴侣，它是内质网中的一种固有膜蛋白，可以促进多肽链的折叠。

在粗面内质网中，新合成的 MHC I 类分子的 α 链迅速与 β2 微球蛋白及钙联蛋白相互作用，以一种部分折叠的形式组合在一起，与钙联蛋白的结合可以抑制 MHC I 类分子 α 链的降解。与钙联蛋白结合的 α 链-β2 微球蛋白异二聚体与 TAP 相互作用,可以促进 MHC I 类分子对肽段的捕捉。MHC I 类分子与肽段结合后,其稳定性增加,同时与钙联蛋白及 TAP 蛋白解离。形成的抗原肽-MHC I 类分子复合物通过高尔基体移向细胞膜表面,展示于细胞膜表面供 T 细胞识别(图 10-3)。

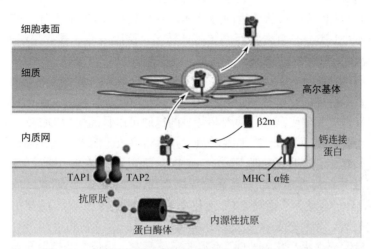

图 10-3　内源性抗原的处理和提呈过程(龚非力,2009)

三、交叉提呈过程

交叉提呈是指外源性(细胞外)抗原向 T 细胞,特别是 CD8[+]T 细胞的提呈(图 10-4)。它允许专业抗原提呈细胞收集非淋巴组织中的抗原,然后激活次级淋巴室中的幼稚 CD8[+]T 细胞。因此,它允许 CD8[+]T 细胞扫描非淋巴组织寻找病原体,而不需要自己迁移到那里,这可能对嗜组织病毒的免疫反应至关重要。在非淋巴类肿瘤免疫反应中也是必不可少的。与对病原体的免疫原性反应的诱导相反,自我抗原交叉提呈通过删除自反应性 CD8[+]T 细胞导致 CD8[+]T 细胞耐受。免疫系统区分自身与非自身的精确方式尚不清楚,但交叉提呈抗原提呈细胞的修饰如 CD4 辅助性 T 细胞或炎症信号的修饰可能发挥关键作用。如果自身抗原的剂量或 T 细胞受体的活性过低,交叉提呈就不能去除自反应性 CD8[+]T 细胞。忽略自身抗原,这些细胞通过次级淋巴管再循环,除非它们被激活,如被交叉反应病毒激活,然后可能触发自身免疫。

总之,这种非经典的抗原提呈机制在机体抗病毒感染、抗肿瘤免疫及自身耐受的维持中发挥重要作用。

1. 参与交叉提呈的 APC　在体外特定条件下,DC、巨噬细胞和 B 细胞均可进行交叉提呈。由于 DC 具有独特的迁移方式和激活 T 细胞的能力,成为进行交叉提呈的主要 APC,其交叉提呈的抗原主要是病毒介导凋亡的细胞相关抗原。据推测,不同 DC 亚群可能在不同情况下发挥交叉提呈抗原的功能。例如,已在脾脏发现能进行交叉提呈的 CD8[+]DC 亚群;在 LPS 诱导下,双阴性 DC(CD8[-]CD4[-])可进行交叉提呈。

2. 被交叉提呈的抗原及其机制　下列情况下,外源性抗原可通过 MHC I 类分子途径被提呈:①病原微生物抗原直接进入宿主 APC 胞质中,如病毒和李斯特单胞杆菌可通过正常的胞质溶胶途径被提呈;②在内体中,抗原肽直接与预先形成的 MHC I 类分子或细胞表面内吞的 MHC I 类分子结合；③外源性抗原从内体转向胞质溶胶中，或直接从胞外流向胞质，然后循环经典的 MHC I 类分子途径被提呈。此机制涉及 HSP、抗原-抗体复合物、凋亡及坏死细胞等抗原被摄入后的再次提呈。近期对交叉提呈的分子机制获得新的认识：含外源性抗原的吞噬溶酶体可与内质网融合，内质网膜的 Sec61 分子可使吞噬溶酶体内的小分子抗原肽逆向转运至融合体的胞质面，由胞质内蛋白酶体将其进一步降解，然后在胞质 HSP70 参与下，由内质网膜表面的 TAP 将抗原肽转运回融合体，并装载至 MHC I 类分子的抗原结合槽，所形成的抗原肽-MHC I 类分子复合物经高尔基体转运至胞膜表面，被提呈给 CD8$^+$T 细胞。

3. 交叉提呈的病理和生理意义

（1）交叉提呈与自身耐受　　自身抗原的交叉提呈在维持外周耐受中发挥重要作用。次要组织相容性抗原在胸腺中的交叉提呈可导致 CTL 耐受，此过程称为交叉耐受。最近，在某些胸腺外器官中也发现交叉耐受现象：胰腺和肾脏的抗原可由骨髓来源 DC 交叉提呈给引流淋巴结中淋巴细胞，引起静止的 CD8$^+$T 细胞增殖，并随即将抗原清除。高剂量自身抗原可由交叉提呈诱导 T 细胞出现活化诱导的细胞死亡（AICD），而低剂量抗原则通过免疫忽视维持耐受。

（2）交叉提呈与抗病毒感染　　若病毒仅感染局部非淋巴组织细胞，或病毒感染 DC 后抑制其 MHC I 类分子表达，从而使 CTL 活化受阻，此时 CTL 交叉激活在抗病毒感染中发挥重要作用。现已发现，多种病毒（如反转录病毒、牛痘病毒及脑膜炎病毒等）可抑制 DC 的抗原提呈功能。借助交叉提呈机制，DC 不需要感染病毒（而是主动摄取病毒），即可循 MHC I 类分子途径而提呈病毒抗原，并激活 CTL。

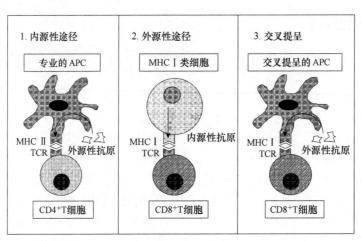

图 10-4　交叉提呈与内源性抗原提呈和外源性抗原提呈的区别（Kurts，2000）

四、非 MHC 类分子的提呈过程

上述 MHC 限制途径主要提呈蛋白质抗原。近年来发现，某些非 MHC 类分子（如 CD1 分子、某些分子伴侣）可参与加工、提呈脂类抗原。

人 CD1 编码基因包括 5 个非多肽性基因，即 *CD1A*、*CD1B*、*CD1C*、*CD1D*、*CD1E*，前 4 种基因可编码 CD1a、CD1b、CD1c 和 CD1d 蛋白，而 *CD1E* 不表达蛋白质产物。CD1 分子属于 I 型跨膜蛋白，与 MHC I 类分子有 30% 的同源性。*CD1* 基因编码的产物为 CD1 分子重链，与轻链 β2 微球蛋白非共价结合。根据 CD1 分子结构和组织分布，可将其分为两类：

①CD1 Ⅰ包括 CD1a、CD1b 和 CD1c，主要表达于专职 APC 表面；②CD1 Ⅱ即 CD1d，主要表达于肠上皮细胞和造血细胞。

1. CD1 所提呈的抗原　　CD1 分子主要提呈糖脂或脂类抗原，尤其是分枝杆菌某些菌体成分。对鼠 CD1d 晶体进行 X 射线衍射分析，发现该分子具有一个较深的电中性、疏水的抗原结合槽，能与脂质或糖脂抗原结合，这些抗原的极性基团均暴露在上面，可被提呈给某些 T 细胞亚群的 TCR 识别。能被 CD1 提呈的脂质抗原大多具有相同的基序，即带有疏水的分支烃链。CD1 分子的疏水结合槽可与不同长度的乙酰基团结合，但与 TCR 的作用具有高度特异性。

CD1 与抗原结合的方式不同于 MHC 分子：CD1 分子在内质网中与胞质中转运而来的肽结合；CD1 分子在酸性内体中与脂质抗原结合。已发现，CD1 分子循内体途径对抗原进行加工、处理。不同 CD1 分子异构体可选择性进入不同内体囊泡，其取决于各类异构体分子胞内段特定的酪氨酸基序（YXXZ：Y 为酪氨酸；X 为任意氨基酸；Z 为疏水残基），此酪氨酸基序可与胞内接头蛋白（AP-1、AP-2）相互作用，后者决定 CD1 分子进入不同囊泡并结合脂质抗原。已证明，外源性或内源性脂质抗原均可通过 CD1 分子提呈给 CD1 限制性 T 细胞识别。

不同 CD1 异构体所提呈的抗原有所不同，如具有饱和长烃链的脂质从内体系统分选出来进入溶酶体，由 CD1b 提呈；带有不饱和短烃链的脂质则优先转运至循环的内体中，与 CD1a 结合并被提呈。

2. CD1 提呈抗原的机制　　巨噬细胞可借助模式识别受体结合分枝杆菌膜糖脂的甘露糖而介导其内吞，并转运至酸性内体（MⅡC），CD1b 可定向进入 MⅡC 并结合脂质抗原。脂质丰富的 MⅡC 给外源性脂质抗原的提呈提供了一个理想场所，MⅡC 的酸性环境（pH 约 4.0）可导致 CD1b 分子构象改变，从而使脂质抗原易于接近其疏水凹槽。另外，MⅡC 中大量的酶可降解脂质抗原的糖基。

在分枝杆菌感染的 APC 中，脂质抗原可循内源性途径由 CD1b 提呈。例如，由 APC 内寄生的结合杆菌所分泌或脱落的脂质抗原，可转位于无细菌寄生的内体囊泡中并与 CD1b 分子结合，然后转运至细胞表面，提呈给 DN 和 CD8$^+$T 细胞并使之激活。这些 CD1 限制性 T 细胞可杀伤分枝杆菌感染的靶细胞并分泌 IFN-γ。

3. CD1 限制性 T 细胞　　小鼠 CD1 限制性 T 细胞主要是 CD4$^+$细胞，也包括（CD4$^-$CD8$^-$）DN 细胞。在人类携带 TCR$\alpha\beta$ 链的 CD4$^-$CD8$^-$T 细胞和 $\gamma\delta$T 细胞同属 CD1 限制性 T 细胞。这些 CD1 限制性 T 细胞在胸腺中分化而成，并具有某些独特的性质。例如，表达 NK 细胞受体；具有特殊的分泌功能。特别是 CD4$^+$T 细胞亚群，初次刺激 1h 即可分泌大量 IL-4，从而可能促进 Th2 细胞应答。

NK T 细胞是 CD4$^+$CD8$^-$ 或 CD4$^-$CD8$^-$T 细胞的一个亚群，其主要特征为：①共表达 TCR$\alpha\beta$ 和 NK1.1 分子；②选择性表达恒定的 Vα14 和 Vβ8、Vβ7、Vβ2 受体（C57BL/6 鼠）；③识别由 CD1 途径提呈的抗原。CD1 分子提呈非肽类（如脂类或糖脂类）抗原给 NK T 细胞，使之激活并分泌大量 IL-4，从而在免疫调节中起重要作用。

4. CD1 提呈途径的生物学意义　　CD1 和 CD1 特异性 T 细胞的上述特殊性质，以及其在不同种系中所具有的保守型，提示 CD1 提呈途径具有特殊的生物学意义。非肽和脂质抗原为 CD1 限制性 T 细胞识别提供了一个独特的抗感染机制，这种 MHC 非依赖性的 T 细胞激活方式有效增强了免疫应答。尤其在针对分枝杆菌的免疫应答中，CD1 参与的抗原提呈发挥关键作用，并构成机体抗感染免疫的重要一环。

此外，CD1 分子提呈脂质抗原的模式为疫苗研制开拓了新领域。由于群体中存在 MHC 多肽性，蛋白质亚基疫苗的免疫效应具有明显个体差异，而非多态性 CD1 分子所提呈的脂质抗原，通常是病原微生物不易随机突变的关键组分，将其作为疫苗亚单位具有适用面广的独特优势。

小　　结

抗原提呈是指抗原被抗原提呈细胞（Mφ、DC 等）摄取、加工后以免疫性肽的形式呈现于提呈细胞表面，最终被免疫活性细胞识别的过程。显然，抗原提呈过程是免疫反应的起始阶段，它发动免疫应答过程。抗原提呈细胞通过吞噬、胞饮作用，或细胞内噬作用内化抗原物质，或对细胞内的抗原蛋白进行消化降解成抗原肽的过程称为抗原加工。降解产生的抗原肽在抗原提呈细胞内与 MHC 类分子结合形成抗原肽-MHC 复合物，然后被运送到抗原提呈细胞膜表面进行展示，以供免疫细胞识别，这个过程称为抗原提呈。抗原提呈细胞对抗原的加工和提呈是免疫应答必需的过程，提呈的分子基础是抗原提呈细胞表达的 MHC Ⅰ 类和 MHC Ⅱ 类分子。

复习思考题

思考与探索

1. 简述未成熟 DC 和成熟 DC 的区别。
2. 试述 MHC Ⅰ 类分子提呈内源性抗原的过程。
3. 试述 MHC Ⅱ 类分子提呈外源性抗原的过程。
4. 简述树突状细胞的生物学功能。
5. 简述交叉提呈的病理与生理意义。
6. 简述单核巨噬细胞在免疫中的作用。
7. 参与抗原提呈的细胞有哪些？

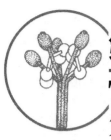

第十一章
T 淋巴细胞对抗原的特异性免疫应答

视频

思维导图

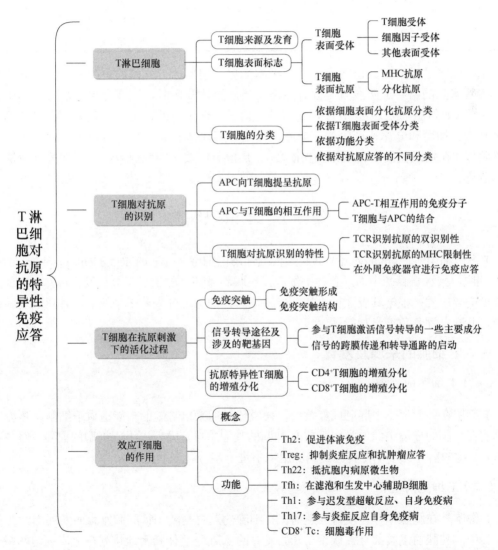

免疫应答（immune response，IR）是抗原性物质进入机体后，激发免疫系统的淋巴细胞使之活化、增殖和分化，从而发挥生物学效应的过程。免疫应答主要发生在免疫器官中，包括中枢免疫器官和外周免疫器官，免疫细胞之间分子的相互作用也是在这一系统内完成

的。在高等动物和人体内存在着结构复杂的免疫系统，免疫应答是由多细胞系完成的。T细胞的应答有两类，即 CD4$^+$T 细胞和 CD8$^+$T 细胞免疫应答。特异性免疫应答是机体清除异己物质以保持内环境稳定的重要机制，其本质是保护性的，但在某些情况下，会导致机体组织损伤或功能障碍，甚至引起免疫性疾病。根据不同的依据，免疫应答可分为不同的类型（表 11-1）。

表 11-1　免疫应答分类

分类依据	应答类型
免疫系统对抗原刺激的反应	正 IR 和负 IR
主导 IR 的活性细胞类型	细胞 IR 和体液 IR
抗原刺激顺序	初次 IR 和再次 IR
IR 效应的结果	生理性 IR 和病理性 IR

　　免疫应答过程：抗原识别阶段→T 细胞活化、增殖、分化阶段→效应阶段。病原体进入体内后遇到的第一道防线就是固有免疫，当病原体较多时，固有免疫不能有效地阻挡它的侵害，这时候就需要通过 APC 传递信号启动适应性免疫的作用，T 细胞接受 APC 的抗原刺激后进行增殖和分化，产生效应细胞，作用于病原体。其中效应阶段也可称为抗原异物清除阶段（在病理免疫中是组织损伤阶段），是指免疫效应细胞或效应分子发挥效应清除抗原的阶段。

第一节　T 淋巴细胞

　　T 淋巴细胞（T lymphocyte）即胸腺依赖性淋巴细胞（thymus dependent lymphocyte），简称 T 细胞，来源于骨髓中的淋巴样干细胞，在胸腺微环境的诱导下分化发育成熟。T 细胞具有高度的异质性，根据其表面标志和功能特征，T 细胞可分为若干个亚群，各亚群之间相互调节，共同发挥其免疫学功能。

一、T 细胞的来源及发育

（一）T 细胞的来源

　　T 细胞在胚胎期来自胚肝或卵黄囊，在成体时期来自骨髓的多能造血干细胞。多能造血干细胞在骨髓的环境中经过类似于前 B 细胞的基因重排，成为 T 淋巴细胞的前体，但并不分化。T 细胞的前体在早期便转移到胸腺组织中进一步分化发育成熟。

（二）T 细胞的发育

　　T 细胞是在胸腺中分化发育成熟的。T 细胞的发育是随个体胚胎发育而发展的。在年幼的个体中，胸腺的皮质部有大量正在开始发育的 T 细胞前体紧密地排列在上皮细胞网络中，又称胸腺基质（thymic stroma），其给予胸腺细胞以适合的发育微环境。随着 T 细胞的分化发育，T 细胞表面抗原（又称分化抗原）也发生一系列的变化。表 11-2 列出妊娠后不同发育时间 T 细胞表面抗原的变化。由表 11-2 可见妊娠第 15 天的胎鼠胸腺中开始出现带 CD3$^+$γδ$^+$的抗原，第 19 天开始出现 CD4$^+$CD8$^-$和 CD4$^-$CD8$^+$的单负与单正的 T 细胞表面抗原及 CD3$^+$γδ$^+$的表面抗原。而 T 细胞在胸腺中随着发育成熟也从外皮质进入内皮质（双负变双正），再从内皮质进入髓质的胸腺基质，在胸腺基质中发育为细胞表面带 CD4 或 CD8 单正抗原的成熟 T 细胞。

表 11-2　T 细胞在鼠胸腺中发育及表面标记的变化（于善谦，2008）

T 细胞表面抗原	妊娠天数/d									
	*11	12	13	14	15	16	17	18	19	**20
共同抗原Thy-1										***
分化抗原　CD4$^-$CD8$^-$										
CD4$^+$CD8$^+$										
CD4$^-$CD8$^+$										
CD4$^+$CD8$^-$										
基因重排　TCRδ										
TCRγ										
TCRβ										
基因表达　TCRα										
TCRγδ										
TCRαβ										

*在第 11 天，T 细胞前体进入胸腺；**在第 20 天出生；***代表表面分子的含量

T 细胞前体由骨髓进入胸腺之后，在发生大量增殖之前，需经过一周的分化。一个年轻的成鼠胸腺中有（1～2）×10^8 个胸腺细胞，每天新产生 2×10^7 个细胞。但同一时期中只有10^6（约 2%）个细胞发育为成熟 T 细胞离开胸腺进入外周淋巴组织。然而，在这期间胸腺不再增大，细胞数量也不再增加。这种淋巴细胞产生和成熟之比如此之大是由于每天产生的胸腺细胞约 98%发生程序性死亡。

在 T 细胞发育过程中，表面抗原 CD4 CD8 由双负到单正的变化经过正选择和负选择两个过程。刚刚进入胸腺外皮质的 T 细胞为 CD4$^-$CD8$^-$双负的 T 细胞，其在内皮质部表达为CD4$^+$CD8$^+$双正 T 细胞。在 3～4d，如果双正 T 细胞能与内皮质中上皮细胞表达的 MHC Ⅰ 或MHC Ⅱ类分子相结合，则得到正的信号使这些 T 细胞进一步成熟为 CD4$^+$（能与 MHC Ⅱ 结合）或 CD8$^+$（能与 MHC Ⅰ 结合）单正 T 细胞而进入髓质区。在此期间未与 MHC Ⅰ 或 MHCⅡ类分子结合的绝大多数双正 T 细胞因凋亡而被巨噬细胞清除。当单正 T 细胞进入髓部时，在树突状细胞的介导下凡是能与自身抗原结合的单正 T 细胞都会被巨噬细胞清除；凡是不能与自身抗原结合的单正 T 细胞则被负选择，这些细胞进入髓部成为完全成熟的功能 T 细胞并参与外周淋巴细胞循环。由图 11-1 可见 T 细胞发育过程。

在外周血 T 细胞中 CD4$^+$T 细胞约占 65%，CD8$^+$T 细胞约占 35%。

二、T 细胞表面标志

淋巴细胞表面标志是指表达于细胞表面的多种膜分子，包括各种表面受体和表面抗原。它们是淋巴细胞识别抗原、与其他免疫细胞相互作用及接受信号刺激的分子基础，也是鉴别和分离淋巴细胞的重要依据。

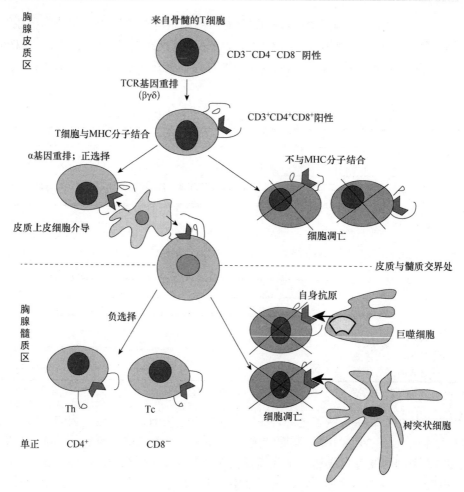

图 11-1　T 细胞发育中的正负选择（于善谦，2008）

（一）T 细胞表面受体

1. T 细胞受体　　T 细胞受体（T cell receptor，TCR）是 T 细胞特异性识别抗原的受体，也是所有 T 细胞共同的特征性表面标志。参与免疫应答的多数 T 细胞表达 TCRαβ，其与 CD3 分子以共价键相结合，构成 TCR-CD3 复合物，共同完成对 APC 表面抗原肽-MHC 分子复合物的识别和活化信号的传递功能。

2. 细胞因子受体　　T 细胞表面表达多种细胞因子受体（CKR），包括 IL-1R、IL-2R、IL-4R、IL-6R 及 IL-7R 等，可对相应细胞因子信息产生应答。不同活化状态的 T 细胞，其表面的 CKR 的数目及亲和力有所不同。

3. 其他表面受体　　T 细胞表面表达其他多种表面受体，如绵羊红细胞受体（SBBCR）、抗体受体（FcγR）、补体受体（CR）、HIV 受体（CD4）、有丝分裂原（ConA、PHA、PWN）受体等。

（二）T 细胞表面抗原

1. MHC 抗原　　所有 T 细胞均表达 MHC I 类抗原。T 细胞被激活后还可表达 MHC II

类抗原。MHC II 类抗原可视为 T 细胞活化的标志。

2. 分化抗原　　T 细胞表面表达多种分化抗原（CD 分子），如 CD3、CD4、CD8、CD28 等，它们在 T 细胞特异性识别和激活中发挥不同生物学功能。

三、T 细胞亚群及其功能

关于 T 细胞亚群划分的原则和命名尚无统一的标准。根据 TCR 双肽链构成不同，可将 T 细胞分为 αβT 细胞和 γδT 细胞；根据是否表达 CD4 或 CD8 分子，可将 T 细胞分为 $CD4^+T$ 细胞和 $CD8^+T$ 细胞；根据其免疫效应功能，可将 T 细胞分为辅助性 T 细胞（helper T cell，Th 细胞）、抑制性 T 细胞（suppressor T cell，Ts 细胞）、细胞毒性 T 细胞（cytotoxic T lymphocyte，CTL 或 cytotoxic T cell，Tc 细胞）和迟发型超敏 T 细胞（delayed type hypersensitivity T lymphocyte，T_{DTH} 细胞或 T_D 细胞）；根据所处的活化状态不同，可将 T 细胞分为初始 T 细胞、效应 T 细胞和记忆 T 细胞。

（一）αβT 细胞和 γδT 细胞

αβT 细胞占外周血 T 细胞比例的 90%～95%，多分布于外周淋巴组织，识别 MHC 分子提呈的 8～17 个氨基酸的抗原性多肽，具有 MHC 限制性。γδT 细胞占外周血 T 细胞的 5%～10%，多分布于皮肤和黏膜组织，识别由 CD1 分子提呈的脂类、多糖等抗原，无 MHC 限制性，其抗原受体缺乏多样性。

（二）$CD4^+T$ 细胞和 $CD8^+T$ 细胞

CD4 分子表达于 60%～65% αβT 细胞及部分 NK T 细胞。巨噬细胞和树突状细胞表达 CD4 分子水平较低。CD8 分子表达于 30%～35% αβT 细胞和部分 γδT 细胞。成熟 T 细胞按其 CD 分子表型的不同，可分为 $CD3^+CD4^+CD8^-T$ 细胞和 $CD3^+CD4^-CD8^+T$ 细胞，分别简称为 $CD4^+T$ 和 $CD8^+T$ 细胞，这两种 T 细胞通常是指表达 TCRαβ 的 T 细胞。$CD4^+T$ 细胞和 $CD8^+T$ 细胞的功能不同，$CD4^+T$ 细胞识别由 13～17 个氨基酸残基组成的外源性抗原肽，受自身 MHC II 类分子的限制，活化后，分化的效应细胞主要为 Th 细胞，但也有少数 CD4 效应 T 细胞具有细胞毒作用和免疫抑制作用。而 $CD8^+T$ 细胞识别由 8～10 个氨基酸残基组成的内源性抗原肽，受自身 MHC I 类分子的限制，活化后，分化的效应细胞为细胞毒性 T 细胞（CTL 或 Tc 细胞），具有细胞毒作用，可特异性杀伤靶细胞。

（三）Th 细胞、Ts 细胞、CTL 细胞和 T_{DTH}

1. Th 细胞　　初始 $CD4^+T$ 细胞可分化为 Th1、Th2 和 Th17 三类效应 Th 细胞，分别分泌不同的细胞因子，发挥不同的免疫效应。其中，Th1 细胞主要分泌 IL-2、IFN-γ 和 TNF-β，活化巨噬细胞；诱导 B 细胞活化，分泌调理性抗体；抗胞内寄生微生物等辅助细胞免疫效应。Th2 细胞主要分泌 IL-4、IL-5、IL-6 和 IL-10 等，通过诱导 B 细胞活化，分泌中和性抗体；抗胞外寄生微生物；中和毒素等辅助体液免疫效应。Th17 细胞则通过分泌 IL-17 参与固有免疫和某些炎症的发生。此外，初始 $CD4^+T$ 细胞可分化为 Th3，Th3 细胞通过分泌 TGF-β 抑制 Th1、B 细胞的功能，对免疫应答起负调节作用。

2. Ts 细胞　　Ts 细胞可抑制 CD4/CD8 细胞发挥作用。可能机制是通过直接接触下调靶细胞 IL-2Rα 的表达，抑制 APC 的抗原提呈。生物学功能主要包括：①一种免疫调控细胞，使机体的免疫反应保持在一个适宜的程度，Ts 细胞活性降低会导致自身免疫病；Ts 细胞活性过度增高会引起免疫功能低下，如人的普通变异型低丙球蛋白血症。②在免疫耐受的形成上发挥重要作用，通过本身及分泌特异性抑制因子抑制免疫反应。

3. CTL　　CTL 生物学功能为特异性杀伤肿瘤细胞，攻击颗粒性抗原和变化了的自身细胞，不受补体与抗体的影响，可连续杀伤靶细胞。根据分泌细胞因子不同，分为 Tc1、Tc2。其杀伤靶细胞主要包括两种机制：细胞裂解（分泌穿孔素、颗粒酶、颗粒溶解素和淋巴毒素）和细胞凋亡（Fas/FasL）。

4. T$_{DTH}$ 细胞　　T$_{DTH}$ 细胞是由前体 T$_D$ 细胞分化而来的，在抗原的作用下被致敏分化成 T$_D$ 细胞，在抗原的作用下分泌多种淋巴因子，激活以巨噬细胞为主的大量非特异性效应细胞，产生免疫反应。有些又分化成记忆 T$_D$ 细胞。

（四）初始 T 细胞、效应 T 细胞和记忆 T 细胞

初始 T 细胞是指未受抗原刺激的成熟 T 细胞，参与淋巴细胞再循环。

效应 T 细胞可表达高水平、高亲和力的 IL-2R，表达黏附分子。不参加淋巴细胞再循环，能向周围炎症组织迁移，存活期较短。

记忆 T 细胞存活期长，长期对机体产生保护效应，对再次进入机体的相同抗原能产生比未致敏 T 细胞更迅速、更强烈的免疫应答，从而有效发挥免疫防御功能，并能防止长期寄生的低致病性病原体损伤机体。

第二节　T 细胞对抗原的识别

在 T 细胞对抗原的识别学习中，需要重点掌握 TCR 对抗原的双识别这一重要特点，即 TCR 识别抗原肽的 MHC 限制性及 T 细胞进行抗原识别的部位，在外周免疫器官中进行免疫应答。

一、APC 向 T 细胞提呈抗原

抗原提呈细胞（antigen presenting cell，APC）是一类在免疫应答中将抗原进行加工、处理，并提呈给抗原特异性淋巴细胞的免疫细胞。APC 最主要的特征是能处理摄入的蛋白质抗原和表达 MHC Ⅱ类分子，还可以表达协同刺激分子。抗原提呈与 T 细胞的识别有两类：MHC Ⅰ类分子提呈的内源性抗原肽和 MHC Ⅱ类分子提呈的外源性抗原肽，它们分别被 CD8$^+$ CTL 和 CD4$^+$Th 细胞识别。T 细胞识别抗原的分子基础是其抗原受体（TCR）和抗原提呈细胞的 MHC 分子。TCR 不能识别未经 APC 处理的抗原，而且 T 细胞识别的抗原表位是线性表位。T 细胞能识别 APC 表面由 MHC 分子提交的抗原肽，依赖于 APC 对蛋白质抗原进行处理和加工，并将抗原肽展示于细胞表面供 TCR 识别，称为抗原的加工提呈。抗原加工与提呈分为针对外源性抗原和针对内源性抗原两条主要的途径。需要说明的是，内源性抗原并非自身抗原的同义词，外源性抗原也不等于非己抗原。内源性和外源性抗原区分的根据是它们在进入加工途径前所处的位置，即位于细胞内还是细胞外。因此，自身蛋白质，如可溶性 MHC 分子或细胞膜结合的蛋白质分子，如被 APC 摄入后进入内体加工，即外源

性抗原。反之，在宿主细胞质中产生的病毒蛋白和胞内感染的病原体等虽属非己蛋白，但由于存在于胞质内也称为内源性抗原。外源性抗原（如病原微生物、异种蛋白等）由专职APC通过吞噬、吞饮和受体介导的内吞作用通过胞质包裹摄入胞内，称为内体，内体与溶酶体融合，在溶酶体酶作用下，被降解成长度为 13～18 个氨基酸残基的免疫显性肽段，与MHCⅡ类分子结合表达在 APC 膜表面，提呈给 CD4$^+$Th 细胞。Th 细胞依靠其 TCR 识别抗原肽-MHCⅡ类分子复合物，同时还有多种细胞表面分子参与识别和活化。其中，CD3 分子是参与 Th 细胞识别的重要分子，其与 TCR 以非共价键结合形成 TCR-CD3 复合物，TCR识别抗原肽后，CD3 将抗原信息传递到细胞内进一步启动细胞内的活化过程。内源性抗原是指肿瘤细胞、病毒感染细胞等自行合成的肿瘤抗原或病毒蛋白，在胞质蛋白酶体的作用下被降解成长度为 8～13 个氨基酸残基的免疫显性肽段，进入内质网，由宿主病毒感染细胞或肿瘤细胞等有核细胞加工处理后，与 MHCⅠ类分子结合表达在其细胞膜表面提呈给CD8$^+$CTL 细胞。在 TCR 识别抗原肽的过程中，CD8 分子作为 MHCⅠ类分子的受体与提呈细胞的 MHCⅠ类分子结合，也有一些免疫黏附因子参与。

外源性抗原和内源性抗原在细胞内加工的部位、所结合 MHC 分子的种类及与 MHC 分子发生结合的区室并不相同。加工过程中涉及的酶、胞内转运中所需的信号或伴随蛋白等也是不同的（见第十章）。

二、APC 与 T 细胞的相互作用

APC 对抗原进行加工，使抗原肽与抗原提呈分子结合并提呈到细胞表面，供 T 细胞识别。因而抗原的加工提呈反映了 T 细胞与 APC 的相互作用，这一相互作用涉及各种重要的分子，以及受体与配体的相互作用，并出现多种免疫生物学现象。T 细胞受体识别的抗原明显不同于 B 细胞受体和抗体识别的抗原。一方面，B 细胞识别的抗原涉及免疫球蛋白与完整抗原的直接结合，抗体一般与蛋白质抗原的表面结合，即与蛋白质一级结构中不连续的但在折叠时被带到一起的氨基酸残基相结合。另一方面，发现 T 细胞能对蛋白质中短的及连续的氨基酸序列做出应答，而这些序列通常埋藏在蛋白质的天然结构中，因此不能被 T细胞受体直接识别，除非蛋白质抗原发生降解并加工成多肽片段。APC 与 T 细胞相互作用中的免疫分子如下。

1. 抗原提呈分子　经典的抗原提呈分子有 MHCⅠ类和 MHCⅡ类分子。MHCⅠ类分子由糖基化的重链（α链，45kDa）和非共价结合的β2 微球蛋白（β2m，12kDa）组成。MHCⅡ类分子是由重链（α）和轻链（β）跨膜分子组成的异二聚体，胞外部分各有两个结构域（α1、α2 和 β1、β2）。由 α1 和 β1 共同组成抗原结合槽。其中β2 结构域有一个 CD4 的结合部位。MHCⅡ类分子的分布比较局限，主要表达于专职 APC；非经典 MHCⅠ类分子也具有一定的抗原提呈功能。非经典 MHCⅠ类分子对抗原的提呈主要活跃于固有免疫，特别是 NK 细胞的激活；分化抗原 CD1 分子能够提呈脂类抗原供 NK T 细胞亚群识别。在细胞膜上，CD1 也与β2m 非共价结合，构成异二聚体。

2. MHC-抗原肽-TCR 三分子复合物　由 MHC 分子、抗原肽和 TCR 分子组成的复合物简称 TCR-pMHC 或 TCR-pMHC 三元体。TCR-pMHC 在结构上有高度的变异性，第一，抗原的数量极大，进入 MHC 抗原结合槽中的抗原肽，不仅可以来自不同的抗原分子，而且可以是同一抗原分子上不同的肽段，携带不同的表位，使得其多样性之大难以估算。第二，MHC

的变异性来自两个方面,即多基因性和多态性。第三,TCR 分子的多样性更是以十万到百万计,这就意味着,在不同时空所发生的各种免疫应答中,很难找出两个结构完全相同的 TCR-pMHC 三元体分子。

3. 辅佐分子 仅指和 APC-T 细胞相互作用有关,并参与抗原提呈的一些白细胞分化抗原和黏附因子,如 CD3、CD4、CD8 等。这些辅佐分子发挥作用一般不显示抗原特异性,因而往往具有多重免疫效应和免疫调节功能。但仅就 APC-T 细胞的相互作用和参与抗原的加工提呈而言,这些分子主要行使三项功能:①稳定 TCR-pMHC 三元体结构,拉近 T 细胞和 APC 间的距离,促进细胞间相互作用;②通过相关蛋白激酶,参与传递抗原识别信号及协同刺激信号,不仅对上面提到的 CD4、CD8 和 CD28 分子,对 LFA-1 和 CD2 亦然;③参与形成免疫突触。其中特别活跃的是 LFA-I 及其配体 ICAM-I。

三、T 细胞对抗原识别的特性

(一)TCR 识别抗原的双识别性

T 细胞受体(T cell receptor,TCR)是位于 T 细胞表面的具有识别和结合特异性抗原的分子结构。大约 95% T 细胞的 TCR 都是异二聚体,且每个都是由 α 链和 β 链经二硫键连接而成,每条链又可折叠形成可变的 V 区和恒定的 C 区两个功能区。其中 C 区表现为 4~5 个氨基酸残基伸入胞质内并与细胞膜相连,而 V 区则是与抗原结合的部位。α 链和 β 链分别有248 个氨基酸和 282 个氨基酸,分子质量分别为 40~50kDa 和 40~45kDa。

T 细胞表达 T 细胞受体,以此识别抗原和介导免疫应答。双识别具体来说就是 TCR 既要识别 APC 提呈的抗原肽,同时还要识别与抗原肽结合的 MHC 分子。$CD4^+$T 细胞识别抗原肽-MHC II 类分子复合物,而 $CD8^+$T 细胞识别的是抗原肽-MHC I 类分子复合物。

TCR 的抗原识别特异性显示在细胞克隆水平,即同一克隆 T 细胞具有结构相同的 TCR分子,识别同一类抗原或同一类抗原 T 细胞表位。TCR 在同一个体内则组成多样性极为丰富的 TCR 库,赋予个体对环境中数量众多、易于突变的病原体(抗原)进行识别和应答的巨大潜力。TCR 分子分成两类:一类称 TCR1,由 γ、δ 两条肽链组成,在 T 细胞分化成熟中首先表达,外周血中 5%~10%的 T 细胞表达 TCR1;另一类称 TCR2,由 α、β 两条肽链组成,表达稍晚。外周血中 90%~95%的 T 细胞表达 TCR2。而 T 细胞根据 TCR 类型不同分为 γδT 细胞(表达 TCR1)和 αβT 细胞(表达 TCR2);如果根据表面标志和分化抗原的不同 αβT 可以分为 $CD4^+$T 细胞和 $CD8^+$T 细胞。$CD4^+$T 细胞根据其分泌的细胞因子和介导的功能不同又可分为 Th1 细胞和 Th2 细胞;$CD8^+$T 细胞主要为细胞毒性 T 细胞。

与此同时还发现存在一些非 MHC 约束的 NK T 细胞,专一识别脂类抗原,以及近年来的研究热点 $CD4^+CD25^+$调节性 T 细胞。其中 NK T 细胞是一群细胞表面既有 T 细胞受体又表达 NK 细胞受体的固有类淋巴细胞。它具有免疫调节的功能,NK T 细胞受到刺激后,可以分泌大量的 IL-4、IFN-γ、GM-GSF、IL-13 和其他细胞因子和趋化因子,从而发挥免疫调节作用。NK T 细胞是联系固有免疫和获得性免疫的桥梁之一,主要是指 NK T细胞来源的 IL-4 和 IL-13 可以推动 Th2 亚群的发育,从而影响获得性免疫的性质。同时,NK T 细胞活化后也具有 NK 细胞相似的细胞毒活性,可裂解 NK 细胞敏感的靶细胞,如YAC-1 细胞。

（二）TCR 识别抗原的 MHC 限制性

MHC 限制性主要是指具有同一 MHC 表型的免疫细胞所特有的有效相互作用。TCR 在识别抗原的同时，也识别 MHC 分子的特性，包括 T-B、T-Mφ 等的相互作用。组织相容性抗原包括多种复杂的抗原系统，其中能引起快而强的排斥反应者称为主要组织相容性抗原系统，引起慢而弱的排斥反应者称为次要组织相容性抗原系统。若供者、受者双方的多个次要组织相容性抗原不匹配，也同样会迅速发生明显的排斥反应。现已证明，MHC 不仅控制着同种移植排斥反应，更重要的是与机体免疫应答、免疫调节及某些病理状态的产生均密切相关。只有当抗原片段或决定簇与抗原提呈细胞上的 MHC 分子结合在一起时，TCR 才能识别和结合抗原，T 细胞的 TCR 才能识别或结合 MHC Ⅱ 类分子（或 MHC Ⅰ 类分子），即 TCR 识别抗原必须受 MHC 分子与抗原片段结合的制约。

在同一生物体内，可能有数百万种 T 细胞克隆及其特异性的 TCR，故能识别数量庞大的抗原决定簇。在 T 细胞发育过程中各个幼稚 T 细胞克隆的 *TCR* 基因，经过不同的重排后可形成几百万种不同序列的 V 区基因，它们均可编码相应数量的、不同特异性的 TCR 分子。每个成熟的 T 细胞克隆内各个细胞具有不同 TCR，能识别不同的特异性抗原决定簇。通常 TCR 又称 Ti 分子，这是由于 TCR 与 Ig 一样具有独特性，而且 TCR 与细胞膜上的 CD3 抗原通常紧密结合在一起，形成的复合体称为 TCR 复合体。TCR 不能识别和结合单独存在的抗原片段或决定簇。少数 T 细胞的 TCR 由 γ 链和 δ 链组成，称为 γδT 细胞，其在胸腺内分化发育而在外周血液循环中分布较少，在皮肤和肠道黏膜相关淋巴组织中较多。

（三）在外周免疫器官进行免疫应答

活化的抗原提呈细胞在外周免疫器官中启动 T 细胞应答。获得性免疫应答启动的位置并不是病原生物最初入侵引起感染的部位，而是在初始 T 细胞不断经过的外周淋巴组织中。外周免疫器官中感染的病原生物在感染部位下游的淋巴结中直接被截留，病原生物或其产物是随淋巴液或者偶尔随血液从感染组织转运至淋巴组织的，从黏膜表面感染的病原生物积聚到淋巴组织中，而进入血液的病原生物则被脾脏捕获。所有这些免疫器官中都存在专门摄取抗原并将这些抗原信息提呈给 T 细胞的提呈细胞，其中最重要的就是树突状细胞。树突状细胞可以在感染部位摄取抗原后，迁移至下游的淋巴结中。

固有免疫应答积极参与了将抗原从感染部位携带至下游淋巴组织中以及随后提呈给初始 T 细胞的整个过程，而且初始 T 细胞流经外周淋巴组织时能识别抗原提呈细胞表面的肽-MHC复合物。T 细胞一旦离开血管首先进入的是淋巴结深皮质区，在此它们会遇到成熟的树突状细胞，通过与自身肽-MHC 复合物相互作用从而获得生存信号，经淋巴管离开淋巴结返回血液循环。而那些接触了提呈细胞表面特异性抗原的 T 细胞，则开始活化增殖并分化为致敏效应 T 细胞。现在这些抗原特异性致敏效应 T 细胞已经增加了上百倍甚至上千倍，随后通过输出淋巴管离开淋巴结进入血液循环。

如果一个淋巴细胞在外周淋巴组织中没有遇到其特异性抗原而被活化，那么它就会离开这个组织并在淋巴液和血液中再循环，并不断重返淋巴组织，直到遇到抗原或淋巴细胞而死亡。然后该淋巴细胞的位置则由新生的淋巴细胞所取代，这就使受体得到更新并保证了淋巴细胞数量的恒定。新形成的淋巴细胞归巢于外周淋巴组织特定的位置。

第三节　T细胞在抗原刺激下的活化过程

T细胞多为小型的静止细胞，当在次级淋巴组织中受到MHC限制的抗原刺激后变为活化的T细胞，活化的T细胞便会对抗原进行相应的专一性免疫应答。

进入血液的初始淋巴细胞仅携带有单一特异性的抗原受体，而不是一个细胞同时携带有多个不同的受体，每种受体都只能识别许多病原体中一种特定的表面特征。这些受体特异性是淋巴细胞在骨髓和胸腺中发育时由独特的遗传机制决定的，这种机制能产生数百万种不同的编码受体分子的基因。因此，虽然每个淋巴细胞只携带一种特异性的受体，但不同淋巴细胞所携带受体的特异性不同。这就确保了机体中数百万的淋巴细胞总体携带了数百万种不同的特异性抗原受体。

一、免疫突触

T细胞在免疫识别过程中，TCR-CD3复合体可识别APC提呈的肽-MHC复合物，并且在T细胞与APC之间形成复杂的超分子结构。它的功能是协调、修正和放大由TCR转导的信号。

1. 免疫突触的形成和结构　　TCR复合物识别APC表面的pMHC之后，使一些受体及其相连的胞内信号转导分子迅速被动员到T-APC的接触部位。首先是TCR复合物（TCR和CD3），也包括CD4或CD8辅助受体、CD28协同刺激受体，以及与跨膜受体相连的蛋白激酶等，它们从原先自由浮动的状态进入两细胞接触部分的中间地带。而辅佐分子LFA-I及其配体ICAM-1仍留在周边，发挥使T-APC稳定化的作用。

免疫突触的形成包括三个阶段。第一阶段，ICAM-1及CD2分别与配体LFA-I及CD58配接，启动T细胞与APC间的相互作用。ICAM-1在T细胞表面聚集成一个广泛的中央区，以此为支点，T细胞膜在其周围环绕形成环状结构。第二阶段，发生在T细胞与APC接触5min后，TCR-pMHC复合物向接触面的中心移动，形成中央束，ICAM-1-LFA-I重新分布，逐渐在外周形成另一个环状结构。第三阶段，中央束稳定化。在细胞松弛素D（cytochalasin D）的作用下，中央束不再移动。这种成熟型免疫突触可持续1h以上。

2. 免疫突触形成中的信号转导及细胞骨架的重新定向　　以TCR-pMHC为主的多种跨膜分子能够聚集在一起，是它们在T细胞膜脂双层结构中有序移动和聚集的结果。之前提到，在这个过程中起关键作用的是细胞骨架（cytoskeleton）。细胞骨架由微管、微丝（microfilament）及中间丝组成，是一类高度动态化的可随生理条件改变而不断进行组装和去组装的结构，受细胞内外各种因素的调控。微丝由肌动蛋白（actin）组成，调控肌动蛋白构型可积极参与免疫突触的形成。

当感染组织中未成熟的树突状细胞摄取病原体后，启动获得性免疫应答的诱导进程。未成熟树突状细胞与巨噬细胞都来源于共同的骨髓前体细胞，然后从骨髓迁移至外周组织，其作用就是监视局部环境中的病原体情况。最后，所有定居在组织中的树突状细胞随淋巴液移行至局部淋巴结，与再循环的初始淋巴细胞发生相互作用。如果树突状细胞未被激活，则将诱导对其所携带自身抗原的耐受。

未成熟树突状细胞表面存在有识别多种病原菌共同组分，如细菌细胞壁上的蛋白多糖受体。与巨噬细胞和中性粒细胞一样，树突状细胞的这些受体与细菌结合后可以刺激细胞吞噬病原菌，并在胞内将病原菌降解。未成熟的树突状细胞也可以通过非受体依赖型的巨胞饮（macropinocytosis）作用不断摄取胞外抗原，包括可能存在的任何病毒颗粒或细菌。但树突状细胞的主要功能并不是破坏病原菌，而是将病原菌抗原带到外周免疫器官中，并在那里提呈给T淋巴细胞。感染组织中的树突状细胞摄取了病原菌后即被激活，随后迁移至局部淋巴结。树突状细胞一旦活化，就成熟为高效的APC，随后发生一系列变化，使其能激活在淋巴结内遇到的抗原特异性淋巴细胞。

免疫突触的形成具有非常重要的意义。首先，多个TCR-pMHC三元体的聚集使得单一受体（TCR）和单一配体（pMHC）间的亲和力有机会转变成一种结构性亲和力。结构性亲和力为相应信号转导提供了足够强的动力，促进T细胞行使其抗原识别后的生物学功能，包括增殖、细胞因子分泌和对靶细胞的杀伤。其次，三元体的聚合同时使得与之相连的胞内Src家族PTK及其他信号分子发生多聚化（multipolarization），全面启动T细胞抗原识别信号的胞内转导。信号分子聚合成簇，使之有机会发生相互磷酸化。Src家族的蛋白酪氨酸激酶一旦因磷酸化而激活，可迅速启动T细胞活化信号的转导。

二、细胞活化过程中的信号转导途径及涉及的靶基因

信号转导途径是指外源的信号通过细胞膜上的受体蛋白传到细胞内部，并激发出如离子通透性、细胞形状或者功能发生改变的应答过程。外源信号通过受体蛋白或其他跨膜分子从细胞外转至细胞内，转化成生物化学形式，分布于细胞内的不同部位，信号抵达不同部位时可以维持不变并被放大。

（一）参与T细胞激活信号转导的一些主要成分

1. 蛋白激酶和蛋白磷酸酶　　信号转导中信号蛋白的磷酸化和脱磷酸化十分重要，分别由蛋白激酶和蛋白磷酸酶促成。蛋白质分子上能够发生磷酸化的氨基酸残基主要有酪氨酸、丝氨酸和苏氨酸。通常，能使酪氨酸残基发生磷酸化的蛋白酪氨酸激酶（PTK）在信号转导的上游发挥作用；而引起丝氨酸、苏氨酸磷酸化的激酶，如促分裂原活化的蛋白激酶（MAPK），较多地在信号转导下游发挥作用，并直接参与转录因子的活化。

2. 免疫受体酪氨酸激活基序　　T细胞信号转导的激活，除了需要蛋白质磷酸化外，还需要把各种游离于胞质中的激酶和信号分子招募到胞膜内侧和受体分子近旁，为信号转导创造条件。其中发挥关键作用的结构主要是受体（或受体相关分子）胞内段上特定的ITAM、识别这些基序的SH2结构域（SH2 domain），以及带有SH2结构域的激酶和衔接蛋白。SH2结构域是指在抗原受体的信号转导过程中，由酪氨酸激酶反应产生的磷酸酪氨酸形成的一个蛋白质结构域结合位点。

3. 衔接蛋白　　与T细胞激活有关的衔接蛋白，主要是与胞膜相连的T细胞活化连接蛋白（linker for activation of T cell，LAT），其他还有分子质量为76kDa带SH2结构域的白细胞磷酸化蛋白（SH2 containing leukocyte phosphoprotein of 76kDa，SLP 76）、生长因子受体结合蛋白2（Grb 2）及介导免疫突触形成的Gads和NCK等。

（二）信号的跨膜传递和转导通路的启动

1. 免疫突触引起跨膜分子及信号转导成分的多聚化　　T细胞表面免疫突触的形成，不

仅增加了 TCR 与 pMHC 间的亲和力，还引发胞膜相关分子的一个重要物理变化，即多聚作用（multimerization），使参与 T 细胞激活的各种跨膜分子，如 TCR/CD3、辅助受体 CD4（或 CD8）等相互靠拢成簇（clustering）。同时，多聚作用引起受体关联性酪氨酸激酶，主要是非受体型 Src PTK 家族成员的相互靠近，包括和受体 TCR/CD3（主要是 CD3 ζ 链）相连接的 p59^{fyn} 分子（Fyn），以及和辅助受体 CD4（或 CD8）分子相连接的 p56^{lck} 分子（Lck），它们借助多聚化彼此靠拢后，可发生相互磷酸化或反式磷酸化。胞内 Src PTK 一旦成功地发生磷酸化，意味着参与 T 细胞信号转导的蛋白酪氨酸激酶开始激活，胞外受体对抗原的识别有效。

2. CD45 分子参与启动信号转导　　在实际的信号转导过程中，上述过程其实并不产生。Src 有两个酪氨酸残基位点，一个位于催化结构域，即 SH1 内 394 位置处，是激酶显示活性的关键部位，也是相互磷酸化中 Src 分子间磷酸根转移的靶目标。另一个酪氨酸残基在 Src 分子 C 端 505 位置，发挥抑制作用。在未激活的 T 细胞中组成性表达一种称为 Cak 的蛋白酪氨酸激酶。由此导致 Src 分子携带的 SH2 结构域和同一个分子 C 端 pY 相结合，这一结合使该分子的 C 端卷曲，遮掩了 Src PTK 活性中心，即催化结构域上的激活性酪氨酸残基 Y394，使之不能发生磷酸化。因而，在未致敏 T 细胞中，Src PTK 没有活性。这时有待分化抗原 CD45 发挥作用。CD45 分子胞内段有两个结构域，具有蛋白酪氨酸磷酸酶的功能。它们可使底物上的 pY 变成 Y，条件是 CD45 需要紧靠其底物。显然，上面提到的多聚作用可使 Src 和跨膜分子 CD45 相聚。于是 CD45 迅速作用于 Src PTK 家族中的 Fyn 和 Lck 分子 C 端的 pY505，使其脱磷酸化。Src 分子的 SH2 遂不再作用于 pY505，"放开" C 端意味着 PTK 的活性中心被暴露，为 Fyn 和 Lck 分子发生相互磷酸化创造了条件。

3. T 细胞识别信号转导途径的起始步骤

1）抗原作用下信号转导相关分子发生多聚化，PTP CD45 解除 Src PTK 分子 C 端对激酶活性的抑制作用。

2）胞内 Src PTK 分子（Fyn、Lck）间因相互磷酸化而被激活。

3）激活的 Src PTK 使 CD3 分子（主要是 CD3 ζ 链）胞内段上 ITAM 中的酪氨酸发生磷酸化；磷酸化的 ITAM 借助和 SH2 结合，招募 Syk PTK 家族中的重要成员 ZAP-70 后，已活化的 Src 使得招募至 CD3 ζ 链附近的 ZAP-70 分子发生磷酸化。

4）蛋白激酶 ZAP-70 因磷酸化而激活，引起衔接蛋白 LAT 上多个酪氨酸残基发生磷酸化。

5）磷酸化的 LAT（可能还包括另一衔接蛋白 SLP-76）作为一个平台，把各种带有 SH2 结构域的信号蛋白招募至 LAT 附近，其中包括胞膜内侧的磷脂酶 C（PLC-γ）、衔接蛋白 Grad-2 和 Gads。

6）PLC-γ 和 Grb-2 分别启动（或参与启动）两条不同的信号转导途径。Gads 参与免疫突触的进一步形成。

4. 抗原信号胞内转导的主要途径

1）磷脂酰肌醇途径。T 细胞抗原识别信号转导级联反应涉及的第一条通路称为磷脂酰肌醇途径（phosphatidyl inositol pathway，PI 途径）。由激活的 Src PTK 和 ZAP-70 通过 LAT 使膜结合的磷脂酶 C（PLC）分子 7 链上的酪氨酸残基发生磷酸化。磷酸化的 PLC-γ 发挥酶活性，使底物二磷酸磷脂酰肌醇（PIP2）水解成两个成分：三磷酸肌醇（IP3）和二酰甘油（DAG）。

2）MAP 激酶相关途径。第一个途径是 Ras 蛋白与信号转导。激活的 ZAP-70 使衔接蛋白 LAT 和 SLP-76 发生磷酸化，可募集并激活其他的衔接蛋白，启动 T 细胞活化信号转导的

第二条途径。Ras 蛋白和鸟苷酸结合有两种形式：与三磷酸鸟苷（GDP）结合的形式（Ras 处于激活状态）及与二磷酸鸟苷（GDP）结合的形式（Ras 不显示活性）。通常，Ras 处于与 GDP 结合的无活性状态，因而使 Ras-GDP 转变成 Ras-GTP 是信号转导中的一个重要步骤，这依赖于鸟苷酸置换因子（guanine nucleotide exchange factor，GEF）发挥作用。Sos 为 T 细胞中的一种 GEF，可使结合于 Ras 的 GDP 解离，重新置换上 GTP，令 Ras 蛋白激活。需要特别注意的是，Ras-GTP 的活性还受控于另一个调节因子，称为 GTP 酶激活蛋白（GAP）。其功能是使结合于 Ras 蛋白的 GTP 脱去一个磷酸根，让 Ras-GTP 及时地转换成无活性状态的 Ras-GDP。否则，处于活化状态的 Ras 蛋白有可能持续地传递激活信号，使细胞处于无节制的分裂状态，引起癌变。第二个途径是 MAPK 级联反应。MAPK 在小 G 蛋白参与的信号转导中具有极其重要的作用，而 MAPK 的激活又依赖于另一个激酶 MAP2K，即 MAPK 的激酶，但前面还有一个 MAP3K 起作用。Raf 为一种 MAP2K 激酶。所以 MAPK 的活化经历了以下的级联反应：MAP3K→MAP2K→MAPK→转录因子激活。

T 细胞在活化过程中的显著特点就是双信号活化。双信号即 T 细胞活化需要双信号刺激。第一信号是 APC 表面抗原肽-MHC 分子复合物与 T 细胞的 TCR 结合，其抗原刺激信号由 CD3 传递到细胞内；第二信号（协同刺激信号）是抗原提呈细胞表面协同刺激分子，如 B7-1/B7-2、LFA-3 等与 T 细胞表面协同刺激分子受体 CD28、CD2 等结合，相互作用后产生的。

细胞有活化信号作用于细胞的各种转导，同时也有几种重要的 T 细胞抑制剂可干扰活化信号的转导。T 细胞内有一类专门和抑制剂起作用的蛋白质称为免疫嗜素（immunophilin），免疫嗜素可以竞争性结合信号转导途径中的一些成分而阻断信号通路。

CD28 分子和 CTLA-4 分子及其配体 B7/BB1 分子被认为是产生协同刺激信号的主要分子，在这两种信号的作用下，才能使 T 细胞活化并合成和分泌 IL-2 和表达 IL-2R，最终导致细胞分裂和克隆扩增。如无第二信号存在，则 T 细胞不被活化也不引起克隆扩增，处于克隆无反应（clonal anergy）状态。

T 细胞活化中细胞黏附分子的辅助作用主要体现在两个方面：一方面是维持抗原特异 T 细胞与 APC 的结合时间，有益于 T 细胞活化、增殖、分化成效应 T 细胞；另一方面是在传送活化信号给 T 细胞时，进一步刺激 T 细胞克隆增殖，活化 APC 表达 B7 分子增加。

三、抗原特异性 T 细胞的增殖分化

1. CD4$^+$T 细胞的增殖分化　　初始 T 细胞识别抗原后分化为 Th0 细胞，Th0 细胞若在 IL-12 等作用下继续分化为 Th1 细胞，介导细胞免疫；若受 IL-4 等作用分化为 Th2 细胞辅助体液免疫，部分 T 细胞分化为长寿记忆细胞参与再次免疫应答。

CD4$^+$T 细胞的活化需有抗原提呈细胞参与，主要为 Mφ 细胞，其次表皮内的朗格汉斯细胞和血管内皮细胞也可发挥抗原提呈细胞的作用。Mφ 细胞在 DTH 反应中可发挥两个方面的作用：在诱导期 Mφ 细胞具有提呈抗原的作用，在效应期非致敏的 Mφ 细胞在活化的 CD4$^+$T 细胞释放的细胞因子的作用下，可成为 DTH 中重要的炎症细胞。CD4$^+$T 细胞活化需有双信号刺激，即其抗原识别受体（TCRαβ）与抗原提呈细胞上的肽 MHC II 分子复合物结合后，可通过 CD3 复合分子传递第一信号。CD4$^+$T 细胞上其他辅助分子可与 APC 上相应的配体分子结合，不仅增强了 CD4$^+$T 细胞与 APC 间的黏附作用，同时可向 CD4$^+$T 细胞传递共刺激信号（costimulatory signal）使之活化并产生多种细胞因子，它们既能促进 CD4$^+$T 细胞克隆的

扩增，又是 DTH 反应的分子基础。如无辅助信号发生，则 CD4$^+$T 细胞处于无反应（anergy）状态。

2. CD8$^+$T 细胞的增殖分化　　CD8$^+$T 细胞的增殖分化分为 Th 细胞依赖性及非依赖性两种方式。前者为 CD8$^+$T 细胞识别低表达协同刺激分子靶细胞表面的 MHC Ⅰ 类分子提呈的抗原，须依赖活化 Th 细胞分泌的细胞因子方可增殖分化为效应细胞毒 T 细胞；后者是指 CD8$^+$T 细胞识别了高表达协同刺激分子的 APC 表面 MHC Ⅰ 类分子提呈的抗原后，自身即被激活并合成 IL-2，促使其增殖分化为效应细胞毒 T 细胞。

CD8$^+$T 细胞（Tc 细胞或 CTL）能杀伤表达特异抗原的靶细胞，它在抗病毒感染、急性同种异型移植物排斥和对肿瘤细胞的杀伤作用中是重要的效应细胞。绝大多数 Tc 细胞表达 CD8 分子，其抗原识别受体可识别多肽抗原与自身 MHC Ⅰ 类分子形成的复合物。这些非己多肽抗原是在靶细胞内经合成加工后与自身 MHC Ⅰ 类分子结合并运送到靶细胞表面的。少数 Tc 细胞表达 CD4 分子并识别和自身 MHC Ⅱ 类分子结合的多肽抗原。正常机体中 Tc 细胞以不活化的静息 T 细胞的形式存在。因此它也必须经过抗原激活并在 Th 的协同作用下，才能分化发育为效应杀伤 T 细胞。

第四节　效应 T 细胞的作用

初始 T 细胞要参与获得性免疫应答，必须首先接触抗原，然后被诱导增殖和分化成具有清除抗原能力的细胞，这样的细胞称为效应 T 细胞，因为这些细胞一旦再次接触到其特异性抗原，就迅速发挥作用。我们将效应 T 细胞所作用的细胞称为靶细胞（target cell）。只有当效应 T 细胞的受体识别靶细胞上的抗原肽-MHC 复合物时才会触发 T 细胞效应功能。这种识别导致效应 T 细胞与携带有抗原的靶细胞之间黏附得更紧密，并直接向靶细胞释放效应分子，导致靶细胞活化或死亡。不同类型的效应 T 细胞特异性靶向不同类型的病原体，按进程不同产生的效应分子对靶细胞产生不同的效应（表 11-3）。效应分子大多是可溶性的，如细胞因子；少数与细胞膜结合，如 CD8$^+$T 细胞上的 Fas 配体（FasL）、Th1 细胞表面的 TNF-β 和 Th2 细胞表面的 CD40L。效应分子对于各种 T 细胞的功能起着很重要的作用，如 Fas 配体、穿孔素和颗粒酶可介导 CTL 对靶细胞破坏，膜结合的 TNF-β 和可溶性的 IFN-γ、GM-CSF 可促进 Th1 细胞对巨噬细胞的活化，CD40L 和 IL-4、IL-5、IL-6 在 Th2 细胞对 B 细胞的活化过程十分重要。

表 11-3　效应 T 细胞产生的效应分子与功能

效应 T 细胞 CD4$^+$Th 细胞亚型	效应分子		功能
	可溶性效应分子	膜结合效应分子	
Th1	IL-2、IL-3、IFN-γ、TNF-β、GM-CSF		增强 APC 活性 增强 Tc 细胞活性 抵抗胞内病原微生物 参与迟发型超敏反应、自身免疫病
Th2	IL-4、IL-5、IL-6、IL-10、IL-13、GM-CSF	CD40 配体（CD40L）	抵抗胞内病原微生物 促进体液免疫 IgE 介导的过敏反应

效应 T 细胞 CD4+Th 细胞亚型	效应分子		功能
	可溶性效应分子	膜结合效应分子	
Th9	IL-9		抵抗胞内病原微生物参与黏膜免疫
Th17	IL-17A、IL-17F、IL-22		抵抗真菌和细菌感染参与炎症反应 自身免疫病
Th22	IL-22		抵抗胞内病原微生物
Treg	IL-10、TGF-β		抑制炎症反应和抗肿瘤应答
Tfh	IL-4、IL-21		在滤泡和生发中心辅助 B 细胞
CD8+Tc	细胞毒素（穿孔素、颗粒酶） IFN-γ、TNF-β	Fas 配体（FasL）	细胞毒作用

效应 T 细胞一旦在淋巴组织中完成分化后，就必须找到其识别的提呈有相应抗原肽-MHC 复合物的靶细胞。有一些 Th2 细胞会遇到还没有离开淋巴组织的相应 B 细胞，但大多数致敏效应 T 细胞在淋巴组织中活化后，经过胸导管进入血液循环。由于在分化过程中这些细胞表面发生了变化，于是它们能够迁移进入组织，尤其是感染部位。发生感染后，局部的血管内皮细胞通过改变其表面表达的黏附分子而引导这些 T 细胞进入感染部位，局部的趋化因子也具有这种作用。

效应 T 细胞的功能很大程度上取决于效应细胞对结合的特异性靶细胞产生的一系列效应分子。CTL 在专门的溶酶粒中储存了预先合成的细胞毒素，释放后，这些细胞毒素都集中在与感染靶细胞接触的部位；三类效应 T 细胞会从头合成细胞因子以及一个或多个 TNF 家族的膜相关效应蛋白。Th2 细胞表达激活 B 细胞的效应分子，而 Th1 细胞表达激活巨噬细胞的效应分子。CD8+T 细胞表达膜相关的 Fas 配体，可诱导带有 Fas 配体的细胞程序性死亡，还可以释放 IFN-γ。膜相关效应只能给带有相应受体且相互作用的细胞传递信号，而可溶性细胞因子不仅能作用于局部靶细胞表达的细胞因子受体上，还能作用在远距离的造血细胞上。

一些 CD4 效应 T 细胞和活化 CD8 T 细胞表达能激活凋亡途径的 Fas 配体。颗粒内容物的释放担负了大多数 CD8 效应 T 细胞的细胞毒性。在穿孔素基因敲除的小鼠中，CD8 效应 T 细胞失去了大部分的杀死活性。这种颗粒介导的杀伤作用是严格钙依赖性的，但在钙损耗的情况下 CD8+T 细胞的有些细胞毒作用仍然保留。有些 CD4+T 细胞也能杀伤其他细胞，只是它们没有颗粒，也不产生穿孔素和粒酶。这些结果暗示可能存在着非穿孔素依赖的第二种细胞毒作用的机制。这个机制涉及通过 Fas 配体与靶细胞膜上的 Fas 结合，而 Fas 配体存在于活化的细胞毒性 T 细胞和 Th1 细胞膜上。Fas 配体与 Fas 结合可导致半胱天冬氨酸酶的活化，诱导靶细胞的凋亡。

细胞毒性 CD8 效应 T 细胞在宿主防御胞内寄生菌中起重要的作用，最普遍的作用就是防御病毒感染。这些细胞毒性 T 细胞通过识别结合于 MHC Ⅰ 类分子并输送至细胞表面的外源肽，从而杀伤任何寄生病原体的细胞。细胞毒性 CD8 T 细胞通过释放两种预先合成的细胞毒性蛋白来发挥它们的杀伤功能，这两种蛋白质是能够诱导任何类型靶细胞凋亡的粒酶，以及在靶细胞膜上形成孔道的成孔蛋白，即穿孔素。CD8 和有些 CD4 T 细胞表达的膜结合型分子 Fas 配体与一些靶细胞上表达的 Fas 结合，也能够诱导细胞凋亡。细胞毒性 T 细胞能够很精确地杀伤靶细胞，不会殃及邻近的正常细胞。在清除感染细胞的同时尽量减少对正常组织的损伤，这种作用的精确性是至关重要的。

小　结

在免疫应答过程中，T 细胞主要执行细胞免疫功能，除了具有直接的免疫效应功能外，还可以产生多种细胞因子与其他免疫因子相互作用，发挥更广泛的调节作用。T 细胞识别抗原时，主要通过 T 细胞受体复合物，即形成抗原肽-MHC-TCR 三元体，T 细胞与抗原提呈细胞之间形成复杂的超分子结构，称为免疫突触，与经典的神经系统突触在结构和功能上有相似性。效应 T 细胞对靶细胞的进攻可以体现在生成细胞毒素或者产生细胞因子等多方面。

复习思考题

思考与探索

1. T 细胞识别抗原的主要特征是什么？
2. 试述抗原提呈细胞（APC）与靶细胞的概念及差别。
3. 什么是 MHC 限制？MHC I 类和 MHC II 类限制有何区别？
4. CD8$^+$T 细胞如何发挥杀伤作用？
5. 试比较内源性抗原及外源性抗原加工、提呈及效应过程的差异。
6. 效应 T 细胞的 3 个主要类型是什么？各分泌什么重要细胞因子和毒素？有何重要意义？
7. NK 细胞的主要作用机制是什么？

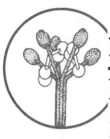

第十二章
B淋巴细胞对抗原的特异性体液免疫应答

视频

思维导图

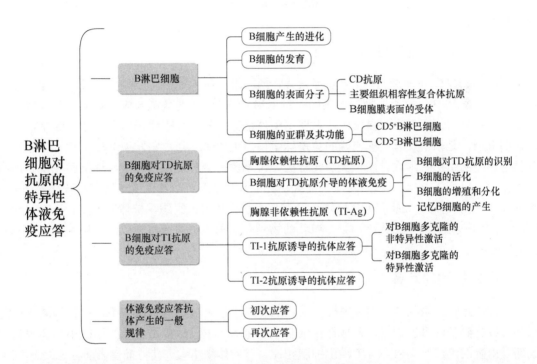

B淋巴细胞通过产生抗体而介导的特异性免疫应答称为体液免疫应答。抗原侵入机体后，可以经过淋巴循环到达淋巴结，或者进入血液最后被滞留在脾脏，定居在淋巴结和脾脏的淋巴细胞受到抗原的刺激，诱发免疫应答。B淋巴细胞在抗原刺激下会增殖分化出大量浆细胞，浆细胞可合成和分泌特异性抗体，并在血液中循环，执行机体的体液免疫。

B淋巴细胞在骨髓内的发育，可经过祖B淋巴细胞、前B淋巴细胞、未成熟B淋巴细胞及成熟B淋巴细胞几个阶段，在分化各阶段的主要变化为免疫球蛋白基因的重排和膜表面标志的表达。B淋巴细胞在发育分化过程中，同样也经历选择作用，以除去非功能性基因重排B淋巴细胞和自身反应性B淋巴细胞，成熟B淋巴细胞释放至周围淋巴组织，构成B淋巴细胞库。能刺激B淋巴细胞增殖和分泌抗体发挥体液免疫的抗原有两类，即胸腺依赖性抗原（TD-Ag）和非胸腺依赖性抗原（TI-Ag）。其中B淋巴细胞对TD-Ag的免疫应答需要T细胞和抗原提呈细胞的辅助作用。特异性体液免疫可分为三个阶段：感应阶段、反应阶段和效应阶段。在此过程中，有一小部分B淋巴细胞分化为记忆细胞。记忆B淋巴细胞不产生抗体，当同一抗原再次侵入机体时，记忆 B 淋巴细胞分化成效应 B 淋巴细胞，从而产生抗体。再次应答的速度要比初次应答快，抗体生成量也明显增加，这是免疫记忆的典型特征。

第一节　B 淋巴细胞

B 淋巴细胞（B lymphocyte）简称 B 细胞。鸟类的法氏囊是 B 细胞分化的场所，而哺乳类动物在胚胎早期 B 细胞分化的最早部位是卵黄囊，出生后则在骨髓内分化成熟。B 细胞分化过程可分为两个阶段，即抗原非依赖期和抗原依赖期。B 细胞表面有多种膜表面分子在 B 细胞的分化和功能执行中发挥重要作用。B 细胞不仅能产生抗体发挥特异性的体液免疫功能，也是重要的抗原提呈细胞。

一、B 细胞产生的进化

无脊椎动物没有 B 细胞。低等动物只有弥散的淋巴组织和由 T 细胞类似细胞引起的异体移植排斥反应和 B 细胞类似细胞产生的少量 IgM 类抗体。软骨鱼类及硬骨鱼类已初级分化出 B 细胞，对移植物有二次增强反应，表现出免疫记忆。鱼的免疫球蛋白主要是 19S 型，相当于人的 IgM，是系统发育中最原始的免疫球蛋白。近年来，在鱼中发现 IgD 类免疫球蛋白，有膜型和分泌型两种形式。两栖类及爬行类，B 细胞完全分化，具有特异性细胞免疫和体液免疫作用，可产生 IgM、IgX（对应于哺乳动物 IgA）、IgY（卵黄免疫球蛋白，被认为是 IgG 和 IgE 的进化前体）、IgD 和 IgF 抗体。鸟类具有法氏囊淋巴组织，抗体有 IgM、IgG、IgA、IgY（功能与哺乳动物 IgG 相似）等。哺乳动物具有 5 种免疫球蛋白类型，即 IgD、IgM、IgG、IgA 和 IgE。

二、B 细胞的发育

B 细胞是在鸟类的法氏囊或哺乳类动物的骨髓内发育成熟的淋巴细胞，也称为囊依赖淋巴细胞或骨髓依赖淋巴细胞，成熟的 B 细胞主要定居于淋巴结皮质浅层的淋巴小结和脾脏的红髓及白髓的淋巴小结内。与 T 淋巴细胞相比，它的体积略大。其特征性表面标志是 B 细胞受体（B cell receptor，BCR）。正常人外周血中 B 细胞含量较少，占淋巴细胞总数的 10%～15%，胸导管中 B 细胞的数量更少，少于 5%。

B 细胞分化过程可分为两个阶段，即抗原非依赖期和抗原依赖期。在抗原非依赖期，B 细胞分化与抗原刺激无关，主要在中枢免疫器官内进行。而抗原依赖期是指成熟 B 细胞受抗原刺激后，可继续分化为合成和分泌抗体的浆细胞阶段，主要在外周免疫器官内进行。B 细胞在骨髓内的发育，可经过祖 B 细胞、前 B 细胞、未成熟 B 细胞及成熟 B 细胞几个阶段；再释放至外周淋巴组织，构成 B 淋巴细胞库，在此阶段经抗原刺激后，可继续分化为合成和分泌抗体的浆细胞，同时形成记忆 B 细胞。

1. 祖 B 细胞　　祖 B 细胞于人胚胎第 9 周左右开始分化，小鼠约第 14 天开始。该期没有表达 B 细胞的特异表面标志，也没有发生 Ig 基因重排，仍处于胚系基因阶段。

2. 前 B 细胞　　由祖 B 淋巴细胞分化而来，约占成人骨髓有核细胞的 5%。在分化的早期，Ig 的重链，即 μ 链的 V 区基因开始重排，出现 μ 链产物，该产物可以促进 Ig 的轻链基因重排，使 B 细胞进一步发育成熟，但是不能合成完整的免疫球蛋白分子，也不出现 BCR，不具备相关功能。

3．未成熟 B 细胞　该阶段 Ig 的轻链 κ 和 λ 的基因启动重排，首先合成轻链的替代链，促使细胞表面表达前 BCR。前 BCR 的表达可以进一步促进 B 细胞的分化成熟，以合成成熟的轻链，胞质中此时会出现完整的免疫球蛋白分子 IgM，同时细胞表面出现 B 细胞的抗原受体 mIgM，该分子是未成熟 B 细胞的表面标志。这一阶段 B 细胞能够识别抗原，但是不能介导免疫应答，通常容易发生细胞凋亡。

4．成熟 B 细胞　随着 B 细胞的进一步分化，可发育为成熟 B 细胞，胞质中可同时出现 IgM 和 IgD，表面同时表达两类 BCR，即 mIgM 和 mIgD。成熟 B 细胞能识别抗原，介导特异性免疫应答。至此，完成分化的 B 淋巴细胞离开骨髓进入外周免疫器官定居。

5．浆细胞（PC）　成熟 B 细胞可在外周免疫器官接受抗原刺激，在 Th 细胞、抗原提呈细胞及其产生的细胞因子作用下活化，增殖分化为合成和分泌抗体的浆细胞。当成熟 B 细胞分化为浆细胞时，B 细胞表面的部分标志消失，并出现一些新的浆细胞特有标志，如浆细胞抗原-1 等分子。一种浆细胞只能产生一种类别的 Ig 分子，并丧失产生其他类别 Ig 的能力。浆细胞寿命较短，其生存期仅数日，随后即死亡。

6．记忆 B 细胞　在此期分化过程中，有部分 B 细胞可恢复为小淋巴细胞，并停止增殖和分化，sIgD 可消失，B 细胞寿命长，可生存数月至数年。当再次与相同抗原接触时易于活化和分化，故称此种细胞为记忆 B 细胞，与机体的再次免疫应答相关。

三、B 细胞的表面分子

B 细胞表面有多种膜表面分子，以识别抗原、与免疫细胞和免疫分子相互作用，也是分离和鉴别 B 淋巴细胞的重要依据。B 细胞表面分子主要有表面抗原和表面受体两种。

（一）CD 抗原

CD 抗原是 B 细胞表面重要抗原，与 B 细胞识别、黏附、活化有关。应用某些 B 细胞 CD 抗原相应的单克隆抗体可鉴定和检测 B 细胞的数量、比例、不同的分化阶段和功能状态等（具体分子详见第七章）。

（二）主要组织相容性复合体抗原

B 细胞不仅表达 MHC I 类抗原，而且表达 MHC II 类抗原。除了浆细胞外，从前 B 细胞至活化 B 细胞均表达 MHC II 类抗原。B 细胞表面的 MHC II 类抗原在 B 细胞与 T 细胞相互协作时起重要作用，此外，还参与 B 细胞作为辅佐细胞的抗原提呈作用。

（三）B 细胞膜表面的受体

1．膜表面免疫球蛋白　B 细胞特异性识别抗原的受体 BCR，也是 B 细胞重要的特征性标志。B 细胞上的膜免疫球蛋白（mIg）与血清中的 Ig 结构相似，都由两条相同的重链和两条相同的轻链构成。两者略有不同，mIg 的重链较长，镶嵌在细胞内。未成熟 B 细胞表达 mIgM，成熟 B 细胞又表达了 mIgD，即同时表达 mIgM 和 mIgD，有的成熟 B 细胞表面还表达 mIgG、mIgA 或 mIgE。在单个 B 细胞表面所有 Ig 的可变区都由相同的 *VH* 和

VL 基因所编码，因此它们的独特型和结合抗原的特异性是相同的。抗原刺激后的 B 细胞 mIgD 很快消失，记忆 B 细胞表面不存在 mIgD。除作为 B 细胞受体（BCR）的 mIgM 外，还有 Igα 和 Igβ 两种多肽链，分别命名为 CD79a 和 CD79b，共同与 mIg 形成 BCR 复合物（详见第七章）。

2. 补体受体 B 细胞膜表面具有 CR Ⅰ（CD35）和 CR Ⅱ（CD21）。CR Ⅰ可与补体 C3b 和 C3d 结合，可与抗原-抗体-补体复合物结合，辅助 B 细胞对抗原的捕获，从而促进 B 细胞的活化。CR Ⅱ的配体是 C3d，C3d 与 B 细胞表面 CR Ⅱ结合，也可调节 B 细胞的生长和分化。

3. EB 病毒受体 CR Ⅱ（CD21）也是 EB 病毒受体，这与 EB 病毒选择性感染 B 细胞有关。在体外可用 EB 病毒感染 B 细胞，可使 B 细胞永生化而建成 B 细胞母细胞样细胞株，在人单克隆抗体技术和免疫学中有重要应用价值。在体内，EB 病毒感染与传染性单核细胞增多症、伯基特淋巴瘤及鼻咽癌等的发病有关。

4. 有丝分裂原受体 美洲商陆有丝分裂原对 T 细胞和 B 细胞均有致有丝分裂作用。在小鼠，脂多糖（lipopolysaccharide，LPS）是常用的致有丝分裂原。此外，金黄色葡萄球菌 Cowan Ⅰ 株因含有金黄色葡萄球菌 A 蛋白，可通过与 mIg 结合刺激人 B 细胞的增殖。大豆凝集素可凝集 B 细胞，B 细胞受有丝分裂原刺激后可以增殖分化为淋巴母细胞，可以用于检测 B 细胞的功能状态。

5. 细胞因子受体 B 细胞的活化、增殖和分化是通过多种细胞因子与 B 细胞表面相应的细胞因子受体结合而发挥调节作用的。B 细胞的细胞因子受体主要有 IL-1R、IL-2R、IL-4R、IL-5R、IL-6R、IL-7R、IL-11R、IL-12R、IL-13R、IL-14R、IL-γR、IL-αR 和 TGF-βR 等。

6. Fc 受体 大多数 B 细胞表面有与 IgG Fc 结合的受体，称为 FcγR。FcγR 与免疫复合物的 IgG Fc 结合后，有利于 B 细胞对抗原的摄取和结合，并促进 B 细胞的活化及抗体的产生。

四、B 细胞的亚群及其功能

通常根据 B 淋巴细胞的功能和表面是否具有 CD5 分子将其分为 CD5⁺B（B1）和 CD5⁻B（B2）两个亚群。CD5⁺B 和 CD5⁻B 淋巴细胞在起源、表型和生物学特性等方面都有所不同。

（一）CD5⁺B 淋巴细胞

CD5⁺B 淋巴细胞定位于腹腔或胸腔内，主要识别非蛋白质类抗原，在体内比通常的 B 淋巴细胞（CD5⁻）出现得早。CD5⁺B 淋巴细胞是 T 细胞非依赖性 B 淋巴细胞，其 BCR 主要为 mIgM，能识别和结合 TI 抗原，发生活化、增殖，产生低亲和力、多特异性的 IgM 类自身抗体，还可以产生针对某些细菌脂多糖类的抗体。CD5⁺B 淋巴细胞可能与自身免疫病的发生有关，具有抗原提呈作用。

（二）CD5⁻B 淋巴细胞

CD5⁻B 淋巴细胞定位于淋巴器官，在体内出现得较晚。主要识别蛋白质抗原，形态较小。CD5⁻B 淋巴细胞为 T 细胞依赖性 B 淋巴细胞，其 BCR 为 mIgM 和 mIgD，识别结合 TD 抗原后可发生活化、增殖，主要产生高亲和力 IgG 类抗体，负责体液免疫的正常功能。

第二节　B 细胞对 TD 抗原的免疫应答

能刺激 B 细胞增殖和分泌抗体，发挥体液免疫的抗原为 TD 抗原和 TI 抗原。其中 B 细胞对 TD 抗原的免疫应答需要 Th 细胞和抗原提呈细胞的辅助作用，TD 抗原诱导 B 细胞发生的体液免疫可产生多种抗体，并能产生免疫记忆。

一、胸腺依赖性抗原（TD 抗原）

TD 抗原是指需要 Th 细胞和巨噬细胞参与才能激活 B 细胞产生抗体的抗原性物质，如细胞、病毒及各种蛋白质均为 TD 抗原。TD 抗原活化成熟 B 细胞，诱导产生 IgG 类抗体，能引起回忆应答，同时也可以诱导细胞免疫应答。先天性胸腺缺陷和后天性 T 细胞功能缺陷的个体，TD 抗原诱导其产生抗体的能力明显下降。

二、B 细胞对 TD 抗原介导的体液免疫

（一）B 细胞对 TD 抗原的识别

B 淋巴细胞对 TD 抗原的免疫应答始于 BCR 的识别，所产生的第一活化信号经由 Igα/Igβ 向胞内传导。BCR 辅助受体复合物加强第一活化信号的传导。Th 细胞与 B 淋巴细胞表面分子的相互作用（CD40、CD40L 等）及分泌的细胞因子向 B 淋巴细胞提供第二活化信号（辅助刺激信号）。

BCR 识别抗原特点包括：①BCR 既可识别蛋白质抗原，也可识别多肽、多糖、核酸、脂类及小分子化合物等；②BCR 所识别的抗原不需要 APC 处理和提呈，也不受 MHC 分子的限制；③BCR 可识别完整抗原的天然构象，也可识别抗原被降解后的表位空间构象。

（二）B 细胞的活化

1. B 细胞活化的第一信号　　B 细胞表面的 BCR 识别特异性抗原的抗原决定簇是 B 细胞活化的第一信号，但由于 BCR 重链的胞质区较短，活化信号需要由与 mIg 相结合组成 BCR 复合物的 Igα/Igβ 传入 B 细胞内。另外，在成熟 B 细胞表面，CD19 与 CD21、CD81 以非共价键结合方式组成 B 细胞活化协同受体复合物，CD21 能识别结合于抗原的补体成分 C3d，虽然 CD21 本身不能传递信号，但可通过协同受体中的 CD19 向胞内传递信号，CD19 传导的信号加强了由 BCR 复合物传导的信号，明显降低了 B 细胞活化的阈值，提高了 B 细胞对抗原刺激的敏感性。

2. B 细胞活化的第二信号　　Th 细胞与 B 细胞表面分子的相互作用（CD40、CD40L 等）及分泌的细胞因子向 B 细胞提供第二活化信号（辅助刺激信号）。只有抗原是很难激活初始抗原特异性淋巴细胞的，初始 B 细胞需要来自致敏辅助性 T 细胞的第二信号，在某些情况下，也可来自微生物组分。当抗原与表面膜免疫球蛋白结合并被内化，在细胞内降解成多肽后，可以与 MHC Ⅱ 类分子结合返回细胞表面。致敏辅助性 T 细胞识别抗原肽-MHC 复合物，然后给 B 细胞传递活化信号。蛋白质抗原与 B 细胞的结合不仅通过交联其抗原受体而给

B 细胞提供特异性信号,还使 B 细胞获得抗原特异性 T 细胞的辅助。这样的抗原在 T 细胞缺陷的人和动物体内是不能产生抗体应答的。

B 细胞对抗原的识别是通过其表面的抗原识别受体来进行的。识别受体可直接识别蛋白质抗原,或者识别蛋白质降解而暴露的抗原决定簇,而不需要 APC 对抗原的处理和提呈。B 细胞表面的抗原识别受体识别抗原是产生 B 细胞活化的第一信号,将结合了抗原的 B 细胞称为致敏 B 淋巴细胞,只有这些细胞在接受 T 细胞的辅助时才能够活化产生抗体。所以,B 细胞的活化需要两个信号:抗原信号和活化的 T 细胞信号,并需要 T 细胞分泌的细胞因子。在体液免疫中,T 细胞通过提供刺激信号、分泌细胞因子等方式辅助 B 细胞,B 细胞作为抗原提呈细胞可通过加工、处理、提呈抗原的形式激活 T 细胞,但 B 细胞不能激活初始 T 细胞。B 细胞最终分化为浆细胞和记忆 B 细胞,浆细胞大多在 2 周内凋亡。需要指出的是,抗原特异性 B 细胞和 T 细胞所识别的抗原决定簇是不同的,但两者必须识别同一抗原分子的不同抗原决定簇,才能相互作用。因此,B 细胞分化为浆细胞要依赖树突状细胞、T 细胞和 B 细胞三者之间的复杂相互作用。

3. B 细胞与辅助性 T 细胞的相互作用　　辅助性 T 细胞(Th 细胞)具有协助体液免疫和细胞免疫的功能。通过与 MHC Ⅱ 提呈的多肽抗原反应而被激活。MHC Ⅱ 在 APC 表面表达。激活后,可以分泌细胞因子,用于调节或者协助免疫应答。Th 细胞在免疫反应中可以增殖扩散,以便激活其他类型能产生直接免疫反应的免疫细胞。Th 细胞受抗原提呈细胞刺激活化后,辅助 B 淋巴细胞及其他的 T 细胞亚类活化。其中 Th1 细胞辅助细胞免疫应答的产生,Th2 细胞辅助体液免疫应答的产生。在 Th1 细胞和 Th2 细胞间存在着交叉调节,Th1 细胞分泌的 IFN-γ 能抑制 Th2 细胞的增殖和功能,从而影响体液免疫应答;而 Th2 细胞则通过产生 IL-4、IL-10 下调抗原提呈细胞 IL-12 和 B7 的表达,抑制 Th1 的活性,从而对细胞免疫应答产生影响。

抗原提呈细胞提呈抗原给 Th 细胞,这是 Th 细胞活化的第一步骤,然后在细胞之间黏附分子的作用下进一步促进 Th 细胞的活化,Th 细胞表面的 TCR 与抗原提呈细胞上的抗原肽-MHC Ⅱ 复合物结合后产生的第一信号,再通过与 TCR 紧密相连的 CD3、CD4 膜分子向细胞内传递,此时抗原提呈细胞表面的 B7 分子与 Th 细胞表达的 CD28 进一步作用构成第二信号,以协同第一信号的刺激,有效地激活细胞内的酪氨酸蛋白激酶的代谢活动,诱导细胞增殖等效应。接受两种信号刺激后的 Th 细胞可在 IL-1 作用下表达 IL-2 受体,并能接受自身分泌的 IL-2,从而促进自身的裂解与增殖,进一步分化为 Th1 和 Th2。Th2 可辅助 TD 抗原诱导的 B 细胞分化成浆细胞,参与体液免疫。

4. 辅助性 T 细胞表达 CD40L 诱导同型转换　　抗体应答的特异性是由抗原结合位点决定的,抗原结合位点由两个可变的 V 区(VH 和 VL)组成;抗体的效应功能由重链 C 区的同型决定。一个特定的重链 V 区可与任何同型的 C 区通过同型转换而连在一起。DNA 重排是同型转换的基础,正是 DNA 的重排才使体液免疫应答呈现出多样性。DNA 重排是受细胞因子调控的,尤其是由致敏 CD4 效应 T 细胞所释放的细胞因子。初始 B 细胞表达细胞表面的 IgM 和 IgD,血浆中的 IgM 在免疫球蛋白中的比例不到 10%,最丰富的同型是 IgG。所以血浆中大部分的抗体是由发生了同型转换的 B 细胞产生的。任何阶段产生的 IgD 都非常少,因此在抗体应答早期阶段以 IgM 抗体为主。而后 IgG 和 IgA 成为主要的同型,IgE 在抗体应答中的作用很小,但在应答中却具有重要的生物学意义,IgG 在血浆中的持续时间最长。

（三）B 细胞的增殖和分化

B 细胞通过两种途径进入外周淋巴结：一是输入淋巴管，另一个是穿越高内皮细胞小静脉（high endothelial venule，HEV）。HEV 在 T 细胞区，该区中具有基质细胞、HEV 内皮细胞及树突状细胞，可分泌特定的趋化因子。但未被抗原激活的 B 细胞不能表达相应的受体，故不停留在 T 细胞区，不会与里面的 T 细胞发生相互作用而进入 B 细胞区。如果此时抗原进入，B 细胞则会经输出淋巴管进入淋巴循环最终回到血流中。这是 B 细胞迁移和停留的一种途径。

B 细胞的增殖与分化在外周淋巴组织中进行。包括 B 细胞进入 B 细胞区、识别抗原、与 T 细胞发生相互作用，而后出现增殖性原发灶、形成生发中心，并在生发中心完成抗体亲和力成熟及类别转换，最终形成浆细胞和记忆 B 细胞。在这一过程中，首先 B 细胞接受强度适宜的双信号刺激后，要从 G_0 期进入 G_1 期，此时 B 细胞的显著变化是体积增大、胞质中具有高浓度 Ca^{2+}、蛋白磷酸化增强、蛋白质和 RNA 合成活跃，细胞因子受体的表达增强及细胞因子分泌增加等诸多变化。B 细胞从 G_1 期到 S 期到 G_2 期到 M 期，每个阶段均需要细胞因子的参与。与 TD-Ag 活化 B 细胞有关的细胞因子主要包括 IL-1、IL-4 和 IL-7；与增殖有关的细胞因子主要是 IL-2、IL-4、IL-5 和 IL-7；涉及分化的细胞因子主要是 IL-4、IL-5、IL-6、IL-10 和 IFN-γ。上述因子主要由辅助性 T 细胞分泌。

（四）记忆 B 细胞的产生

通过 B 细胞实现的体液免疫是以抗体为主要媒介的。通常可以将体液免疫划分为三个阶段：感应阶段、反应阶段和效应阶段。在感应阶段，抗原进入机体后，一小部分可以直接作用于 B 细胞，大部分抗原要经过巨噬细胞的摄取和处理，将内部隐藏的抗原决定簇暴露出来，然后提呈给 T 细胞，再由 T 细胞提呈给 B 细胞，这种抗原提呈主要是通过与细胞表面的直接接触完成的。在反应阶段，B 细胞接受抗原刺激后，经过一系列的增殖、分化，形成效应 B 淋巴细胞，在此过程中，有一小部分 B 细胞成为记忆细胞。在最后的效应阶段，效应 B 淋巴细胞产生的抗体通过血液循环，与相应的抗原发生特异性结合，发挥免疫效应。记忆 B 淋巴细胞不能够产生抗体，当同一抗原再次侵入机体时，记忆 B 淋巴细胞分化成效应 B 淋巴细胞，从而产生抗体。

第三节　B 细胞对 TI 抗原的免疫应答

B 细胞对 TI 抗原的免疫应答不需要 Th 细胞的辅助作用，抗原可直接刺激 B 细胞分化增殖产生抗体。TI 抗原因结构和作用机制不同，分为 TI-1 型和 TI-2 型，二者活化 B 细胞的机制各不相同。

一、胸腺非依赖性抗原（TI-Ag）

在刺激 B 细胞产生抗体时不需要 T 细胞辅助，所以称为 TI-Ag。此类抗原诱导产生的抗体仅为 IgM 类。TI-Ag 一般只引起体液免疫应答，不引起细胞免疫应答和回忆应答，如细菌的脂多糖、荚膜多糖及聚合鞭毛素等少数抗原属于此类抗原。

TI 抗原分为 TI-1 型和 TI-2 型。TI-1 抗原主要是细菌细胞壁成分，作用于成熟与未成熟的 B 细胞。TI-2 抗原是具有许多重复表位的分子，如葡萄糖和细菌荚膜多糖，一般没有有丝分裂原活性，仅作用于成熟的 B1 细胞。

二、TI-1 抗原诱导的抗体应答

TI-1 抗原具有与 B 细胞抗原受体结合的特异性抗原决定簇和 B 细胞促有丝分裂因子的双重结构。以脂多糖（LPS）作为 TI-1 抗原的代表，诱发的抗体应答有两种机制。

（一）对 B 细胞多克隆的非特异性激活

高浓度的 TI-1 抗原可直接作为非特异性促有丝分裂因子，通过与 B 细胞表面的 LPS 受体的结合，引发 B 细胞的活化，产生低亲和力的 IgM 类抗体，即 LPS 所具有的多克隆激活剂功能，或称 B 细胞有丝分裂原活性。

（二）对 B 细胞多克隆的特异性激活

低浓度的 TI-1 抗原主要由抗原决定簇起作用，诱导少量具有相应抗原受体的 B 细胞活化，其多糖表位与特定 BCR 结合，其有丝分裂原基团与有丝分裂原受体结合，可激活特异性的 B 细胞克隆，但产生的抗体仍为低亲和力的 IgM。

三、TI-2 抗原诱导的抗体应答

TI-2 抗原主要是多糖类的大分子，具有多个相同、重复排列的抗原决定簇，能激活补体旁路途径和凝集素途径，刺激成熟 B1 细胞和边缘区的 B1 细胞。B1 细胞在胸膜腔、腹膜腔、肠道固有层等处富集，主要针对体腔中的抗原；位于脾脏白髓边缘区的 B 细胞，不进行再循环，侵入血液的病原体由边缘区的 B 细胞首先对 TI-2 实施免疫应答。

TI-2 通过重复性抗原表位使 BCR 发生交联从而激活 B 细胞，使 B 细胞同时获得第一和第二信号。TI-2 抗原分子能与特异性 B 细胞膜上的 Ig 形成交联结合，造成受体重排和膜流动性的改变，触发 B 细胞增殖分化。适当的表位密度对 B 细胞活化是十分重要的。密度过低时受体交联不足，不能有效激活 B 细胞；密度过高时受体过度交联，导致 B 细胞无应答或功能丧失。针对 TI-2 抗原的应答一般只产生 IgM 抗体，不发生 Ig 的类型转换，没有记忆 B 细胞的生成。常见的 TI-2 抗原有细菌的荚膜多糖抗原等，B 细胞在接受此类抗原刺激时，T 细胞分泌的细胞因子可明显增强 B1 细胞的免疫应答，并能诱导抗体类型的转换。但 T 细胞在 TI-2 抗原的应答中发挥作用的机制尚不清楚。

第四节　体液免疫应答抗体产生的一般规律

体液免疫是 B 细胞在 T 细胞辅助下，接受抗原刺激后发生 B 细胞生长和分化形成浆细胞，产生特异性抗体，同时形成记忆细胞的过程。特定抗原初次侵入机体所引发的应答称为初次应答。初次应答中形成的记忆细胞再次受到相同抗原的刺激，可迅速、高效和持久地引发应答，抗体的浓度变化与初次应答不同，这一过程称为再次应答。初次应答与再次应答中抗体

产生的一般规律见图 12-1。

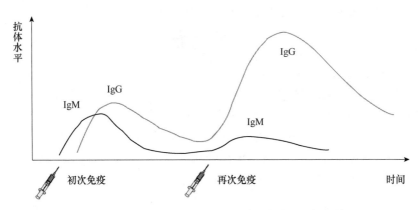

图 12-1 初次应答与再次应答中抗体产生的一般规律

一、初次应答

在初次应答时，可以根据其发生的特点，划分为 4 个时期：潜伏期、上升期、平台期和下降期。首先经过 3～7d 的潜伏期才能在血清中检出抗体，该期的长短与抗原的种类、宿主的状态和免疫途径相关，分泌的抗体类型主要是 IgM，因为静止的 B 细胞仅仅表达 IgM。上升期抗体浓度逐渐增加，但是抗体浓度整体而言较低；平台期抗体的合成率不变，抗体的合成与降解持平；下降期抗体水平逐渐下降，直至检测不到。这一规律更适应 TI-Ag 的应答，但是在 TD-Ag 诱发的初次应答中可产生多种 Ig，其在血清中出现次序为 IgM、IgG、IgA。IgG 在血清中维持的时间最长，IgM 则最短。

二、再次应答

机体对于某种抗原产生的抗体在减少或消失后，当再次受到相同抗原的刺激时，由于初次应答后免疫记忆细胞的存在，抗体可迅速产生高效、特异的再次应答。再次应答通常具有较短的潜伏期，并且迅速到达平台期，下降期缓慢。其中 IgM 产生的数量和在体内持续的时间与初次应答基本一致，但 IgG 类抗体高出初次应答数倍甚至数十倍，其持续时间长，抗体亲和力明显高于初次应答，这种现象也称为亲和力成熟。再次应答是初次应答中产生的特异性记忆细胞作用的结果。这种原理也可以用于疫苗的免疫接种，通过接种疫苗，可以使动物机体获得这种再次应答的能力，从而抵御相应病原体的再次感染。但是有一点需要强调，只有 TD-Ag 具有再次应答这一特征，而 TI-Ag 免疫后并不发生这种现象。

再次应答的强弱取决于两次抗原刺激间隔时间的长短，间隔时间过短或过长再次应答都较弱。因为间隔时间过短，初次应答后存留的抗体可以与再次入侵的抗原结合，而迅速地将抗原清除；间隔时间过长，则会超出记忆细胞一定的寿命。再次应答的效应可持续数月甚至数年之久。

小 结

由抗体介导的免疫应答称为体液免疫应答，抗体是由 B 细胞受到抗原刺激之后增殖分化为浆细胞，由浆细胞分泌产生的。不同种类的抗原诱导 B 细胞产生抗体的分子机制有所不同，具体涉及胸腺依赖性抗原和非胸腺依赖性抗原，前者 B 细胞产生抗体时需要 T 细胞的辅助，而后者不需要。在抗体产生过程中，存在记忆 B 细胞，导致体液免疫应答具有初次应答和再次应答的特征，这也是临床上进行疫苗免疫的基础。

复习思考题

思考与探索

1. 简述 B 细胞的亚群及其功能。

2. B 细胞表面有哪些受体，其特性如何？

3. 简述 B 细胞活化需要哪两个信号，由哪些细胞上的哪些分子所提供的。

4. B 细胞对 TD 抗原、TI 抗原的免疫应答有哪些异同点？

5. Th 细胞在 B 细胞为主的体液免疫应答中有何作用？

6. 试述体液免疫应答的一般规律及其机制。

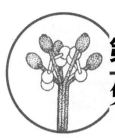

第十三章
免疫调节

视频

思 维 导 图

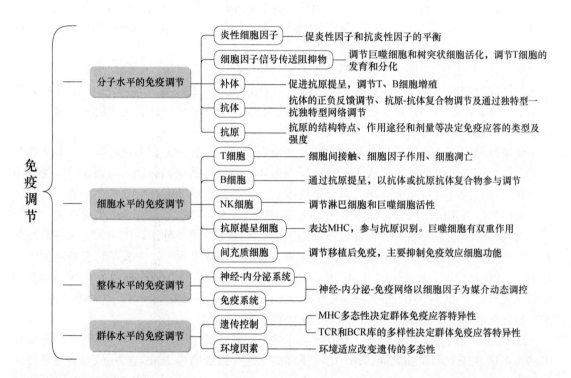

免疫调节（immunoregulation）是指机体通过多方面、多层次的正负反馈机制控制免疫应答的强度和时限，以维持机体生理功能的平衡与稳定。这些机制包括免疫细胞之间、免疫细胞与免疫分子之间及免疫系统与其他系统之间的相互作用。免疫调节的本质是在遗传基因控制下由多因素参与的调节过程。其主要作用：①提高机体免疫力以排除外来抗原；②在排除外来抗原的同时又尽量减少对自身组织的损伤，及时终止免疫应答。

免疫调节是多层次、多水平的调节过程，可包括免疫系统自身、整体和群体水平的调节。自身水平涉及免疫细胞和免疫分子及它们之间的相互作用；整体水平涉及神经-内分泌系统的参与，通过神经-内分泌-免疫网络进行整体水平调控；而群体水平涉及群体遗传控制及环境因素的影响。本章主要从免疫系统自身的分子和细胞水平进行阐述。

第一节　分子水平的免疫调节

诸多免疫分子均可通过不同机制参与对免疫应答的调节。这些分子不仅可单独作用,更重要的是通过彼此间的相互作用,在体内形成分子网络,从而更为精细地发挥调节作用。

一、炎性细胞因子的调节

炎性细胞因子是指调节各种炎症反应的细胞因子。炎症反应中有促炎性细胞因子和抗炎细胞因子。促炎性细胞因子可以帮助激活多种类型的免疫细胞,促进炎症反应。而抗炎细胞因子可以激活某些其他细胞,减少炎症反应。抗炎细胞因子和促炎性细胞因子在免疫细胞间形成复杂的细胞因子网络和免疫细胞通信网络。两类因子间不断相互作用和动态平衡是维持免疫稳态的分子基础。

促炎性细胞因子在感染性或非感染性炎症疾病中起着核心作用。促炎性细胞因子主要由活化的巨噬细胞产生,参与炎症反应的上调。IL-1β、IL-6、TNF-α、IL-8、IL-12、IFN-γ 和 IL-18 是典型的促炎性细胞因子。这些细胞因子通过激活局部和全身的炎症反应,起到遏制和解决炎症灶的作用。

促炎性细胞因子的作用是激活和招募其他免疫细胞,后者分泌更多细胞因子,激活和招募更多的免疫细胞,这样就形成了一个正反馈循环。当免疫系统因感染、药物、自身免疫病等因素过度激活时,可能会分泌大量促炎性细胞因子导致正反馈循环突破某个阈值而无限放大,最终形成细胞因子风暴,对自身进行无差别攻击,最终对机体自身造成严重损害。

抗炎细胞因子是一系列控制促炎性细胞因子反应的免疫调节分子。细胞因子与特异性细胞因子抑制剂和可溶性细胞因子受体共同作用,调节机体免疫反应。主要的抗炎细胞因子包括 IL-1 受体拮抗剂(IL-1ra)、IL-4、IL-10、IL-11 和 IL-13。白血病抑制因子、INF-α、IL-6 和转化生长因子-β(TGF-β)在不同情况下可分为抗炎或促炎性细胞因子。IL-1、TNF-α 和 IL-18 的特异性细胞因子受体也是促炎性细胞因子的抑制剂。

IL-6 是典型的炎症相关因子,具有抗炎和促炎的多功能作用。IL-6 具有诱导 B 细胞最终成熟为记忆 B 细胞和浆细胞的作用。IL-6 受体的活化导致细胞内 Janus 激酶-信号转导及转录激活蛋白(Janus kinase-signal transducer and activator of transcription,JAK-STAT)途径的活化,从而产生炎性细胞因子。IL-6 与 TGF-β 相结合,诱导初始 T 细胞分化为 Th17 细胞,后者促进炎症反应,参与组织保护和自身免疫反应。IL-6 的抗炎作用包括抑制 IL-1 和 TNF 等炎性细胞因子的合成。

二、细胞因子信号传送阻抑物

细胞因子信号传送阻抑物(suppressor of cytokine signaling,SOCS)是细胞因子信号通路的抑制剂。研究表明,SOCS 是先天性和适应性免疫的关键生理性调节因子,是高度保守的蛋白质家族。这些分子可以调节巨噬细胞和树突状细胞活化,对 T 细胞的发育和分化至关重要。

1. SOCS 参与巨噬细胞活化和 TLR 信号调节　模式识别受体中 Toll 样受体(Toll like receptor,TLR)信号是促炎性细胞因子产生的先决条件。TLR 配基如 LPS、CpG-DNA 等,是 SOCS1、SOCS3 的强效诱导剂。SOCS1 可直接作用于 TLR-NF-κB（nuclear factor-κB）通路，抑制巨噬细胞、树突状细胞等的产生。SOCS1 还可以通过抑制 JAK-STAT 通路抑制巨噬细胞活化。SOCS3 在 TLR 信号通路中可能有下调作用。研究显示，SOCS2 在脂质毒素的抗炎活性中起到关键作用，但详细分子机制不是很清楚。

2. SOCS 与 DC 活化　GM-CSF 对 DC 的生成非常重要。TLR 信号能诱导 DC 的成熟，也能抑制 GM-CSF 介导的 CD14$^+$ 单核细胞发育成 DC。TLR 信号高度上调 SOCS1，抑制 GM-CSF 信号，进而抑制 GM-CSF 介导的 DC 发育。SOCS1 还对 LPS 和 IL-4 诱导的 DC 成熟具有负调节作用。

3. SOCS 与 CD4$^+$Th 细胞分化　SOCS 调节早期的 Th1 和 Th2 细胞分化。SOCS 通过 Th2 细胞相关细胞因子 IL-4 抑制 Th1 细胞发育。机制为 IL-4-STAT6 信号诱导 SOCS1 和 SOCS3 在 Th1 细胞中表达。SOCS1 抑制 IFN-γ-STAT1 信号转导，SOCS3 抑制 IL-12-STAT4 信号转导，进而抑制 Th1 细胞发育。SOCS 蛋白也通过 Th1 细胞相关细胞因子 IFN-γ 和 IL-12 抑制 Th2 细胞发育。机制为 IL-12-STAT4 诱导 SOCS5，IFN-γ-STAT1 诱导 SOCS1，从而抑制 IL-4-STAT6 信号，进而抑制 Th2 细胞发育。SOCS1 通过对 IFN-γ 的抑制，上调 Th17 细胞的分化，SOCS3 通过负反馈调节 IL-6 和 IL-23 而下调 Th17 细胞的发育。SOCS3 通过调节 STAT3 下调 Th3 细胞。SOCS1 对于抑制 IL-7 和 IL-15 诱导的 CD8$^+$T 细胞增殖和活化也很重要。

三、补体的调节

某些补体成分或活性片段对免疫应答具有调节作用。

1. 促进 APC 提呈抗原　滤泡样树突状细胞和巨噬细胞通过 CR1 捕获 C3b-Ag-Ab 复合物，提高抗原提呈效率。

2. 补体对 B 细胞有调节作用　B 细胞表面表达 CR1、CR2、C3bR 和 BCR，分别与 C3b-Ag-Ab 复合物或 C3d、iC3b（无活性 C3b）和 C3dg 及抗原结合，使 B 细胞活化和增殖，上调免疫应答。树突状细胞表达大量的 C3bR，捕获抗原-抗体复合物，持续刺激 B 细胞，诱发免疫应答。C3a 可抑制某些特定抗原（如绵羊红细胞）诱发的体液免疫反应。

生发中心（germinal center，GC）的 FDC 表达 CR2（CD21），可能在抗体反应和 B 细胞记忆过程中起重要作用。在初次免疫应答过程中，低亲和力的抗体一经产生，那么被吞噬的免疫复合物就会与 FcR 和 CR2 结合被 FDC 捕获。FDC 捕获的抗原为生发中心的母细胞存活提供信号进而抑制其自身凋亡。从 C4 或 CD21/CD35 缺陷小鼠获得的相关实验结果来看，CR2 也可能参与维持 B 细胞耐受。正常情况下，自身反应 B 细胞是无反应性的或者被清除。在 C4 或 CD21/CD35 缺陷小鼠，自身抗原不在骨髓，B 细胞对自身抗原具有反应性，因此，C3d-CR2 相互作用诱导体液免疫反应和维持自身耐受。

3. 补体对 T 细胞有调节作用　淋巴细胞脉络丛脑膜炎病毒感染引起的 CD8$^+$T 细胞的增殖依赖 C3。C3a 对破伤风类毒素诱导的 T 细胞增殖及 CTL 介导的细胞毒作用有抑制作用。C5a 是一种有力免疫增强剂，它可使 C5aR$^+$Ia$^-$ 的巨噬细胞分泌 IL-1，从而促进免疫应答；C5a 还能促进抗原诱导的 CD3$^+$、CD4$^+$T 细胞增殖。C3a 和 C5a 在树突状细胞和 CD4$^+$T 细胞中通过 G 蛋白偶联受体信号转导增强 Th17 细胞诱导，在免疫应答的早期，C5a 的免疫促进作用比 C3a 的抑制作用强。

其他补体片段如 iC3b、C3c、C3dg 等也参与免疫调节。iC3b 可能诱发单核细胞释放前列腺素，发挥免疫抑制作用。而 C3b 可通过独特型-抗独特型复合物的溶解，消除免疫网络的抑制作用。

四、抗体的调节

（一）特异性抗体的调节

特异性抗体的调节发生在免疫应答的效应阶段，可调控免疫应答的强度和时限。其特点是：特异性抗体与抗原结合，阻断抗原与 BCR 的结合，并加速排除抗原；形成免疫复合物调节免疫应答。

抗体的正调节作用体现在：①抗 β 链抗体的 F（ab′）2 片段与 BCR（SmIgM）结合导致 B 细胞接受刺激而增殖，促进免疫应答的发生；②B 细胞所产生的亲细胞抗体结合于 APC 膜上，此抗体一方面可浓集抗原以利于淋巴细胞激活，另一方面使那些不能处理抗原的 APC（如树突状细胞等）将抗原以免疫复合物的形式提呈给 T 细胞和 B 细胞，促进免疫应答发生；③抗独特型抗体（内影像组）可代替抗原对 B 细胞的刺激作用，引起 B 细胞的增殖反应。

抗体的负调节作用，即抗体的反馈抑制作用，实验证明：将某种抗体注射于动物体内，可抑制动物产生该种特异性抗体，阻止其后注入抗原引起的免疫应答。无论是在接种抗原前、接种抗原同时或接种抗原 24h 后注射抗体，对初次应答产生 IgM 无影响，但对二次反应的 IgG 产生则有影响。抑制作用维持时间的长短取决于所注射抗体的半衰期、剂量及抗体类别。抗体负调节的机制主要在于：①高浓度的游离抗体与 BCR 竞争性表现在与抗原表位结合，抗体封闭了抗原表位，导致 B 细胞应答降低，或抑制 B 细胞的免疫应答。这种反馈调节作用主要与抗体的浓度和抗体的亲和性有关，而与抗体的 Fc 无关。②低浓度 IgG 抗体与相应抗原结合形成的免疫复合物（IC）对抗体生成具有抑制作用。IC 引起受体交联，即 IC 中的抗体表位与 BCR 结合，抗体的 Fc 与 B 细胞上的 FcR 结合。这种双重结合引起 BCR 与 FcR 交联，发生抑制信号，抑制 B 细胞活化与增殖，不能进入抗体合成期。发生抑制信号的 B 细胞为 $FcγR^+II$，但 IL-2 能够解除上述抑制信号对 B 细胞的抑制作用。

将抗体注入非免疫的机体，可阻止其后注入抗原引起的免疫应答，这一现象在临床上的应用成功地预防了新生儿溶血性疾病的发生。该疾病是因母子间 Rh 血型不符引起的。应用抗 Rh 因子抗体给分娩 Rh^+ 胎儿的 Rh^- 产妇注射，由于分娩过程中进入母体 Rh 抗原被注入的 Rh 抗体所清除，因而抑制了 Rh 母亲进一步产生抗体，也就防止了因 Rh 抗体（IgG）通过胎盘使下次妊娠的 Rh^+ 胎儿产生溶血症。

（二）抗原-抗体复合物的调节作用

免疫复合物抗原可与 B 细胞表面的 BCR 结合，复合物中的抗体可与 B 细胞表面的 FcR 结合，当 B 细胞表面的 BCR 与 FcγRⅡB（抑制性受体）交联时，抑制性受体通过免疫受体酪氨酸抑制基序，招募和激活蛋白酪氨酸磷酸酶，阻抑由蛋白酪氨酸激酶介导的免疫细胞活化信号转导途径，终止免疫细胞的激活，发挥负反馈调节作用。这样就可抑制 B 细胞分化为抗体形成细胞。但当抗原量多，抗体量少时形成的复合物可与 APC 表面的 FcR 结合，则可增强 APC 的功能，进而增强 B 细胞产生抗体的反应。所以免疫复合物的调节作用在反应初期由于抗原量大，多表现为增强反应，而到后期由于抗体量增多可中和抗原而起抑制作用。

此外，抗体类别不同，作用也不同，在反应初期，当 IgM 产生多时，形成的复合物有增强作用，IgM 形成的免疫复合物激活补体，产生 C3dg 并结合于抗原表面，B 细胞表面 CD21 结合 C3dg，通过 CD19 传送信号，协同受体与 BCR 交联导致 B 细胞活化。而后期 IgG 多时，通过 IgG 的封闭作用及 BCR 与 FcγRⅡB 交联抑制，则起抑制作用。IgG 与 BCR 竞争抗原起封闭作用。IgG 形成的免疫复合物上的游离抗原表位与 BCR 结合，而免疫复合物上的抗体 Fc 与 FcγRⅡB 结合，引起 BCR 与 FcγRⅡB 交联，导致 B 细胞产生抑制信号，阻断 B 细胞应答。

（三）独特型-抗独特型网络调节

1. 独特型-抗独特型网络 BCR、TCR 或 Ig 分子 V 区所含的具有免疫原性的抗原决定簇就是所谓的独特型（idiotype，Id）。它们能被体内另一些淋巴细胞识别并产生抗独特型（anti-Id）抗体。

抗原进入体内后，选择出表达特定 BCR 的 B 细胞发生克隆扩增，大量分泌特异性抗体即 Ab1，当数量足够大时，Ab1 可以作为抗原在体内诱发抗抗体（Ab2）的产生。抗抗体（Ab2）所针对的抗原表位是抗体分子上的独特型，因而 Ab2 称为抗独特型抗体。Ab2 可分为 Ab2α 和 Ab2β。Ab2α 抗 Ab1V 区骨架区部分，可阻断 Ab1 作为抗原与相应 BCR 的结合，抑制 B 细胞克隆活化，抑制免疫应答；Ab2β 抗 Ab1V 区 CDR 部分，具有类似抗原的作用（称抗原的内影像），促进免疫应答。Ab2 的 V 区又可刺激相应 B 细胞克隆产生 Ab3，由 Ab2β 诱导产生的 Ab3 的特异性与 Ab1 相同。如此反复，构成独特型网络（图 13-1）。因此，独特型-抗独特型免疫网络有助于机体维持稳定的 Ab 水平。以独特型-抗独特型的相互识别为基础，免疫系统内构成网络联系，在免疫调节中起重要作用。

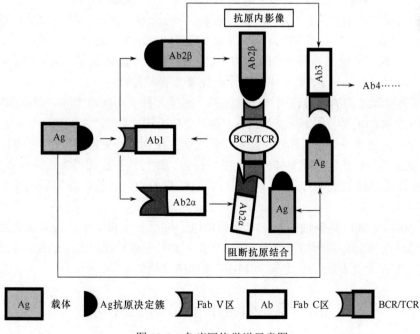

图 13-1 免疫网络学说示意图

独特型-抗独特型网络的特点之一是多层次独特型级联。Id 作为自身免疫原，可在同一个体内触发一系列互补的抗独特型应答。特点之二是闭合性网络，独特型-抗独特型的级联式反应并非无穷尽地进行下去，而是以周期性循环的闭合方式进行。这种循环并非简单的重复，而是随着各级 Id-anti-Id 的反应进行逐步减弱。对大多数的抗体应答来说，第一级的 anti-Id 调节可能已足够。第二、三级的 anti-Id 即 Ab3、Ab4 可能是对免疫应答提供更精细的调节。这种多层次、闭合式的独特型-抗独特型网络使位于网络中的免疫细胞受到多方面的牵制，从而维持免疫系统的自稳状态。

2. 独特型-抗独特型网络的免疫调节作用　　通过第二抗体可增强机体对抗原的特异性应答。应用抗原内影像（Ab2β）所具有的结构特点通过诱导产生 Ab3（与 Ab1 有相同独特型）增强机体对抗原的特异性应答。Ab2β 也可以代替抗原，加强与 BCR 的结合，进而增强特异性应答。这可用于抗感染免疫，特别针对那些不宜直接对人体进行接种的病原体。

独特型-抗独特型网络主要起负调作用，Ab2α 可封闭抗原与相应 BCR 结合，也可通过其 Fc 结合 B 细胞表面的 Fc 受体（称为 FcγRⅡB），由 FcγRⅡB 引发抑制性信号，终止 B 细胞的分化和进一步分泌抗体，因而抑制免疫应答，使免疫应答及时终止，并参与免疫耐受的形成和维持。在免疫系统的胚胎发育期，anti-Id 不仅能像抗原那样引起耐受性，而且对于免疫细胞库（immune cell repertoire）的发育也有深刻的影响。新生期的 anti-Id 也能引起持久的 Id 抑制。成年期独特型抑制所需 anti-Id 剂量较大，所造成的 Id 抑制较短暂，T、B 细胞均参与抑制。这可用于防治自身免疫病。

五、抗原调节作用

抗原对免疫应答具有直接的驱动和调节作用，抗原的结构特点、作用途径和剂量等决定免疫应答的类型及强度。抗原的调节主要作用于免疫应答的起始阶段。

1. 抗原剂量的调节作用　　在一定范围内，应答的程度随抗原量的增加而增加，随着抗原在体内不断分解、清除而不断降低，使免疫应答逐渐减弱。超过此范围，则反应降低或形成免疫耐受，高剂量耐受性是 B 细胞与 T 细胞一起陷于无反应状态；而低剂量耐受性仅仅是 T 细胞表现无反应性。当抗原在体内耗尽，免疫应答即停止。

2. 抗原种类和结构的调节作用　　抗原调节因抗原种类不同而不同。非胸腺依赖性 Ag 刺激机体产生抗体的最适范围非常狭窄，易于诱导免疫麻痹，主要产生 IgM，不引起回忆反应。胸腺依赖性 Ag 的最适抗原量范围较广，可引起细胞免疫和体液免疫反应，产生的抗体以 IgG 为主。聚合状态的蛋白质抗原比单体分子免疫原性强，颗粒性抗原比可溶性抗原免疫原性强。

3. 抗原作用途径的调节作用　　皮下可激发较强的免疫应答，而口服或雾化吸入有可能引起免疫耐受。

4. 不同抗原之间的竞争性调节　　结构相似的抗原具有相互干扰特异性免疫应答的作用。先进入机体的抗原可抑制随后相隔 1～2 周进入的另一种抗原所产生的免疫应答强度。这种竞争的实质是两个 T 细胞表位之间对 MHC 抗原结合槽的竞争。

第二节　细胞水平的免疫调节

参与免疫调节的细胞主要有 T 细胞、B 细胞、NK 细胞、抗原提呈细胞及间充质细胞等。

现已发现各类免疫细胞中均存在辅助性和抑制性亚群。细胞之间通过直接接触或通过分泌细胞因子、协同刺激分子及 MHC 分子等方式，直接或间接地调节免疫应答，以维持免疫功能的正常状态。

一、T 细胞的调节

T 细胞的分类比较复杂、混乱，这里仅简单介绍调节性 T 细胞、Th 细胞、NK T 细胞的调节作用。

（一）调节性 T 细胞

调节性 T 细胞（Treg 细胞）是一类很小的主要具有免疫抑制功能的多功能细胞群。Treg 细胞主要来自 $CD4^+T$ 细胞，少数来自 $CD8^+T$ 细胞。$CD4^+Treg$ 细胞主要为 $CD4^+CD25^+FOXP3^+$ T 细胞，少数为 $FOXP3^-$ T 细胞（T 调节性 1 型，Tr1）。FOXP3（forkhead box P3）的表达对 Treg 细胞的发育和功能非常重要。IL-2 受体 α 链（CD25 分子）组成性高表达是 Treg 细胞的特点。

Treg 细胞的功能是抑制炎症反应，抑制各种效应淋巴细胞，特别是 Th 细胞，维持健康机体免疫稳态、免疫耐受，抑制自身免疫病发生。调节机制包括：①通过分泌抑制性细胞因子，如 IL-10、转化生长因子-β（TGF-β）或 IL-35 等，抑制效应 T 细胞的增殖和炎性细胞因子 IL-2、IFN-γ 等的产生，进而抑制免疫应答。②表达糖皮质激素诱导的肿瘤坏死因子受体（glucocorticoid-induced TNF receptor, GITR），在 $CD4^+CD25^+FOXP3^+T$ 细胞的免疫抑制效应中发挥着重要作用。GITR 的表达能形成正反馈，促进 Treg 细胞增殖。③表达 CD25 可与效应细胞竞争结合 IL-2，导致效应淋巴细胞停止增殖而抑制免疫应答。④通过释放颗粒酶和穿孔素介导对效应淋巴细胞的杀伤。⑤表面表达 CTLA-4，与效应淋巴细胞上的 CD28 竞争结合 CD80/CD86，抑制效应淋巴细胞功能。⑥抑制抗原提呈细胞（APC）功能。⑦通过 cAMP 作用抑制效应 T 细胞反应。Treg 细胞可表达 CD39、CD73，CD39 降解 ATP 为 AMP，CD73 将 AMP 分解为腺苷，腺苷结合在效应 T 细胞的腺苷受体上，紧密偶联 G 蛋白偶联受体在 T 细胞内产生 cAMP，Treg 细胞也可以通过细胞连接转移 cAMP 到效应 T 细胞，这样导致效应 T 细胞内 cAMP 水平增加，改变其对氨基酸可用性和能量代谢，抑制效应 T 细胞反应。这一抑制机制在肿瘤微环境中尤为突出，结果会导致机体抑制自身抗肿瘤免疫，通过促进血管生成、介导肿瘤细胞迁移而促进肿瘤发生进程。

（二）Th 细胞

Th 细胞是 $CD4^+$ 效应 T 细胞。Th 细胞根据分泌的细胞因子不同，可分为 Th1、Th2、Th3、Th9、Th17、Th22 和 Tfh（follicular helper T）亚群，甚至更多亚群。Th1 细胞和 Th2 细胞是一组和临床疾病关系密切的效应 T 细胞，也具有免疫调节作用。Th1 细胞主要介导细胞免疫和炎症反应，抗病毒和抗胞内寄生菌感染，参与移植物排斥，分泌的关键性细胞因子是 IFN-γ。Th2 细胞主要涉及 B 细胞增殖、抗体产生和超敏反应，分泌的关键性细胞因子是 IL-4（详见第五章）。两群细胞分泌的细胞因子谱不同，其中两种关键性细胞因子发挥作用时的相互拮抗，使得 Th1 和 Th2 也成为功能上相互抑制的适应性调节 T 细胞亚群。Th1 细胞和 Th2 细胞之间既互相制约，又互相协调。Th1 细胞产生的 IFN-γ 抑制 Th2 细胞的增殖，促进 Th0 细胞向 Th1

细胞转化；Th2 细胞分泌的 IL-10 抑制 Th1 细胞合成和释放细胞因子，分泌 IL-4 促进 Th0 细胞向 Th2 细胞转化。Th1 和 Th2 细胞又可相互转化。Th1 和 Th2 细胞分泌的细胞因子可协同诱导不同类别的 Ig 分子的产生，如 IL-4、IL-5 和 IL-2 协同诱导 IgM 产生，IL-6、IL-4、IL-2 和 IFN-γ 协同诱导 IgG 产生，IL-5 和 TGF-β 协同诱导 IgA 产生。

Th1 细胞和 Th2 细胞两个亚群相互以对方作为靶目标发挥抑制性细胞的作用，是一种比较特殊的情况。

（三）NK T 细胞

NK T 细胞能特异性识别与半乳糖酰基鞘氨醇相关的糖脂抗原，病原微生物和肿瘤细胞常有这种糖脂分子，被 APC 提呈后，与 CD1d 结合，激活 NK T 细胞裂解靶细胞和分泌细胞因子，参与先天免疫和自身免疫。激活的 NK T 可以迅速分泌大量 IL-4、IL-10 等 Th2 型细胞因子，分泌 IL-13 调节 $CD8^+T$ 细胞功能，从而控制多种自身免疫病的发生，还可以通过迅速分泌 IFN-γ、TNF 等 Th1 型细胞因子，增强抗肿瘤免疫。

二、B 细胞

B 细胞通过表达的高亲合力的 BCR 及协同刺激分子 CD80 进行免疫调节。

当抗原浓度低时，B 细胞由高亲合力的 mIgBCR 直接识别处理抗原，供 Th 细胞识别，可补偿其他 APC 对低浓度抗原提呈无能的不足。活化的 B 细胞表达协同刺激因子 B7-1（CD80）与 T 细胞表达的 B7-1 受体（CD28）结合，促进效应淋巴细胞的凋亡，调节免疫应答。抑制性 B 细胞（$FcγR^+B$ 亚群），分泌抑制性 B 细胞因子在免疫应答早期即抗原诱导期产生非特异性抑制作用，抑制 $FcγR^+B$ 细胞或前 B 细胞。B 细胞还可抑制 DC 和单核细胞功能、抑制 Th1/Th17 的增殖和分化。

三、NK 细胞

NK 细胞在 IL-12 的作用下活化，分泌 IFN-γ、IL-3 和 TNF-α 等细胞因子，参与淋巴细胞、巨噬细胞活性及造血功能的调节。可促进 Th0 细胞向 Th1 细胞分化，活化巨噬细胞使之分泌 IL-12，诱导 Th1 细胞的分化；促进 DC 的活化，并激发更有效的 CTL 免疫应答。抑制骨髓中的造血干细胞；杀伤和抑制胸腺中未成熟的 T 细胞；通过产生 IFN-γ 影响免疫球蛋白的类别转换而抑制 B 细胞的增殖和分化。

四、抗原提呈细胞的免疫调节作用

APC 摄取、处理和提呈抗原是诱导特异性免疫应答的前提。APC 表达的 MHC 分子和协同刺激分子是参与抗原提呈的关键分子。

（一）巨噬细胞

巨噬细胞由于其被激活程度不同，分泌的活性物质不同，故对机体免疫的调节具有增强或抑制的双相作用。

1. 巨噬细胞对免疫应答的正调节　　巨噬细胞摄取、加工、提呈抗原，引发免疫应答，同时分泌各种活性物质，如 IL-1、IL-3、IL-6、IL-12、IFN、TNF、GM-CSF、嗜中性白细胞激活因子、促红细胞生成素、补体成分（C1、C2、C3、C4、C5）等，可分别激活淋巴细胞，促进各类白细胞及红细胞生长，促进 NK 细胞功能增强和 CTL 细胞的成熟，增强对抗原的细胞吞噬杀伤及体液溶溃清除。巨噬细胞提呈抗原、激活淋巴细胞过程中产生的 β-内啡肽、促肾上腺皮质激素（ACTH）、胸腺素 4B 等神经肽及激素类物质，可直接提高巨噬细胞的吞噬消化、杀菌及杀瘤活性，同时因神经内分泌系统细胞和巨噬细胞都有这些物质的受体，所以这些物质又可反馈作用于神经-内分泌系统及巨噬细胞自身对机体免疫进行正相调节。

2．巨噬细胞对免疫应答的负调节　　巨噬细胞过度被激活，则变成抑制性巨噬细胞。它们可与淋巴细胞直接接触，封闭膜受体，阻止抗原信息的传递，或通过分泌前列腺素 E（PGE2）、核苷胸苷（nucleoside thymidine）、还原型谷胱甘肽和二巯基乙醇、过量的 H_2O_2 等，分别阻碍淋巴细胞 DNA 复制所需酶的活性，封阻淋巴细胞的增殖、氧化代谢和免疫应答，甚至伤害免疫细胞。巨噬细胞也可通过激活 Ts 细胞变成效应 Ts 细胞，阻断抗原特异性 Th 细胞辅助其他 T 细胞、B 细胞的作用等，起免疫负调节作用。

（二）树突状细胞

DC 是机体内提呈抗原功能最强的抗原提呈细胞。DC 的最大特点是能够显著刺激初始 T 细胞（naive T cell）进行增殖。

DC 可通过其膜上 Fc 受体和 C3b 受体捕捉抗原-抗体复合物，增加抗原提呈；成熟 DC 通过其表面的 MHC 分子与抗原结合，以膜结合方式广谱提呈抗原转移给 T 细胞，激活 $CD8^+$ 和 $CD4^+$ T 细胞。另外，DC 还参与混合淋巴细胞反应，促进细胞毒性 T 细胞形成及空斑形成细胞的产生。

（三）肥大细胞

肥大细胞是一种多功能的免疫调节和效应细胞。它能表达多种炎性介质和细胞因子，如 CD40、CD40L、IL-4、IL-6、IL-8、IL-10、IL-12、GM-CSF、TNF-α 及趋化因子等，促进 T 细胞、B 细胞、粒细胞和其他 APC 的活化；表达 MHC Ⅱ类分子、协同刺激分子（B7-1、B7-2），也能起到 APC 的作用；可通过 TNF 招募血液中的中性粒细胞，发挥免疫调节作用，参与抗感染免疫、过敏和自身免疫病等。

五、间充质细胞的免疫调节作用

间充质干细胞或间充质基质细胞（mesenchymal stem/stromal cell，MSC）可以促进移植后的免疫调节。MSC 可因为同种异体移植物移植期间发生的组织损伤而开始增多。MSC 通过与免疫细胞的直接接触和局部微环境因子影响大多数免疫效应细胞的功能，尤其是 MSC 与单核细胞、Treg 细胞的相互作用起到重要的免疫调节作用。MSC 直接与 B 细胞作用，减少浆细胞生成，促进 Breg 的诱导，进而引起免疫抑制。MSC 以胞吐囊泡方式分泌多种细胞因子，包括生长因子、趋化因子，甚至包括 miRNA。MSC 分泌细胞因子产生能诱导 Treg 细胞和 Tr1 细胞生成的微环境。MSC 通过前列腺素 E2（PGE2）、TGF-β 和基质金属蛋白酶（MMP）等抑制效应 T 细胞、诱导 DC 为耐受性 DC（tolerogenic DC）。MSC 分泌的囊泡通过下调 IL-23 和 IL-22，促使巨噬细胞向着具有抗炎功能表型 M2 型极化。囊泡中的 miR-21-5p（一种 miRNA）可以影响 DC 成熟。

研究表明，凋亡、代谢失活，甚至碎片化的间充质干细胞也具有免疫调节能力。

六、细胞凋亡的免疫调节作用

抗原刺激活化诱导的细胞死亡（activation induced cell death，AICD）是一种程序性主动死亡，即凋亡（apoptosis），对免疫应答的终止起调节作用。

Fas 和 FasL 介导的凋亡在特异性免疫调节中起重要作用。Fas 又称 CD95，是由 325 个氨基酸残基组成的受体分子。Fas 作为一种普遍表达的受体分子，可以出现在包括淋巴细胞在内的多种细胞表面，但 FasL 的大量表达通常只见于活化的 T 细胞（特别是活化的 CTL）和 NK 细胞表面，与 Fas 结合后启动致死性信号转导，诱导靶细胞的凋亡和效应杀伤细胞的凋亡（图 13-2）。

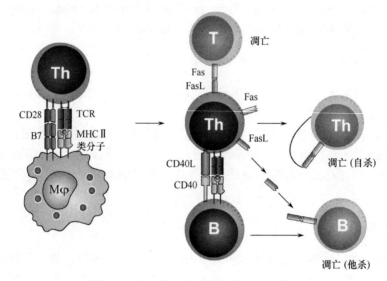

图 13-2 Fas 和 FasL 介导的淋巴细胞凋亡

FasL-Fas 结合引发凋亡信号的转导，是 CTL 和 NK 细胞对靶细胞杀伤的机制之一。T 细胞发挥效应功能后，可借助诱导性表达的 FasL 和自身 Fas 结合，使 T 细胞（主要是 CTL）数量迅速下降。从 T 细胞释放出来的 FasL 分子，既可杀伤自己，也可引起其他 T 细胞死亡，最后还可损伤被活化的 B 细胞，因为后者激活后可表达 Fas 分子，结果细胞免疫和体液免疫应答同时受到下调。

活化诱导的细胞死亡所发挥的负反馈效应具有明显的克隆依赖性，被清除的效应成分是受到抗原活化并发生克隆扩增的 T、B 淋巴细胞，因而属于一类高度特异性的生理性反馈调节。这样，淋巴细胞一旦被激活，也就为它的死亡创造了条件。

小 结

免疫分子是机体免疫调节的分子基础，这些免疫分子包括炎性因子、抗体、补体和抗原等。它们或单独作用，或彼此相互作用，在体内形成分子网络，发挥精细调节作用。由抗原-抗体-抗抗体等构成的独特型网络，将特异性免疫应答置于严格的控制之下。由此发展起来的免疫干预手段，可增强或减弱针对特定抗原的体液免疫和细胞免疫应答。

细胞水平的免疫调节是免疫调节的重要层面和环节，通过细胞间相互作用及与细胞因子一起组成复杂的细胞-分子调节网络，维持机体的免疫稳态。T 细胞、B 细胞、NK 细胞、肥大细胞等细胞具有功能相反的激活性受体和抑制性受体。抑制性受体通过免疫受体酪氨酸抑制基序，招募和激活蛋白酪氨酸磷酸酶，阻抑由蛋白酪氨酸激酶介导的免疫细胞活化信号转导途径，终止免疫细胞的激活，发挥负反馈调节作用。

Treg 细胞在免疫调节中发挥重要的负调节作用。CD4$^+$CD25$^+$FOXP3$^+$T 细胞是主要的细胞群，它们通过细胞间接触和分泌抑制性细胞因子抑制效应淋巴细胞功能，抑制自身反应性T 细胞的增殖，阻遏病原体和移植物引起的病理性应答。但在肿瘤微环境中，因 Treg 细胞的免疫抑制作用反而对肿瘤的发生和迁移起到促进作用。

复习思考题

思考与探索

1. 什么是独特型-抗独特型网络？其主要免疫调节作用是什么？
2. 简述 Th1 和 Th2 细胞的免疫调节作用。
3. 简述 Treg 细胞的免疫调节作用机制。

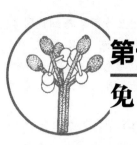

第十四章

免疫耐受

视频

思维导图

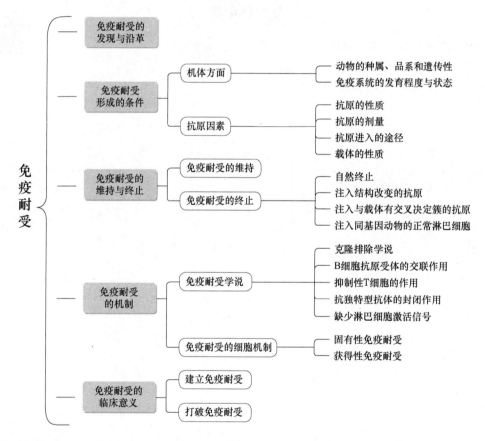

免疫系统对侵入机体的抗原一般能产生特异性免疫应答，但对自身抗原却处于无反应状态。这种动物机体在一定情况下对某些抗原表现的特异性免疫无应答的活性状态（active state）称为免疫耐受（immunological tolerance）。对自身抗原表现的耐受称为自身耐受（self tolerance），又称为天然免疫耐受，自身抗原多为胚胎期接触过的自身组织抗原；对外来抗原表现的耐受称为获得性耐受（acquired tolerance），外来抗原多为人工给予的非己抗原。免疫耐受的机体一般仍保持对其他抗原的正常免疫应答能力，这有别于非特异性免疫无应答状态，如免疫缺陷或免疫抑制，后者对各种抗原均无免疫反应（表 14-1）。

表 14-1 免疫耐受与免疫抑制的区别

特点	免疫耐受	免疫抑制
形成原因	部分 T 细胞或 B 细胞抑制或删除	人工方法暂时抑制免疫功能
发生条件	天然发生或人工诱导	多为人工诱导
对耐受原的需要	有时需要耐受原的持续存在	不需要特异性抗原存在
持续时间长短	较长	短暂
抗原刺激的反应性	对特定抗原无反应性	对所有抗原无反应性
意义	维持自身稳定	延长移植物存活时间

第一节 免疫耐受的发现与沿革

20 世纪初，德国免疫学家 Paul Ehrlich 和 Julius Morgenroth 将山羊的红细胞注入另一些山羊体内，发现接受红细胞的山羊产生的抗血清从不与受者自身的红细胞发生反应，从而观察到自身耐受现象，即机体在对外来抗原产生有效免疫应答和排除的同时不损伤自身的现象，提出了著名的"恐惧自身中毒"（horror autotoxicus）理论。

第二次世界大战期间，大面积烧伤成为一个极其严重的问题，皮肤移植被公认为理想的治疗方法，尽管其治疗效果不太理想。1942 年，Thomas Gibson 和 Peter Medawar 公布了他们的皮肤移植实验：将从人体获得的 50 片皮片移植给一位 22 岁的女性烧伤者（兄→妹），由于创面过大，15d 后进行第二批植皮，结果第一批 15～23d 坏死，第二批 8d 坏死，推测移植物的坏死与激活免疫有关。

异卵双胞胎牛通常在成年后雄的正常而雌的无生育能力，农民称这种雌牛为 freemartin（或 free-martin），即异性双胎不育母犊。此现象偶尔也发生在山羊、绵羊、猪等哺乳动物繁殖过程中。出于发展畜牧业的需要，有人进行了专门研究。1945～1947 年，美国学者 Owen 报道了此现象，发现出生后的异卵双胞胎牛体内存在两种不同血型的红细胞，称为血型细胞嵌合现象。它们不仅不产生针对对方红细胞的抗体，两者之间还可以互相输血和植皮。这一现象表明，胚胎期进入机体的外来抗原可诱发特异性免疫耐受。

1949 年，澳大利亚病毒学家与免疫学家 Frank Macfarlane Burnet 和 Frank Fenner 提出假说，为避免自身免疫现象的发生，免疫系统必须在发育成熟前学会区分"自我"和"非我"。当免疫系统尚未发育成熟时，如果接触到任何抗原，将被认为是自身成分而不产生免疫应答，从而获得免疫耐受。

1953 年，英国学者 Medawar 将 CAB 品系小鼠淋巴细胞输入 A 品系新生小鼠体内，待 A 品系小鼠长至 8 周后，为其移植来自 C57BL 和 CAB 小鼠的皮肤，来自 CAB 小鼠的皮肤被接受，而来自 C57BL 小鼠的皮肤被排斥。由此证明，在免疫系统尚未发育成熟时静脉注射外源抗原能诱导终身耐受。

1959 年 Burnet 将克隆排除的概念归入其编著的"细胞系选择学说"一文中，成为现代免疫学的一条重要"法则"。该学说除了阐明抗体形成的机制以外，还描述了免疫耐受现象，扩大了免疫学视野，成为免疫遗传学中的一个重要学说。

1960 年，Burnet 和 Medawar 因在免疫耐受领域的杰出贡献，共同获得了诺贝尔生理学或医学奖。同年，Billingham 和 Leslie Brent 进一步实验证明，新生期获得性免疫耐受可通过同种细胞的胚胎接种或通过在新生鼠宫内注射造血细胞获得。

1962 年，Dresser 发现，不但新生和胚胎期的动物可以人工诱导免疫耐受，成年动物用去凝集的可溶性蛋白也可诱导出耐受。

1967 年，一个重要实验证明动物的天然免疫耐受性也是后天获得的，不是天生固有的。依据如下：大部分组织带有某些独特的抗原，发育中的免疫系统必须经过"训练"来识别它们是属于自身的，如去除树蛙幼体的脑下垂体，在幼蛙免疫系统成熟的过程中，体内就不存在脑下垂体的特异性抗原，为使取下的脑下垂体保持存活，移植到免疫系统未成熟的另一幼蛙的皮肤下，待两只幼蛙成熟，将被移植的脑下垂体植回原来的幼蛙体内，结果它被识别为外来物质而遭到排斥。如果第一只幼蛙去除的只是半个脑下垂体，当这半个脑下垂体移到另一只幼蛙再移植回时，却不受排斥。显然免疫系统能对自身物质起反应，但一般因为受"训练"而不起反应。

1973 年，门静脉耐受的概念被提出，继而 Qian 等又证明门静脉注射异基因脾细胞可以诱导对供体的特异性耐受。

1981 年，OePlz 在大宗的尸肾移植报道中认为，术前输血以 5～10 次为宜，大量输血反而会增加受体的致敏性。

20 世纪 80 年代初，Calne 发现某些猪在同种肝移植后，不用任何免疫抑制剂，移植物可以长期存活不遭排斥。Kamada 发现在某些鼠种之间也存在这种效应，如 DA→PVG 大鼠原位心脏移植 7d 排斥，肝脏移植则不排斥。如先移植肝脏，后移植心脏，两者均不排斥，意味着肝脏的不排斥可以保护另一器官免遭排斥。此种免疫耐受现象称为剑桥免疫耐受现象。此后，人们试图利用肝脏的这种特性来保护另一个强烈排斥移植器官。

20 世纪 90 年代，德国匹兹堡大学的 Starzl 中心发现有些肝脏移植后长期存活的患者，自行停止使用免疫抑制治疗，结果移植肝脏仍长期正常存活，似乎机体已对该移植物产生了耐受。应用 PCR 技术鉴定表明，抗原提呈细胞可以从移植物游出，分散到受者各部位，包括定居在淋巴器官、皮肤内，他们把这种微观下的嵌合现象称为微嵌合状态（microchimerism）。据推测，这些移植物抗原活性细胞的存在，可能是维持耐受的原因之一。此发现启迪人们试图从外周循环系统注入供者细胞制造嵌合体后再移植，如放射处理＋抗淋巴细胞球蛋白＋供者骨髓细胞输注可诱导出大动物的同种肾移植耐受。但很多用骨髓细胞和脾脏细胞输注诱导嵌合体的实验，仅有部分在加免疫抑制剂的情况下方可在大动物中诱导极少数个例产生耐受。

Naji 领导的美国宾夕法尼亚州肾脏/胰腺移植中心从大量实验观察到，在胸腺内注射抗原能诱导小动物产生耐受，这种现象称为特异性移植耐受现象，其理论基础和实验为：在给糖尿病大鼠胸腺内注入同种胰岛细胞之前，如果将外周绝大部分淋巴细胞消除掉，由胸腺再产生成熟的新一批淋巴细胞会将与其接触过的移植物抗原认作为"自我"而不排斥，进而使糖尿病得以纠正，该理论也称为淋巴细胞"再教育"（re-education）。实际上是试图让机体再现胸腺在胚胎时期对 T 细胞按其 TCR 进行筛选的过程。

用非溶胞性抗 CD4[+]、CD8[+]T 细胞单克隆抗体做 3 周短期治疗，可以诱导小鼠同种心脏和皮肤甚至小鼠对大鼠的异种心脏移植耐受。如果与 RS-61443（霉酚酸酯，免疫抑制剂）联用，还可诱导出小鼠对大鼠的异种皮肤移植耐受。但用此方法处理大动物，很难获得理想的耐受。Watson 报道仅在与 CsA 和硫唑嘌呤联用时，抗 $CD4^+$、$CD8^+$ 单克隆抗体才诱导出犬同种肾移植耐受，且成功率仅为 30%。

免疫球蛋白 E（immunoglobulin E，IgE）介导的过敏性疾病可以通过过敏原特异性免疫疗法（allergen-specific immunotherapy，ASIT）治疗。研究人员使用佐剂和免疫调节剂增强 ASIT 效果并提高其安全性。CpG-寡脱氧核苷酸（CpG-oligodeoxynucleotide，CpG-ODN）具有免疫耐受促进特性，是治疗过敏性疾病的理想免疫调节剂之一。研究发现，CpG-ODN 的剂量对于通过募集浆细胞样树突状细胞（plasmacytoid dendritic cell，pDC）促进免疫调节至关重要。低剂量 CpG-ODN 会引起炎症反应，高剂量 CpG-ODN 会引发免疫耐受。CpG-ODN 对 IgE 介导的过敏性疾病表现出预防和治疗潜力。

目前，人们已知树突状细胞、$CD4^+CD25^+$ 调节性 T 细胞及嵌合现象等在免疫耐受过程中都扮演了重要角色，也希望应用骨髓细胞输注等方法诱导稳定的免疫耐受，以利于器官移植，但还未形成一种成熟的可以在临床广泛应用的模式，理想的免疫耐受模式还有待进一步探索。

第二节 免疫耐受形成的条件

受抗原刺激后的动物机体反应很复杂，是诱发免疫应答，还是形成耐受，形成耐受后持续时间的长短等均受诸多因素影响，这些因素包括动物种属、品系、机体免疫发育程度、抗原的性质、剂量、免疫途径等。

一、机体方面

（一）动物的种属、品系和遗传性

不同种属动物，在耐受的发生上有差异。家兔、大鼠、豚鼠、鸡、山羊、灵长类和人都可致耐，但其难易程度不同，一般来讲，小鼠较其他动物易于建立，小鼠中的 CBL/G 品系较 BALB/c 品系易于建立。

耐受建立后，持续时间长短也因动物的种属而异。将血清蛋白注入各种新生动物，比较其致耐情况，发现家兔产生的耐受持续时间长。小鼠、豚鼠也能产生完全耐受，但持续时间较家兔短。

免疫耐受的形成与遗传因素有关，如对某种抗原低反应性的动物，则易被该抗原诱发免疫耐受，这可能与 MHC 的参与有关。因为用半抗原修饰的脾脏细胞诱发小鼠的耐受时，被诱导的细胞除了要识别特异性抗原（脾脏细胞上修饰的半抗原）外，还需受 MHC 约束。

（二）免疫系统的发育程度与状态

一般认为机体在免疫功能上发育越不成熟，越容易诱导耐受。成年动物一般不易形成耐受，除非是机体的免疫功能暂时受到抑制。例如，先用适当剂量的免疫抑制剂、射线、抗淋巴细胞抗体处理或胸导管引流除去循环中的淋巴细胞，然后注射抗原，才能诱导免疫耐受。在对动物进行免疫时，联合使用抗 CD4 分子的抗体也能帮助免疫耐受状态的建立。成年动物诱导的耐受往往呈现为部分耐受，即对抗原的反应并不完全丧失而是反应性降低，或表现为分裂耐受（split tolerance），即对抗原的某些决定簇产生耐受；或表现为免疫偏离（immune deviation），即机体选择性地产生体液免疫或细胞免疫耐受。成年动物的耐受性建立后，并不是终身保持的，保持时间的长短取决于耐受原是否持续存在。

二、抗原因素

（一）抗原的性质

能诱导机体对再次接触同一抗原时出现特异性免疫无反应性状态的抗原称为耐受原。小分子非聚合型抗原（如血清白蛋白、多糖、脂多糖等）因易于诱发耐受性而被称为耐受原，由于 T 细胞识别抗原是通过多肽片段，合成多肽也是一种理想的耐受原。而大分子聚合型或颗粒性抗原（如细菌、血细胞等）则常是良好的免疫原。因为前者不易被吞噬细胞吞噬消化，容易透出血管壁，均匀分布于血管内外，易以最佳浓度接触免疫细胞，从而诱导免疫耐受；而后者则容易被吞噬细胞摄取、处理，并以强免疫原的形式提呈给免疫活性细胞，从而诱导免疫耐受。

（二）抗原的剂量

一般而言，抗原的剂量大小与耐受诱导的程度和持续时间长短有密切关系。大多数抗原在高剂量时能诱导免疫耐受，低剂量也能引起免疫耐受，而中等剂量时，则可引起免疫反应。如无具体说明，所指高剂量一般大于 10^{-4}mol/kg 体重，低剂量为小于 10^{-8}mol/kg 体重。抗原浓度过低，不足以活化抗原提呈细胞、T 细胞或 B 细胞时，呈现低剂量免疫耐受。抗原剂量越大，所引起的免疫耐受越巩固持久。由于动物机体出生后免疫系统逐渐成熟，诱发耐受所需要的抗原剂量也随年龄的增长而增加，一旦造成耐受，继续注入小剂量抗原时，可延长耐受。

T 细胞、B 细胞产生耐受所需抗原剂量明显不同。T 细胞所需抗原量是 B 细胞的 1/10 000～1/100，发生快（24h 内达高峰）、持续时间长（数月）。而 B 细胞形成耐受不但需要抗原量大，且发生缓慢（1～2 周）、持续时间短（数周）。Waigle 研究指出，小剂量抗原引起 T 细胞耐受，而大剂量抗原则引起 T 细胞和 B 细胞均耐受。另外，胸腺非依赖性抗原需要高剂量才足以诱导耐受，而胸腺依赖性抗原无论低剂量还是高剂量均能诱发耐受。

（三）抗原进入的途径

抗原进入机体的途径不同，诱发耐受的难易程度也不同。一般静脉注射最容易诱导免疫耐受，其次为腹腔注射，皮下及肌内注射最难诱导耐受。IgG 或白蛋白注入门静脉可致耐受，而由周围静脉注入则引起免疫应答。有些半抗原经皮内注射能诱导抗体生成及迟发型变态反应，但通过口服则发生耐受。人 γ-球蛋白（HGG）经颈静脉注入引起免疫反应，肠系膜静脉注入引起耐受，通过肠系膜及门静脉注射易于致耐的原因可能是肝起着生物学过滤作用，将抗原解聚，聚合抗原被肝内枯否细胞吞噬降解，从而除去了免疫原性强的抗原部分，剩下非聚合抗原进入外周血流或淋巴管。

（四）载体的性质

载体是指赋予半抗原以免疫原性的蛋白质。同一抗原决定簇与不同的蛋白质载体偶联后诱导新生动物耐受的机制不同。Diener 等用 TNP（三硝基苯）-HGG 和 TNP-BSA 在 CBA/J

品系小鼠出生后 24h 注入小鼠体内，以后每周注射 2 次。到 8～9 周龄时，用 TNP-HGG 和 TNP-BSA 攻击，结果发现两者均发生了对 TNP 的耐受，无抗 TNP 的抗体产生。但是当用 TNP-LPS、TNP-Ficoll 攻击时，两者就出现了差异，只有用 TNP-HGG 诱导的耐受无抗体产生，而用 TNP-BSA 诱导的小鼠则表现出能产生抗 TNP 的 IgM 抗体，用有限稀释法对 TNP 特异的前体细胞的频率分析也证明，TNP-HGG 诱导的耐受小鼠，其 TNP 前体细胞数明显较正常小鼠低，说明存在着部分"排除"机制，但是用 TNP-BSA 诱导的耐受小鼠，TNP 前体细胞数量与正常小鼠相同，说明不存在克隆排除现象，细胞转移试验证明，由 TNP-BSA 诱导的免疫耐受是由 Ts 细胞引起的。

第三节　免疫耐受的维持与终止

一、免疫耐受的维持

天然免疫耐受为生理性耐受，一般能终身维持；获得性免疫耐受经过一段时间后会自然消除，如果要维持这种耐受，有赖于一定量耐受原的持续存在。因免疫系统中不断有新的免疫活性细胞产生，持续存在的抗原可使新生的免疫细胞不断耐受。一旦体内的抗原消失，则已建立起来的免疫耐受也逐渐消退，对特异抗原可重新出现免疫应答。多次重复注射耐受原可延长耐受状态，持续时间长短与使用抗原次数有关。

抗原的性质与耐受维持时间也有关。一些有生命的耐受原，如活的淋巴细胞、病毒等能在体内增殖，此种抗原在体内持续时间长，因而诱导的耐受不易消退。在一些无生命的抗原中，分解缓慢的抗原较分解迅速的抗原所诱导的耐受持续时间长。例如，D-氨基酸多聚体在体内分解缓慢，只需一次性注射就诱导出长达一年的耐受状态。

免疫系统处于未成熟状态时，如胎儿、新生期或经适当的免疫抑制措施后，所诱导的免疫耐受维持时间长。

二、免疫耐受的终止

免疫耐受建立以后，可以持续一段时间，但如无耐受原的再度刺激，则耐受可自然终止，也可诱导其终止。自身免疫耐受的终止可导致自身免疫病的发生。

（一）自然终止

给新生期 A 品系鼠注射活的 CBA 品系小鼠淋巴细胞可以使成熟后的 A 鼠对 CBA 小鼠的皮片耐受，且持续较长一段时间，因为 CBA 小鼠淋巴细胞在 A 鼠内继续进行分裂和持续存在。这类细胞一旦消失，耐受即终止。

无生命的抗原作为耐受原时，必须在机体内长期存在，如抗原被代谢破坏而失去抗原性，则耐受随后终止，如应用 BSA 作为耐受原注射给新生小鼠，也可诱发小鼠产生对 BSA 的耐受，但 BSA 在体内会迅速被代谢破坏，因此耐受自然消失较快。

（二）注入结构改变的抗原

将耐受原结构改变后，再给动物注射，或使用与耐受原有交叉反应的抗原，可使已建立的耐受破坏。例如，使家兔事先对 BSA 形成免疫耐受，然后给耐受动物注射与 BSA 有微弱交叉反应的人血清白蛋白（HSA），动物能重新对耐受原 BSA 起抗体反应，说明动物对 BSA 的耐受性被终止。

（三）注入与载体有交叉决定簇的抗原

将半抗原 DNP（二硝基苯）连接在蛋白质载体 BSA 上，成为 BSA-DNP，注入家兔，可使家兔形成对 BSA-DNP 致耐的 T 细胞。再以 BSA-DNP 攻击，由于缺乏 T 细胞信号，因此不出现抗体反应；但以 HAS-DNP 攻击后，即可出现 DNP 抗体反应。这是因为 HSA 与 BSA 有部分不同，因而可刺激另外一些正常未致耐的 T 细胞。新的 T 细胞识别 HSA 而被活化，向 B 细胞发出辅助信号，使 B 细胞分化、增殖，产生 DNP 抗体，此即载体效应的应用。

（四）注入同基因动物的正常淋巴细胞

有生命的耐受原，如淋巴细胞、病毒等可在体内反复增殖，往往可持续存在较长时间，其耐受不易消失，如果注入相同基因动物的正常淋巴细胞，可以加速耐受的消失，这是由于所注入的细胞并未对该抗原产生耐受，故可对其产生免疫反应，并将其排斥，从而使耐受中断。如果注入的淋巴细胞是原先被该抗原致敏的淋巴细胞，则排斥反应出现更快，如新生 A 鼠注入 B 鼠淋巴细胞，形成 A 淋巴细胞、B 淋巴细胞嵌合体，则具有对 A 淋巴细胞和 B 淋巴细胞的耐受性。再注入从成年 A 鼠来源的 B 鼠淋巴细胞致敏的 A 鼠细胞，则嵌合体中所有来自 B 鼠的淋巴细胞均被排斥，因而脱离嵌合状态，对 B 鼠抗原就不再耐受。

第四节 免疫耐受的机制

免疫耐受可分为固有性免疫耐受（天然性免疫耐受）和获得性免疫耐受（适应性免疫耐受）。固有性免疫耐受有两种机制，分别为缺乏识别自身抗原的受体和某些细胞表面存在抑制性受体或抑制性结构。获得性免疫耐受包括中枢耐受（central tolerance）和外周耐受（peripheral tolerance），前者是胚胎期及出生后在 T 细胞和 B 细胞发育过程中，遇自身抗原所形成的耐受，后者是成熟 T 细胞及 B 细胞遇到自身抗原不产生正免疫应答。免疫耐受发生的机制十分复杂，目前人们尚未完全揭开这个谜底，但根据不同的实验观察，曾提出种种学说，其中克隆排除学说能很好地解释中枢耐受的形成。

一、免疫耐受学说

（一）克隆排除学说

该学说由 Burnet 于 1959 年提出，认为在胚胎期，随着细胞的分化，淋巴细胞产生许多针对不同特异性抗原的细胞克隆，但处于此阶段的淋巴细胞反应低下，若与相应抗原接触，该淋巴细胞克隆受到抑制或破坏，成为禁忌克隆，出生后不再能对相应的抗原产生免疫应答。

后来的证据表明，正常人和动物体内自身反应性淋巴细胞克隆并未完全消失，如用自身甲状腺球蛋白与弗氏完全佐剂一起免疫动物，可以诱导出抗自身甲状腺球蛋白的抗体，形成自身免疫性甲状腺炎。Fernadez 等证明，正常牛的脾脏细胞在体外经 LPS 刺激后，可以产生抗自身红细胞的抗体。这些现象说明，正常机体内存在针对自身成分的淋巴细胞，只不过通常处于某种抑制状态。

现代免疫学认为，T 细胞和 B 细胞在中枢免疫器官内发育过程中经历阴性选择时期，T 细胞和 B 细胞抗原识别受体的产生具有独立性和随机性，编码 Ig 和 TCR 的基因重排过程并不排除产生对自身抗原特异性识别的可能性。因此，对表达自身抗原特异性 TCR 或 BCR 的 T 细胞和 B 细胞克隆进行清除就成了实现自身免疫耐受的关键步骤。值得一提的是，T 细胞和 B 细胞在中枢和外周对抗原的特异性识别引起截然不同的结果，前者造成克隆清除，后者则导致克隆的选择性活化。

（二）B 细胞抗原受体的交联作用

B 细胞表面约有 10^5 个抗原受体，适量的抗原能激活 B 细胞引起免疫应答，而大剂量的抗原与 B 细胞表面的抗原受体广泛交联，封闭了受体，则细胞失活，导致免疫耐受。

（三）抑制性 T 细胞的作用

Gerson 发现，给新生小鼠反复注射绵羊红细胞，使之对该细胞形成耐受状态后，取其脾脏转植至另一同系正常小鼠体内，后者出现对绵羊红细胞的无应答状态。后来证明，转植的这种免疫耐受细胞是抑制性 T 细胞。如果用抗 Thy-1（小鼠和大鼠胸腺细胞表面一种丰富的糖蛋白）血清和补体处理，去除新生鼠的 T 细胞，则转移耐受性的能力随之消失。

（四）抗独特型抗体的封闭作用

每个 T 细胞、B 细胞克隆均具有其独特型。免疫球蛋白的独特型结构同样具有抗原性，能被相应克隆细胞识别，产生抗独特型抗体，对免疫应答起负调节作用。抗独特型抗体能进一步诱导抗-抗独特型抗体，引起一系列连锁反应，对免疫应答起"自限"作用。T 细胞、B 细胞所参与的免疫应答，均受抗独特型网络的调节。

（五）缺少淋巴细胞激活信号

虽然发生于中枢免疫器官中的克隆清除能淘汰大多数自身抗原特异的 T 细胞、B 细胞，然而，许多自身抗原未能诱导未成熟淋巴细胞的克隆清除，这些细胞发育成熟后进入外周，作为自身特异性 T 细胞、B 细胞。但这群表达对自身抗原特异识别受体的细胞未必能引起针对自身抗原的正免疫应答，原因在于 T 细胞的活化需要第二信号（CD28 与 B7），在缺少第二信号的情况下，TCR 与细胞表面的抗原肽-MHC 结合，其所转导的信号不仅不能使 T 细胞活化，反而会使其进入活性封闭状态，此时的淋巴细胞丧失了对抗原进行识别和应答的能力。另外，正常情况下自身组织细胞一般不表达 MHC II 类分子作为免疫应答的第一信号，不能将自身抗原提呈给自身反应性 T 细胞，因此不能引起自身免疫应答。

二、免疫耐受的细胞机制

（一）固有性免疫耐受

目前认为固有性免疫耐受有两种机制。

1. 缺乏识别自身抗原的受体 例如，吞噬细胞表面表达的多糖受体（如甘露糖受体）不识别正常细胞（无相应多糖，或被唾液酸等遮盖），使自身抗原处于被忽视的状态。

2. 某些细胞表面存在抑制性受体或抑制性结构 例如，NK 细胞表面存在的 KIR（杀伤细胞免疫球蛋白样受体），可识别正常细胞表面的 MHC I 类分子，活化并传递抑制性信号到细胞内，致使 NK 细胞不破坏正常自身细胞。当正常细胞由于某种因素（如病毒感染、各种理化因素等）发生结构改变时，可致上述两种细胞活化，对改变抗原结构的细胞发生应答，引起细胞破坏。

（二）获得性免疫耐受

1. 中枢耐受 中枢耐受是指在中枢免疫器官（胸腺和骨髓）内，T 和 B 淋巴细胞在发育中，尚未成熟前，能识别自身抗原的细胞克隆被清除或处于无反应性状态而形成的自身耐受。例如，T 细胞在胸腺内发育过程中，经过阳性选择和阴性选择，识别自身抗原的未成熟 T 细胞凋亡。B 细胞在骨髓内发育到表达 mIgM 的未成熟 B 细胞，经过阴性选择自身反应性细胞克隆消除或处于无反应性状态。

T 细胞在胸腺发育成熟过程中，完成基因重排后表达功能性的 TCR（T 细胞受体），接受阳性选择和阴性选择，阳性选择发生在胸腺皮质部，如果 $CD4^+CD8^+T$ 细胞表达的 TCR 能以适度的亲和力与胸腺皮质细胞表达的自身抗原肽-MHC（peptide-MHC，pMHC）结合，它将发育为 $CD4^+$ 或 $CD8^+$ 单阳性细胞，否则，凋亡将被清除。阴性选择发生在胸腺髓质部，胸腺髓质上皮细胞在自身免疫调节因子的作用下，异位表达的外周组织特异性抗原经胸腺中的树突状细胞摄取加工处理后以自身抗原肽复合物的形式供 TCR 识别。如果两者间的作用过强，T 细胞将凋亡或者发育为非常规的 T 细胞（或参与天然免疫或具有免疫调节功能）。实际上，阴性选择删除了绝大多数自身反应性 T 细胞，其 TCR 与相应的 pMHC 具有很强的亲和力，阴性选择也可在阳性选择之前影响 T 细胞的发育。

先后发生重链和轻链基因重排后，未成熟的 B 细胞也经历阴性选择。表达有合适受体的基质细胞将来自凋亡细胞的自身抗原与 C1q、IgM 和 C4b 所构成的免疫复合物提呈给 BCR 识别。如果两者间作用力较强，则 B 细胞将暂停发育，随后不再表达 CD62L，因而无法进入淋巴结；很难表达 B 细胞活化因子的受体，即使进入外周也很难生存；持续表达重组活化基因 1 和重组活化基因 2，为后续的受体编辑做准备。一旦受体编辑失败，该 B 细胞将迅速死亡。相反，若两者间作用力较弱则该 B 细胞将不能发挥生物学效应。

2. 外周耐受 外周耐受是指在外周免疫器官，成熟的 T 和 B 淋巴细胞遇到自身或外源性抗原形成的耐受。针对少数逃脱了阴性选择的强自身反应性 T 细胞，外周耐受尤为重要，很早就有报道，外周确实有自身反应性 T 细胞的存在，其 TCR 与相应的 pMHC 间亲和力相对较弱；虽然如此，一旦机体出现炎症反应，这些自身反应性 T 细胞就可能进入富含相关自身抗原的外周组织而被激活，引发免疫损伤，甚至自身免疫病。逃逸到外周的自身反应性 T 细胞主要通过外周免疫耐受机制来调控，以避免发生自身免疫损伤，外周免疫耐受机制主要有以下 6 个方面。

（1）物理屏障 未致敏的 T 细胞高表达 CCR7 和 CD62L，借助 CCR7 和 CD62L 与相应配体间的相互作用，此类 T 细胞可穿越高内皮小静脉而归巢以搜索高亲和力的 pMHC。若没有相匹配的 pMHC，此类 T 细胞将通过输出淋巴管重新回到外周血。可见，未致敏的 T 细胞可在血液、淋巴管和次级淋巴器官中循环流动，完全被排除于外周组织，因而不能与外周组织高表达的自身抗原相互作用。一旦遭遇抗原，T 细胞即下调 CCR7 和 CD62L 的表达，而上调表达 CD62P、CD62E 的配受体及整合素。借助相应的配受体间的相互作用，致敏 T 细胞可进入外周组织，可能造成自身免疫损伤。然而，没有炎症刺激，进入外周组织的致敏 T 细胞依然会对自身 pMHC 维持耐受。

（2）耐受型的树突状细胞与外周耐受　　正常情况下，未成熟的树突状细胞受到炎症刺激后会捕获抗原，并在后续的迁移过程中逐渐成熟，到达淋巴结 T 细胞区后将 pMHC 提呈给相应的 T 细胞，以激活 T 细胞产生免疫应答。但是，如果未成熟的树突状细胞摄取的是凋亡细胞的碎片，定位在凋亡细胞上的膜蛋白 Gas6 和蛋白 S 就会作为配体与树突状细胞上的酪氨酸受体家族成员 Tyro、Axl 和 MerTK 相互作用，启动树突状细胞表达 SOCS1 和 SOCS3，从而干扰 NF-κB 的活化，最终导致 MyD88 和 NF-κB 依赖的炎症细胞因子的合成受到抑制，DC 不能完全成熟而获得了耐受性的表型。耐受型的 DC 所提呈的自身 pMHC 可诱导相应的 T 细胞表达与耐受相关的基因，如 Egr2、Cblb、Dgk2、Pdc、Ctla-4 和 Pd-1。表达的 CTLA-4 可通过与 B7 作用诱导 T 细胞耐受；表达的 PD-1 可能通过阻止 T 细胞与 APC 稳定作用而维持 T 细胞耐受。即使受到炎症刺激，自身 pMHC 活化了自身反应性 T 细胞，正常情况下，也不会导致自身免疫损伤发展扩大，这是因为自身 pMHC 在活化自身反应性 T 细胞的同时会活化相应的 Treg 细胞。

（3）Treg 细胞与外周耐受　　调节性 T 细胞（regulatory T cell，Treg 细胞）是一类控制体内自身免疫反应性的 T 细胞亚群。FOXP3⁺Treg 细胞可在胸腺中发育，也可由外周未致敏的 T 细胞分化而来。在胸腺中，FOXP3⁺Treg 细胞经历过与常规的 T 细胞大致相同的发育过程。其前体细胞可能是 CD4⁺CD8⁺T 细胞或 CD4⁺CD8⁻ T 细胞。借助高亲和力的自身反应性 TCR、CD28、CD40L 和 LFA-1 与胸腺基质细胞表面相应的配体或受体的相互作用，T 细胞即开启 FOXP3 的表达，从而获得免疫抑制的表型而成为天然 Treg 细胞。外周未致敏的 T 细胞若长期处在高浓度 IL-10 或 TGF-β 的微环境中，也会上调表达 FOXP3，成为诱导型 Treg 细胞。天然 FOXP3⁺Treg 细胞，主要有几种方式介导免疫耐受：通过 IL-10、IL-35 和 TGF-β 抑制性细胞因子介导免疫耐受；通过颗粒酶 B 和穿孔素等细胞毒作用抑制 NK 细胞和 CTL 的抗肿瘤活性；通过高表达 CD25，即 IL-2Rα（参与组成高亲和力的 IL-2R），剥夺微环境中的 IL-2 介导靶细胞凋亡；通过表达 CD39 和 CD73 抑制效应 T 细胞的反应活性、诱导 DC 发育为耐受型的 DC、降低效应 T 细胞的反应活性；通过表达膜分子 CTLA-4 与 DC 膜上的 CD80 和 CD86 相互作用，抑制 DC 上调表达 CD80 和 CD86，从而抑制 DC 的抗原提呈作用，同时也可抑制 T 细胞的活化增殖。正是由于有 Treg 细胞做后盾，正常情况下逃逸到外周的自身反应性 T 细胞，即使遭遇了自身组织抗原被活化，也不会大肆增殖损伤机体。此外，次级淋巴器官的某些细胞通过异位表达外周组织特异性抗原，也可清除部分逃逸到外周的自身反应性 T 细胞。

（4）外周组织抗原在次级淋巴器官中的表达与外周耐受　　在研究 T 细胞对小肠的耐受机制时发现，淋巴结中存在少量表达外周组织特异性抗原的基质细胞，其中 T 细胞区的纤维网状细胞（FRC），在无炎症时可将表达的外周组织特异性抗原有效提呈给自身反应性 CD8⁺ T 细胞，诱导免疫耐受。若有配体与其 TLR3 结合，FRC 刺激 CD8⁺T 细胞的能力将显著下降，以避免炎症条件下，活化低亲和力的自身反应性 T 细胞，同时可抑制发生在淋巴结中针对病毒的免疫应答，从而保护淋巴结的结构和功能。

（5）非成熟抗原提呈细胞能诱导 T 细胞形成耐受　　成熟抗原提呈细胞诱导 T 细胞产生有效的免疫应答，而非成熟抗原提呈细胞能诱导 T 细胞形成耐受。体内抗原若经非成熟树突状细胞提呈给 T 细胞，则后者可发育不全、缺失或无能，即形成免疫耐受。

（6）Toll 样受体表达异常　　Toll 样受体是 I 型跨膜蛋白，表达于多种细胞表面，尤其是免疫细胞（如 DC 和巨噬细胞等 APC）表达更为丰富，作为模式识别受体，能识别细菌或病毒等病原相关分子模式，而启动炎性应答。如其表达异常，可能引起免疫耐受，如 TLR4 表达下降可致 LPS 耐受，TLR2 表达下降则可使脂蛋白耐受。

第五节　免疫耐受的临床意义

免疫耐受与临床疾病的发生、发展及转归关系密切。生理性的免疫耐受对自身抗原不应答，避免发生自身免疫病；病理性的免疫耐受对感染的病原体或肿瘤细胞抗原不产生特异性免疫应答，则疾病发展及迁延。据此，临床的一些治疗中，希望建立免疫耐受，以达到治疗目的，如在细胞、组织、器官移植时，若能使受者的 T 细胞及 B 细胞对供者的特异抗原不发生应答，则移植物可长期存活；给患者移植骨髓或胚胎胸腺，或口服耐受原使其恢复对自身抗原的耐受，可治疗自身免疫病。但免疫耐受的打破，会导致不同的临床后果，对自身组织抗原耐受的打破，促使自身应答性 T 细胞及 B 细胞克隆活化，发生自身免疫病；反之，打破对病原微生物及肿瘤的免疫耐受，使适宜的特异性免疫应答得以进行，则会消灭病原体及肿瘤，疾病得以控制或治愈。

一、建立免疫耐受

变态反应性疾病主要是某种外源性抗原进入体内，机体发生变态反应所致，表明机体对这些抗原缺乏耐受性。根据免疫耐受发生机制的多样性，对 I 型变态反应患者诱导免疫耐受的可能途径是通过 B 细胞克隆清除或主动抑制。处理的方法有注射表面高密度多聚耐受原、变性蛋白抗原或脱敏疗法等。

在麻风及慢性黏膜皮肤念珠菌病患者中，若体内出现良好的细胞免疫应答，虽抗体生成低下甚至缺失，临床预后仍良好，并常伴随有效的防御性免疫。反之，如细胞免疫水平低下，抗体效价虽高，而预后较差，多呈进行性感染。这种分离耐受现象对感染性疾病的预后有重要影响。乙型肝炎病毒携带者伴有极轻微的肝炎病变，可能与新生期发生感染而使机体对病毒产生部分耐受有关。

近年来，器官移植已广泛用于临床，其中最大的问题就是排斥反应。如能成功诱发受者对供者抗原的耐受，就有可能保证移植器官的长期存活，并因此代替昂贵而有危害的免疫抑制剂。可采用在器官移植前静脉注射供者血细胞等方法，使受者建立一定程度的免疫耐受。目前有多条共刺激通路与移植免疫的关系已阐明，主要有 B7-CD28/CTLA-4、CD40-CD154、4-1BB/4-1BBL、ICOS-B7h 等。大量研究表明，单一阻断某个共刺激通路难以达到持久、稳定的免疫耐受，只有协同阻断或与其他免疫抑制方法联合应用时才表现出更好的效果。

目前，有关肾移植及其免疫耐受的研究：①肾移植从 HLA 匹配向 HLA 不匹配拓展。研究发现通过静脉滴注免疫球蛋白脱敏治疗使 HLA 不匹配肾移植成为可能。目前，静注免疫球蛋白是 HLA 抗体脱敏的主要方法,其联合抗 B 细胞脱敏疗法在肾移植临床中疗效显著。②肾移植从供受者 ABO 血型相容向 ABO 血型不相容转变。为了扩大供体库,解决肾源短缺问题,学者用 ABO 不相容的供体进行了一系列研究。Massie 等比较了 ABO 血型不相容的活体肾移植(LDKT)患者与 ABO 血型相容的 LDKT 或已故供体肾移植(DDKT)患者之间的生存差异,结果显示与接受 ABO 血型相容的 LDKT 或 DDKT 组相比,ABO 血型不相容 LDKT 组患者的 5 年和 10 年累计生存率高,表明其具有长期的生存益处。③肾移植免疫耐受机制的研究热点从 T 细胞向 B 细胞转变。近年来,大量研究致力于寻找肾移植免疫耐受者共有的转录和细胞模式以探索移植免疫耐受的发生机制。有学者认为调节性 T 细胞本身不能诱导免疫耐受,其仅是肾移植免疫耐受的一种细胞模式标记物。最新研究显示,B 细胞可能是启动肾移植免疫耐受的主要机制。④移植免疫耐受的诱导从实验室研究向临床应用转化。诱导肾移植免疫耐受的方式大部分仍处于动物实验或临床试验阶段,近年来已由基础研究转向肾移植临床应用。各移植中心通过肾移植联合骨髓移植、造血干细胞移植等方法诱导形成了稳定的嵌合体,并能够有效诱导 HLA 不匹配肾移植长期免疫耐受,这对肾移植临床免疫耐受的开展具有重要的指导意义。

动物机体的免疫系统对自身组织成分通常表现为耐受。但外界环境的影响,病原体的侵入,各种理化因素、药物、机体内环境的紊乱、体细胞突变等因素,均可使机体的自身耐受性终止,而表现出自身免疫反应性,进而发生自身免疫病。

二、打破免疫耐受

免疫耐受是机体对自身组织成分不产生免疫应答的基础,是维持机体自身稳定的一种重要机制,一旦该机制失调,则导致自身免疫甚至自身免疫病。但在某些情况下,也需要打破免疫耐受。

动物机体在外界环境中生活,不可避免地要接触微生物,有的可与机体共生,不仅无害而且有益。例如,有人认为大肠杆菌等之所以能在某些哺乳动物体内正常生存,与宿主呈共生状态,就是因为机体的免疫系统对其形成免疫耐受,不作为异物识别和排斥。只有在某些条件下,如菌群失调时,才能引起发病。

慢性乙型肝炎的自然史可分为 5 期,其中前两期分别是免疫耐受期和免疫再活动期。研究表明,大部分处于免疫耐受期患者的肝脏炎症程度非常轻,而一旦发展到免疫再活动期则炎症程度较重,且进展较快;研究还发现饮酒、劳累、熬夜、损肝药物等是打破免疫耐受的外部诱因,避开打破免疫耐受期的外部诱因,使患者较长时间或终身停留在免疫耐受期对患者可能有利。

肿瘤细胞在宿主内长期存活和不断增长的过程中,其肿瘤抗原可作用于处在不同分化阶段的特异性淋巴细胞,其中处于幼稚阶段的淋巴细胞接触肿瘤抗原后即可诱发免疫耐受。在对肿瘤患者的免疫治疗中,解除患者对肿瘤抗原的免疫耐受状态,诱导肿瘤特异性淋巴细胞激活,有可能产生有效的免疫应答。近年,美国两家实验室报道将协同刺激因子 B7 的基因转染黑色素瘤细胞,并用这种转染细胞进行防治黑色素瘤的实验性研究,获得可喜的成功,为这一领域的研究开拓了新的途径。

另外,已发现超抗原可活化 NK 细胞和单核细胞,诱导这两种细胞高水平表达多种细胞因子,从而促使 NK 细胞杀伤原本对 NK 细胞有耐受的肿瘤细胞,所以超抗原也有望成为抗肿瘤免疫效应分子。

小　结

免疫耐受是机体对某些抗原表现的特异性免疫无应答的活性状态，与免疫抑制有本质区别。从 20 世纪初开始，免疫学家观察到这种现象，并逐渐认识到它的重要性，尤其是自身免疫耐受，避免了自身免疫病的发生。免疫耐受的形成与动物种类、品系、机体免疫发育程度、抗原的性质、剂量、免疫途径等条件有关。天然免疫耐受一般能终身维持；获得性免疫耐受的维持有赖于一定量耐受原的持续存在。自身免疫耐受的终止可导致自身免疫病的发生。虽然目前尚未完全揭晓免疫耐受的谜底，但有些学说可以解释实验观察到的一些现象，其中克隆排除学说是人们普遍认可的，可以很好地解释中枢耐受的形成。对于少数逃脱了阴性选择的强自身反应性 T 细胞，可以通过外周免疫耐受机制调控，以避免发生自身免疫损伤。建立机体的免疫耐受，可延长移植物的存活时间或治疗自身免疫病；打破免疫耐受，有利于动物机体抵抗感染。

复习思考题

思考与探索

1. 简述免疫耐受与免疫抑制的区别。
2. 免疫耐受的细胞机制如何？
3. T、B 细胞产生免疫耐受有哪些特点？
4. 免疫耐受的诱导条件包括哪些因素？
5. 为什么要打破免疫耐受，打破免疫耐受有什么实际案例？
6. 利用本章所学知识，简述可以通过哪些方式来降低器官移植的排异反应。

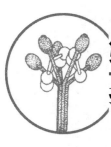

第十五章

抗感染免疫

视频

思 维 导 图

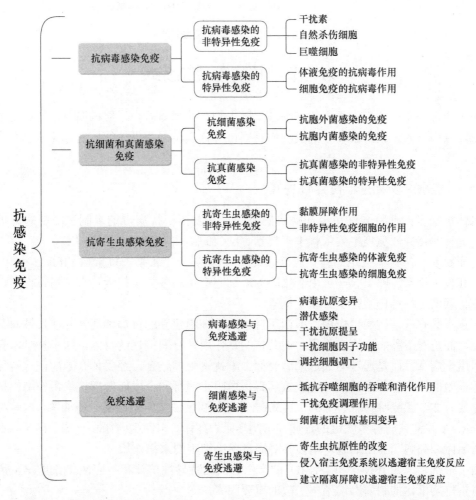

抗感染免疫（anti-infectious immunity）是机体抵抗病原生物及其有害产物，以维持生理稳定的功能，是机体抵御病原体感染的免疫力。抗感染能力的强弱，除与遗传因素、年龄、机体的营养状态等有关外，还取决于机体的免疫功能。机体抗感染按免疫机制可分为特异性免疫和非特异性免疫，见图15-1。抗感染免疫针对不同的病原分为抗病毒感染免疫、抗细菌和真菌感染免疫及抗寄生虫免疫等。

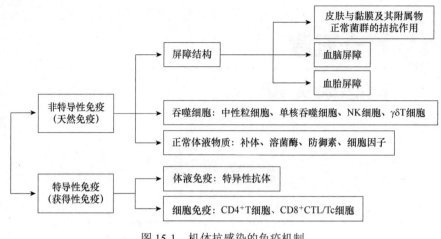

图 15-1 机体抗感染的免疫机制

第一节 抗病毒感染免疫

由于病毒是专性细胞内寄生的非细胞型微生物，其个体微小、结构简单，却有复杂的抗原组成，且病毒的感染方式和致病机制均有其自身特点，因此机体的抗病毒免疫也有其特有的机制。

一、抗病毒感染的非特异性免疫

机体抗病毒的非特异性免疫在病毒感染的早期发挥干扰病毒的复制和限制病毒扩散的作用。这种非特异性免疫主要依赖于干扰素、NK 细胞和巨噬细胞发挥作用。

1. 干扰素 机体组织细胞受病毒感染后，可诱导产生 I 型干扰素（如 IFN-α 和 IFN-β），随后，II 型干扰素，即 IFN-γ 可由活化的 NK 细胞产生。各类干扰素均有抗病毒作用，其中 I 型干扰素的抗病毒作用强于 II 型干扰素。

干扰素具有广谱抗病毒作用，即由干扰素诱导细胞建立的抗病毒活性并非仅针对某一特定病毒，而是对多种病毒均有作用；但其抗病毒作用具有间接性的特点，即干扰素本身并不直接作用于病毒，而是通过与邻近细胞表面上干扰素受体结合，经受体介导的信号转导，激活受体细胞的抗病毒蛋白基因，合成抗病毒蛋白阻止病毒的合成而发挥抗病毒作用。抗病毒蛋白主要有 2′-5′腺嘌呤核苷合成酶（2′-5′A合成酶）和蛋白激酶及磷酸二酯酶等，这些酶通过降解 mRNA 并抑制病毒多肽链的延伸和抑制转录、翻译，阻断病毒蛋白合成。同时，干扰素均能激活巨噬细胞和 NK 细胞，增强其对病毒感染细胞的杀伤作用。

由于干扰素（如 IFN-α 和 IFN-β）的产生时间比特异性抗体和效应性 T 细胞早，所以是病毒感染早期机体抑制病毒增殖与扩散的重要因素。

2. 自然杀伤细胞 自然杀伤细胞（NK 细胞）没有特异性抗原识别受体，其杀伤作用不受 MHC 限制，也不依赖于特异性抗体。NK 细胞效应发生于特异性免疫应答之前，甚至发生于病毒复制之前，因此在病毒感染早期，NK 细胞是机体抗病毒感染的重要非特异性效应细胞，如病毒感染早期产生的 IFN 可诱导 NK 细胞活化。病毒感染细胞后，细胞膜上出现可被 NK 细胞识别的靶物质，NK 细胞与靶细胞作用后，一般在体内 4h 即可出现杀伤效应。NK

细胞对靶细胞的杀伤与其释放的穿孔素、丝氨酸酯酶和肿瘤坏死因子（TNF-α 和 TNF-β）等细胞毒性物质及细胞因子有关。

3. 巨噬细胞　　巨噬细胞能吞噬、清除某些病毒，释放 TNF-α、NO 等细胞毒性物质，发挥直接或间接的抗病毒作用。例如，TNF-α 的抗病毒作用类似于干扰素，可以阻止病毒早期蛋白质合成，从而抑制病毒复制；NO 可通过损伤病毒感染细胞而发挥其抗病毒作用。巨噬细胞在阻止病毒扩散和促进病毒性疾病恢复中也具有较重要的作用。若巨噬细胞缺少或其功能受损，则病毒侵入血液并发生扩散。另外，激活的巨噬细胞可产生 IL-12、TNF-α、IL-1α 等细胞因子，发挥重要的免疫调节作用；巨噬细胞作为抗原提呈细胞，发挥着加工、提呈病毒抗原给 T 细胞，启动特异性免疫应答的作用。

二、抗病毒感染的特异性免疫

体液免疫和细胞免疫在抗病毒感染的特异性免疫中各有特定作用。一般体液免疫主要针对游离病毒，在预防病毒感染中起重要作用；细胞免疫则可通过杀伤病毒感染的靶细胞而清除病毒。

1. 体液免疫的抗病毒作用　　病毒是多种抗原的复合体，能刺激机体产生多种特异性抗体；抗体通过对病毒的中和作用及介导对病毒感染细胞的溶解作用而发挥免疫效应。

（1）抗体对病毒的中和作用　　具有吸附侵入作用的病毒表面抗原所诱生的抗体，称为中和抗体（neutralizing antibody，NAb）。例如，抗流感病毒血凝素抗原的抗体为中和抗体，具有免疫保护作用。病毒与中和抗体结合后，导致病毒丧失感染力，称为中和反应。中和抗体与病毒结合后，可改变病毒表面构型或封闭病毒易感细胞的受体表位，从而阻止病毒侵入易感的宿主细胞内增殖。另外，中和抗体与病毒形成的免疫复合物易被巨噬细胞吞噬和清除。

中和抗体包括 IgG、IgM 和 sIgA 三类。体液内的中和抗体主要为 IgG，一般血液中特异性 IgM 出现于病毒感染的早期，IgG 出现较晚，但它们都能抑制病毒的局部扩散和清除病毒血症，并能抑制原发病灶中病毒扩散至其他易感组织和器官（靶器官）。黏膜表面分泌型 IgA 的出现也比血液中 IgM 稍晚，它是呼吸道和肠道抵抗病毒的重要因素。

中和抗体在清除细胞外游离病毒过程中起重要作用，对限制病毒感染和阻止病毒经血液或细胞外液扩散，以及预防病毒的再次感染有重要意义。

（2）抗体介导对病毒感染细胞的溶解作用　　不具有吸附侵入作用的病毒表面抗原及病毒颗粒内部抗原所诱生的抗体，称为非中和抗体。例如，抗流感病毒神经氨酸酶的抗体，不能阻止病毒吸附侵入敏感细胞，但可与病毒表面神经氨酸酶结合，易被吞噬清除。一般有包膜的病毒表面抗原和相应的抗体（中和抗体或非中和抗体）结合后，激活补体，导致病毒被溶解。此外，病毒感染的靶细胞表面可表达病毒编码的蛋白质，与相应的抗体结合，同样可以激活补体形成膜攻击复合物，导致靶细胞溶解或通过 ADCC 杀伤病毒感染细胞。

2. 细胞免疫的抗病毒作用　　机体抗病毒细胞免疫的效应细胞为 CD8$^+$CTL 和 CD4$^+$Th1 细胞。

（1）CD8$^+$CTL 的抗病毒作用　　CTL 是机体抗病毒感染的主要效应细胞。当病毒抗原与宿主细胞 MHC I 类抗原一起提呈给 CTL 时才能增殖为活化的杀伤细胞，它们杀伤靶细胞受 MHC I 类抗原的限制。CTL 杀伤靶细胞的机制与 NK 细胞基本相同，但杀伤效率要高于

NK 细胞，一般靶细胞表面表达少量病毒抗原，CTL 即可将其杀伤。

（2）CD4$^+$Th1 细胞的抗病毒作用　　Th1 细胞的活化与杀伤功能受细胞表面相应的 MHC Ⅱ类抗原的限制。Th1 细胞主要通过释放 TNF、IFN-γ 和 IL-2 等细胞因子，这些细胞因子激活并增强 NK 细胞和巨噬细胞杀伤病毒感染细胞的能力，以及诱导 CTL 细胞活化，从而在基因转录、翻译两个水平上抑制病毒大分子的合成，并诱导邻近正常细胞建立抗病毒状态。因此，它们在机体抗病毒免疫中是极为重要的效应分子。

第二节　抗细菌和真菌感染免疫

细菌和真菌属两类不同的微生物。细菌为原核生物，种类繁多，按病原菌侵入机体后寄生的部位不同，分为胞外菌和胞内菌两大类。胞外菌（如葡萄球菌和链球菌等）感染机体后，通常在细胞间隙、血液、淋巴液、组织液等体液中寄居与繁殖，主要引起急性感染。胞内菌（如结核分枝杆菌）则主要在感染宿主的体细胞内寄居和繁殖，一般引起慢性感染。机体对这两类感染的免疫反应是有差别的。真菌为真核细胞型微生物，其菌体组成较细菌复杂，真菌感染可分为致病性真菌感染和机会致病性真菌感染及食入某些真菌毒素导致的中毒和恶性肿瘤。对抗真菌免疫机制同样包括非特异性免疫和特异性免疫，其中细胞免疫和体液免疫均参与，但以细胞免疫为主。

一、抗细菌感染免疫

（一）抗胞外菌感染的免疫

感染机体的大多数病原菌属胞外菌，如葡萄球菌和链球菌等。胞外菌感染机体后，其菌体成分，如荚膜、黏附素、侵袭性酶或表面蛋白等侵入组织中繁殖、扩散，从而诱发炎症，导致局部组织损伤；另外，许多胞外菌产生的内毒素或外毒素也会引起多种病理效应。因此，机体抗胞外菌感染的免疫以清除病原菌、阻止病原菌入侵和中和其毒素为主。机体主要通过多种非特异性免疫机制和特异性的体液免疫来抵抗胞外菌感染。

1. 抗胞外菌的非特异性免疫　　皮肤黏膜是机体抗病原菌感染的第一道防线，通过分泌杀菌物质和正常菌群的拮抗作用及黏膜局部产生的 sIgA 等发挥抗感染作用。在侵入机体后，中性粒细胞首先对胞外菌进行吞噬和杀灭。一般情况下，细菌均可被吞噬、消灭，仅毒力强、数量多的细菌能进入血液或其他组织器官，由血液、肝脏和脾脏等处的吞噬细胞继续吞噬和杀灭。

吞噬细胞与病原菌的接触可为偶然相遇，也可在趋化因子的作用下向病原菌定向移动。吞噬细胞可通过其表面受体（如甘露糖受体）识别病原菌相应的配体并与之结合。中性粒细胞和单核细胞表面还有 C3b 受体，因此细菌与所有能结合补体的抗体（IgG 和 IgM）形成的复合物，均可激活补体形成活化产物 C3b，从而发挥调理吞噬作用。其中尤以 IgM 的作用更强，此作用在感染的早期特别重要，因为此时 IgM 抗体占优势。一旦补体激活或抗体产生后，则可通过调理作用发挥更强的吞噬杀伤作用。

此外，单核巨噬细胞在感染早期也参与对胞外菌的识别、捕获和摄入及杀伤等过程，但由于其缺乏中性粒细胞内所具有的某些杀菌系统，其吞噬杀伤胞外菌的能力稍弱些。另外，单核巨噬细胞在吞噬胞外菌过程中能产生和释放多种炎性细胞因子，有助于介导炎症反应并进一步清除胞外菌，以及启动特异性免疫应答。

2. 抗胞外菌的特异性免疫 胞外菌感染后活化机体 B 细胞产生的特异性抗体是清除病原菌的主要防御机制。

（1）阻止致病菌的黏附定植 抗体与细菌结合，可以出现凝集和鞭毛制动现象。如果抗体的结合能抑制细菌的重要酶系统或代谢途径，则可抑制细菌的生长。例如，败血巴氏杆菌从血清转铁蛋白摄取铁的能力可被特异性抗体封闭，从而导致细菌生长受抑制。病原菌吸附到黏膜上皮细胞是造成感染的先决条件。黏膜表面的抗体 sIgA，在防止病原菌对黏膜的侵犯中具有更重要的作用。例如，sIgA 在补体和溶菌酶的参与下可溶解某些细菌；sIgA 在肠道局部增强吞噬作用，防止细菌对黏膜上皮细胞的吸附。

（2）激活补体 在许多感染中，机体能产生相应抗体（IgG、IgM 和 IgA），当细菌表面抗原和抗体结合的免疫复合物一旦通过经典途径或替代途径使补体活化，即可引起细胞膜的损伤，最终发生溶菌。补体的溶解作用仅对革兰氏阴性菌，其中包括霍乱弧菌、大肠杆菌和痢疾杆菌及伤寒杆菌等发挥作用。但这种作用往往并不彻底，一般仅使杆菌菌体膨大或变为球形，不引起溶解。但若于反应体系中加入适量的溶菌酶，则可使细菌完全溶解。

（3）增强调理吞噬作用 抗体和补体单独都能对靶细胞起适当的调理吞噬作用，若两者联合作用则效应更加强大。中性粒细胞和单核吞噬细胞表面具有 IgG 的 Fc 受体。当 IgG 通过其特异性抗原结合部位（Fab）与细菌表面相应抗原结合后，其 Fc 可与吞噬细胞表面相应的 Fc 受体结合，即可在细菌与吞噬细胞间形成抗体"桥梁"，这不仅能促进吞噬细胞对细菌的吞噬，且有助于强化细胞内的杀菌作用。

（4）中和作用 当胞外菌的抗毒素抗体与其外毒素结合后，可封闭外毒素毒性部位或阻止其吸附于敏感细胞上，使之失去对易感细胞的毒性，刺激中和毒素作用，所形成的免疫复合物最终可被吞噬细胞吞噬清除。

（二）抗胞内菌感染的免疫

胞内菌分为兼性胞内菌和专性胞内菌两类。兼性胞内菌侵入机体后主要在细胞内生长，但在体外可以在无生命的培养基中生长，如结核分枝杆菌、麻风杆菌、伤寒沙门菌、布氏杆菌及李斯特菌等。而专性胞内菌无论在体内还是体外，只能在活细胞内生长，包括立克次体和衣原体等。机体抗胞内菌感染以细胞免疫为主。

1. 抗胞内菌感染的非特异性免疫 胞内菌侵入机体后，先发挥吞噬作用的细胞是中性粒细胞，但由于胞内菌主要隐藏于宿主某些细胞内，中性粒细胞难以与其接触，故中性粒细胞对胞内菌所致的慢性感染发挥作用不大。NK 细胞是某些胞内菌感染可直接活化的细胞；或可通过刺激巨噬细胞释放 IL-12 促使 NK 细胞活化，杀伤胞内菌感染的靶细胞。活化的 NK 细胞可分泌 IFN-γ，又可激活巨噬细胞，促进其杀死被吞噬的细菌。黏膜局部的 γδT 细胞在抗胞内菌感染中发挥重要作用。例如，γδT 细胞能识别 CD1 分子提呈的细菌脂类抗原和感染细胞表面的热休克蛋白，可直接杀伤结核分枝杆菌感染的靶细胞。此外，防御素对某些感染的胞内菌也有一定的杀伤作用。

2. 抗胞内菌感染的特异性免疫 胞内菌主要寄居于宿主细胞内，因此特异性抗体难以对其发挥有效的作用。机体抗胞内菌免疫主要通过 $CD4^+Th1$ 细胞和 $CD8^+CTL$，并在巨噬细胞参与下，共同发挥细胞免疫抗感染作用。

CD4$^+$Th1 细胞通过产生 IL-1、IFN-γ 和 TNF-β 等细胞因子，促使吞噬细胞向病原菌聚集，加强吞噬细胞的吞噬能力；也可通过 Th1 细胞表达的 CD40L 与巨噬细胞表面的 CD40 结合来激活巨噬细胞，进而产生以淋巴细胞和单核细胞浸润为主的炎症反应和迟发型超敏反应，发挥抗胞内菌感染作用。

CD8$^+$CTL 能释放穿孔素和颗粒酶，介入胞内菌感染细胞，破坏细胞完整性，使病菌逸出，再由抗体等调理后被吞噬细胞吞噬清除。目前已发现，CTL 能够产生颗粒溶解素（granulysin），可经穿孔素形成的孔道进入细胞内，直接杀死胞内菌而不破坏宿主细胞。

由于胞内菌多引起慢性感染，而持续的抗原刺激易导致局部肉芽肿形成，肉芽肿有助于阻止病原菌扩散，但也可以造成局部组织的病理性损伤。TGF-β 和 IL-10 可阻碍肉芽肿的形成，但过早抑制肉芽肿的形成可能影响机体对胞内菌感染的免疫效应。

二、抗真菌感染免疫

（一）抗真菌感染的非特异性免疫

完整的皮肤和黏膜及其附属成分是构成防御真菌感染的天然屏障，如皮肤分泌的脂肪酸有抗真菌的作用。中性粒细胞是抗真菌的有效细胞。已有体外试验表明，中性粒细胞可杀死白假丝酵母菌，其杀伤作用主要依赖于呼吸作用爆发形成的活性氧及活性氯化物等。活化的巨噬细胞能够吞噬新生隐球菌等真菌，但不同部位的巨噬细胞，其吞噬能力有明显差别，如小鼠肺泡巨噬细胞对该菌的吞噬能力明显强于腹腔巨噬细胞。此外，NK 细胞对某些真菌也具有杀伤和抑制生长的作用，如 NK 细胞对感染小鼠中的隐球菌有杀伤效应。

也有研究表明，防御素能直接杀伤某些真菌，如新生隐球菌；真菌的某些组分能以旁路途径激活补体，发挥对真菌的清除作用；此外，淋巴细胞合成的转铁蛋白能抑制真菌的生长，促进吞噬肽与中性粒细胞结合，增强其吞噬和杀伤真菌的能力，发挥调理作用。

（二）抗真菌感染的特异性免疫

Th1 细胞免疫应答在机体抗深部真菌（如白假丝酵母菌、隐球菌）感染中起重要作用，如 Th1 细胞释放的 IFN-γ 和 IL-2 能够激活巨噬细胞和 NK 细胞而杀伤真菌；效应性 CTL 和 Th1 细胞协同能发挥对白假丝酵母和新生隐球菌的清除作用。一般艾滋病患者和进行化疗的癌症患者及长期应用免疫抑制剂治疗的移植患者等细胞免疫功能低下或缺陷者，易发生真菌的严重感染，因此 T 细胞在抗真菌感染中发挥重要作用。

真菌感染大多是慢性感染，常伴随着超敏反应（Ⅳ型变态反应），因此，可用真菌提取物，即真菌素（毛癣菌素、念珠菌素等）做皮肤试验。这种试验既可反映是否感染，也可显示机体的细胞免疫状态，因而成为检测机体细胞免疫的常用方法之一。

深部真菌感染也可刺激抗体产生相应抗体。特异性抗体能够通过免疫调理作用，促进吞噬细胞对致病真菌的吞噬。有研究表明，特异性抗体可促进部分吞噬细胞吞噬新生隐球菌，另外，将抗新生隐球菌荚膜的抗体注入实验小鼠的体内，也具有一定的保护作用。

综上所述，对真菌免疫的了解，相较细菌和病毒免疫还相差甚远，对它的免疫机理只是略知大概。

第三节 抗寄生虫感染免疫

抗寄生虫感染免疫与抗病原微生物感染免疫有很大的不同。寄生虫多为较复杂的单细胞或多细胞生物，其本身成分及其分泌物、排泄物的抗原组成远比微生物复杂。在寄生期间，有些抗原引起保护性免疫；有些刺激多种 B 细胞克隆，产生多种非抗寄生虫抗体，包括自身抗体；另一些则导致免疫抑制。因此，宿主对寄生虫感染产生的免疫应答十分复杂。

一、抗寄生虫感染的非特异性免疫

（一）黏膜屏障作用

黏膜是防御寄生虫感染的有效天然屏障，如肠黏膜的某些成分具有捕获溶组织阿米巴滋养体，进而阻止阿米巴对结肠上皮细胞的黏附和胞溶作用，因此，肠黏膜成为阻止阿米巴侵袭肠壁组织的屏障。

（二）非特异性免疫细胞的作用

1. 巨噬细胞 激活的巨噬细胞能够吞噬某些较小的寄生虫；分泌多种细胞毒性因子，直接杀死寄生虫；如被细胞因子激活后，能杀死较大的血吸虫幼虫；可以借助特异性抗体发挥 ADCC 效应，促进对寄生虫的杀伤作用。

2. 中性粒细胞 激活的中性粒细胞可通过呼吸作用爆发或非氧依赖途径杀伤被吞噬的寄生虫；可通过产生过氧化氢（H_2O_2）杀伤胞外寄生虫；可分泌含强细胞毒性蛋白的颗粒杀伤胞内寄生虫；也可通过 ADCC 效应杀死曼氏血吸虫幼虫。

3. 嗜酸性粒细胞 嗜酸性粒细胞增多是机体蠕虫感染的特征之一。嗜酸性粒细胞在体外可杀死经调理的曼氏裂体吸虫；可依赖于特异性 IgE 抗体的参与抵抗各种蠕虫的组织迁移和幼虫阶段；吞噬作用比中性粒细胞弱，主要抵御形体较大、不易被吞噬的寄生虫。

4. γδT 细胞 γδT 细胞参与机体早期对某些寄生虫感染的防御功能，如人感染鼠弓形虫、恶性疟原虫或蠕虫的急性阶段，外周血 γδT 细胞数量增加，则提示 γδT 细胞参与寄生虫感染。疟原虫裂殖体可激活 γδT 细胞分泌 IFN-γ 等细胞因子，同样在早期抗寄生虫感染中发挥重要作用。

二、抗寄生虫感染的特异性免疫

不同原虫和蠕虫的结构、生化特性、生活史和致病机制差异很大，因此它们的特异性免疫应答不尽一致。

（一）抗寄生虫感染的体液免疫

蠕虫寄生在细胞组织中，抗体应答对于抗蠕虫免疫更为重要。IgE 和嗜酸性粒细胞介导 ADCC 发挥抗蠕虫感染免疫。肥大细胞和嗜碱性粒细胞通过 FcεRⅠ 和 IgE 结合识别蠕虫，并激活嗜碱性粒细胞，后者经脱颗粒释放碱性蛋白（M）杀死蠕虫。这种 ADCC 对成虫的作用不显著，对在宿主体内发育中的幼虫阶段，如血吸虫童虫、丝虫微丝蚴、旋毛虫早期幼虫等作用显著。蠕虫激活 CD4 Th2 细胞分泌 IL-4 和 IL-5，IL-4 诱生 IgE，IL-5 促进嗜酸性粒细胞的发育和活化。

（二）抗寄生虫感染的细胞免疫

一般而言，原虫生存在宿主细胞内，抗原虫保护性免疫机制与抗胞内细菌和病毒免疫类似，即以细胞免疫为主。在利什曼原虫感染小鼠模型中，不易感小鼠品系激活 $CD4^+Th1$ 细胞应答，产生 IFN-γ，可有效清除胞内利什曼原虫。易感小鼠品系经感染诱导 Th2 细胞应答，分泌 IL-4 促进抗体生成，但无保护作用，动物最终死亡；CTL 应答有利于清除在宿主细胞内繁殖并裂解细胞的原虫。以疟原虫为例，现认为 $CD8^+CTL$ 在疟原虫感染的红外期起重要作用。CTL 可直接裂解子孢子感染的肝细胞，或间接分泌 IFN-γ 和活化巨噬细胞使产生 NO 等杀伤原虫。由于成熟红细胞表面不表达 MHC I 类分子，因此 CTL 不能杀伤被疟原虫感染的红细胞。

机体只对少数寄生虫感染有保护性免疫，对多数寄生虫感染，宿主所产生的获得性免疫不足以彻底消灭机体内的全部寄生虫，但对同株或同种寄生虫的再感染有较强的抵抗力。在抗寄生虫感染的过程中，多种防御因素，如免疫细胞和抗体及细胞因子等共同参与和协作发挥的免疫协同作用非常重要。

第四节　免疫逃避

机体免疫系统能通过相应的免疫机制抵御自然界中的各类病原体的侵袭，但是，当病原体侵入机体后，也可以通过不同途径来逃避免疫系统的攻击与杀伤，实现在机体内的繁殖与扩散，引起感染性疾病。

一、病毒感染与免疫逃避

免疫逃避是造成病毒持续性感染及抗病毒无效的主要原因。为了在宿主体内生存，病毒在进化过程中形成了一系列逃避机体免疫的能力，包括病毒抗原变异、潜伏感染、干扰抗原提呈、干扰细胞因子功能和调控细胞凋亡等。

（一）病毒抗原变异

抗原变异是 RNA 病毒较为常用的一种方式。所谓抗原变异是指病毒抗原结构的改变，在亚型内部发生的小变异（量变），又称为抗原漂移（drift）。大的抗原变异出现的亚型（质变），即称为抗原转换（shift）。病毒表面抗原变异可逃避抗体的中和或调理作用。例如，流感病毒在一定的免疫压力下，基因组自发进行点突变，当病毒表面蛋白血凝素和（或）神经氨酸酶氨基酸改变积累到一定程度或点突变氨基酸正好改变了抗原决定簇时，抗原漂移发生，其变异幅度小，仅引起局部中小型流行。而当基因组片段发生随机的 RNA 重组时，抗原转变，其变异幅度大，可能形成高感染性的新亚型病毒。抗原性发生变化导致原有疫苗失效，免疫失败。

（二）潜伏感染

潜伏感染，一方面是指病毒潜伏于宿主细胞不易接近的组织及细胞，是病毒逃避宿主免疫系统监视的一种重要机制，如中枢神经系统的血脑屏障可限制淋巴细胞进入，是多种病毒（麻疹病毒和疱疹病毒等）长期慢性感染或潜伏感染的器官；另一方面病毒的 DNA 或逆转录合成的 cDNA 以整合形式或环状分子形式存在于细胞中，造成潜伏状态，当机体免疫功能低下时，病毒基因活化并复制出完整病毒，可发生一次或多次的复发感染。例如，HIV 感染宿主细胞后，可进入潜伏状态，形成潜伏感染的细胞不表达 HIV 抗原，病原体可逃避免疫系统的识别和杀伤。

（三）干扰抗原提呈

CTL 杀伤病毒感染的靶细胞时，需要识别靶细胞表面 MHC I 类分子提呈的病毒抗原肽。而一些病毒可以通过不同方式阻止抗原提呈，影响 MHC 分子对病毒肽段的有效提呈来干扰 T 细胞的抗病毒免疫。例如，马立克病毒（Marek's disease virus，MDV）I 型致瘤病毒感染可使鸡胚成纤维细胞的 MHC I 类分子表达下降，从而干扰抗原加工和提呈途径；腺病毒也能产生抑制 MHC I 类分子转录的蛋白酶，降低 MHC I 类分子的表达；此外，病毒还可以通过编码蛋白质来抑制抗原肽段的产生、转运，以及阻止或破坏多肽-MHC I 类分子复合物的形成和运送等途径来干扰 MHC I 类分子功能的发挥。而对于与胞内途径相关联的 MHC II 类分子限制的抗原提呈，病毒除了通过直接调控 MHC II 类分子的表达水平外，某些病毒还可通过调控细胞因子，如 IL-10 的产生间接地控制抗原提呈的胞内途径。

（四）干扰细胞因子功能

干扰素在阻断感染病毒的复制中发挥重要的抗病毒作用。有些病毒在其进化过程中获得了阻断 IFN 发挥效应的机制，抑制 IFN 产生，通过结合、隔离病毒 dsRNA 从而阻断了 IFN 诱导源，如 A 型流感病毒的 NS1 蛋白是一种多功能的 RNA 结合蛋白，拮抗干扰素是其一主要功能，该蛋白质可通过多种途径来实现对干扰素功能的拮抗，而与 dsRNA 结合，减少用于诱导 IFN 生成的病毒复制产生的 dsRNA，从而干扰 IFN 产生是其主要机制之一。

病毒尤其是囊膜病毒在其进化过程中获得了阻断细胞因子功能的机制，如通过编码一些细胞因子受体来结合或隐蔽相应的细胞因子，从而阻止细胞因子到达自然受体，阻断信号转导。痘病毒表达 IL-1β、TNF、IFN-γ 受体，这些受体缺少跨膜区和细胞区，但是与胞内受体的外部细胞因子结合区具有同源性。当病毒感染时，这些蛋白质从被感染的细胞中分泌出来，与具有抗病毒活性的细胞因子结合，阻断该因子与天然受体结合。一些病毒除表达细胞因子受体外，还形成一些策略来阻断细胞因子的产生，或通过改变细胞因子的序列，使之不能结合细胞受体。

（五）调控细胞凋亡

细胞可通过凋亡来限制病毒感染，而病毒为了更好地在细胞内复制和增殖，往往会采取一定的措施来干扰细胞凋亡。病毒感染细胞后，通过表达生长因子相似物来抑制感染细胞的凋亡。EBV 感染与伯基特淋巴瘤、鼻咽癌等疾病的发生有关。研究表明 EBV 感染 B 淋巴细胞后，不仅可诱导细胞生长转化，而且可增强细胞的存活能力，使之不易发生程序性死亡。*LMP* 是 EBV 的潜伏膜蛋白基因，共编码 8 种蛋白质，这些蛋白质共同作用的结果是可激发细胞增殖，延长细胞寿命。此外，A 型流感 NS1 蛋白能通过与病毒 dsRNA 结合，干扰 IFN 产生及级联的凋亡诱导功能。

病毒逃避机体免疫监控的策略，除上面提到的几种方式外，还有一些其他措施，如病毒能通过干扰 NK 细胞和 CTL 等免疫细胞功能的发挥、拮抗补体和抗体系统等造成机体免疫力下降，导致免疫抑制。这些免疫逃避的措施是病毒在宿主体内有效复制和赖以生存的条件，同时也是病毒与宿主共进化的结果。

二、细菌感染与免疫逃避

侵入机体的细菌需要繁殖到一定数量才能引起机体明显的病理变化。一般如果细菌所在组织环境能够满足其适宜生长的条件，且细菌能够抵御宿主防御机制对其破坏和杀灭作用，则细菌能逃避宿主免疫系统的攻击，从而在宿主体内生存和繁殖。其逃避机制如下。

（一）抵抗吞噬细胞的吞噬和消化作用

某些细菌，如化脓性链球菌、肠道杆菌和伤寒沙门菌等，均带有荚膜、微荚膜或其类似结构，这些结构使它们在机体内可抵抗吞噬细胞的吞噬作用和体液中杀菌物质的作用，使其在宿主体内迅速繁殖并产生病变。典型的例子是将无荚膜的肺炎链球菌注射至小鼠腹腔，细菌易被吞噬、清除，而注入有荚膜菌株，则细菌大量繁殖，常使小鼠在 24h 内死亡。此外，淋病奈瑟菌的菌毛也具有抗吞噬作用；金黄色葡萄球菌和化脓性链球菌可产生溶血素和杀白细胞素，有抑制粒细胞趋化及杀伤粒细胞的作用，对巨噬细胞也有毒性。

（二）干扰免疫调理作用

大肠杆菌的 K1 菌株及其他带有丰富唾液酸残基的细菌，其唾液酸残基与血清补体 H 因子有高亲和力，两者结合后 H 因子能使补体旁路途径 C3 转化酶解离，并在细菌表面结合形成 H-C3b 复合物，导致 C3 不能继续活化，从而阻断旁路途径而抑制补体效应逃避补体免疫攻击；链球菌表面的蛋白质 A 可以与 IgG 和 IgA 分子的 Fc 结合，进而阻断它们的致敏功能；此外，金黄色葡萄球菌的 SPA 与 IgG 类抗体 Fc 结合，也能使受抗体调理的细菌免遭吞噬。

（三）细菌表面抗原基因变异

某些细菌，如淋球菌和大肠杆菌的表面抗原位于菌毛内，其表面抗原可发生基因变异，变异后的菌毛蛋白其免疫反应性各异，从而使特异性抗体不能发挥作用，导致细菌逃脱免疫系统的攻击。

细菌逃避机体免疫监控的策略，导致免疫抑制，这些免疫逃避的措施同样是细菌在宿主体内有效增殖和生存的条件。

三、寄生虫感染与免疫逃避

寄生虫为了在宿主体内生存，形成了一套逃避宿主免疫保护反应的能力，称为免疫逃避。寄生虫与宿主能在相互抗争中维持一定时期的相对稳定，这种免疫逃避是寄生虫在长期进化过程中形成的，其可能的免疫逃避机制有以下三种。

（一）寄生虫抗原性的改变

某些种类的寄生虫能通过不断改变寄生虫的体表或被它们寄生的红细胞表面存在的抗

原，而逃避宿主的免疫。根据抗原改变方式和机制的不同，这种改变可以分为抗原变异、抗原伪装和分子模拟三种。

1. 抗原变异 抗原变异（antigen variation）是指寄生虫通过改变自身抗原成分而逃避宿主免疫系统的攻击。产生抗原变异的寄生虫种类主要有锥虫属的许多种。抗原变异时不断形成新的变异体，布氏锥虫是出现变异体最多的虫种，有人推算可有上千个。变异的频率以锥虫最高，3d 左右就会变异一次，而宿主对相应抗原产生免疫反应要一周左右，因此宿主免疫反应的形成速度远远赶不上寄生虫抗原变异速度，因此寄生虫得以在宿主体内生存并迅速生长繁殖，可导致宿主免疫系统衰竭致宿主死亡。

2. 抗原伪装 抗原伪装（antigenic disguise）是指某些种类寄生虫能以宿主抗原伪装自己，以逃避宿主的免疫反应。例如，血吸虫童虫钻入皮肤后，获得了宿主的糖蛋白和糖脂附于虫的表面，伪装了血吸虫成虫，保护成虫不受免疫攻击。如以后再感染的无伪装童虫和虫卵，则因无保护而受到宿主免疫攻击，出现多种免疫保护反应。

3. 分子模拟 分子模拟（molecular mimicry）是指寄生虫表达与宿主抗原相似的成分。寄生虫具有极强的模拟能力以逃避宿主免疫。已有研究表明疟原虫有可能通过分子模拟逃避宿主免疫；目前已发现，马来布鲁线虫能够编码哺乳动物细胞因子 TGF-β 的同源物 Bm-TGH-1 和 Bm-TGH-2，后者在体外由成虫所分泌并能和宿主的 TGF-β 受体相结合。这种分子模拟可干扰宿主免疫系统对寄生虫抗原的识别。

（二）侵入宿主免疫系统以逃避宿主免疫反应

泰勒原虫能侵入淋巴母细胞，并使其转变为不断分裂的细胞系，结果每个子细胞都接受了一个分裂的虫体。例如，弓形虫、利什曼原虫、枯氏锥虫能生活在吞噬细胞内，抑制这些细胞吞噬体与溶酶体的融合，使它们不能产生溶酶体酶，避免了溶酶体酶的水解作用，从而躲过了这些细胞的溶解作用。又如，弓形虫、泰勒原虫、巴贝斯虫、利什曼原虫等寄生虫寄生于宿主免疫细胞或红细胞内，宿主细胞膜就成为虫体免受免疫效应因子攻击的天然屏障。

（三）建立隔离屏障以逃避宿主免疫反应

细胞内寄生虫，其虫体与宿主免疫系统隔离，因此可以逃避宿主的免疫攻击。而有些寄生虫，如贾第鞭毛虫、旋毛虫、棘球蚴等在宿主组织内形成包囊，也是免疫反应的有效屏障。

寄生虫免疫逃避的方法与机制是多样性的，除上述情况外，有的寄生虫（枯氏锥虫）能分解附着的抗体，留下的 Fab 不能激活补体，封闭了虫体与特异性抗体的反应，从而使依赖抗体的补体介导溶解寄生虫作用不能发生。

综上所述，各种病原体进入机体后，可通过多种致病机制损伤机体；同时，机体动员体内的所有免疫防御体系对病原体进行限制和清除，以维持体内环境的平衡与稳定。另外，病原体又动用各种机制逃避宿主免疫系统的攻击。可见，病原体与宿主机体间的相互作用构成感染与免疫的基本内容。

小 结

抗感染免疫是机体抵抗病原生物及其有害产物，以维持生理稳定的功能。机体针对感染的免疫包括非特异性免疫和特异性免疫。非特异性免疫因素包括：①机体的天然防御屏障，如皮肤和黏膜屏障及血脑和胎盘屏障等；②各种吞噬细胞发挥的吞噬作用；③体液的抗微生物物质，如溶菌酶、补体和细胞因子等。特异性免疫包括体液免疫和细胞免疫，在抗病毒感染的特异性免疫中两者各有特定作用；一般体液免疫主要针对游离病毒，在预防病毒感染中起重要作用；细胞免疫则可通过杀伤病毒感染的靶细胞而清除病毒。机体抗胞外菌感染的免疫以清除病原菌、阻止病原菌入侵和中和其毒素为主；主要通过多种非特异性免疫机制和特异性的体液免疫来抵抗胞外菌感染；机体抗胞内菌感染以细胞免疫为主。特异性免疫和非特异性免疫在机体抵抗寄生虫和真菌感染时均发挥作用。

复习思考题

思考与探索

1. 机体抗病毒免疫的非特异性和特异性免疫因素有哪些？
2. 简述机体抗真菌感染的免疫机制。
3. 抗胞内菌感染和抗胞外菌感染的非特异性和特异性免疫有何异同点？
4. 机体抗寄生虫感染的非特异性和特异性免疫因素有哪些？

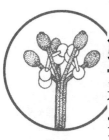

第十六章
基于抗原-抗体反应的免疫学实验技术

视频

思 维 导 图

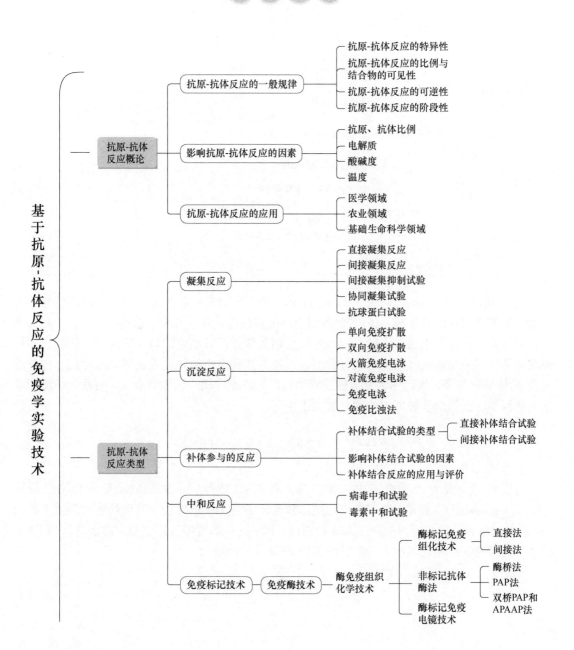

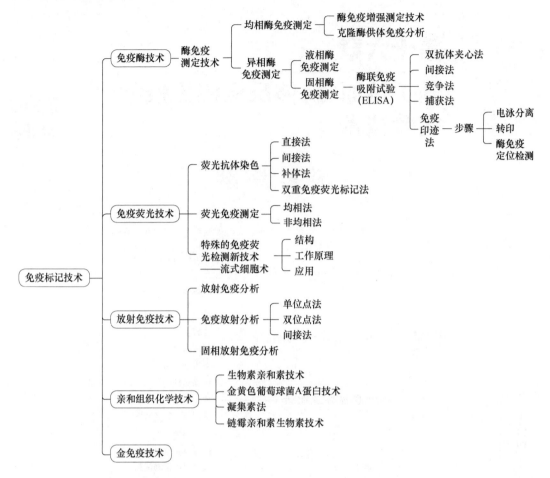

抗原-抗体反应（antigen-antibody reaction）是指抗原与相应抗体之间在体内或体外环境中所发生的特异性结合反应。体内发生的抗原-抗体反应，介导吞噬、溶菌、杀菌、中和毒素等作用，实现抗体的生物学本能；而体外反应则是依据两者结合的特异性原理，使用已知抗原或抗体，对未知的抗体或抗原进行检测，以特异性确定待检抗原或抗体是否存在。体外的抗原-抗体反应技术，现已作为有效的技术手段，广泛地应用于医学、农业、食品、环境和基础生命科学研究等众多领域的检测、监测工作。

第一节　抗原-抗体反应概论

由于抗体主要存在于血清中，曾将基于抗原-抗体反应的试验技术称为血清学反应（serological reaction）技术。随着单克隆抗体技术和遗传工程抗体技术等现代生物学技术的出现，用于反应的抗体已不再局限于人或动物的血清，进行的许多反应也与血清没有任何关联，血清学反应则逐渐被代表性更为广泛的抗原-抗体反应所取代。

一、抗原-抗体反应的一般规律

（一）抗原-抗体反应的特异性

抗原和抗体的结合实际上是抗原借助表面的抗原表位与抗体分子高变区抗原结合位点之间的结合。由于两者在化学结构和空间构型上呈互补关系，所以抗原和抗体的结合具有高度的特异性。例如，乙型肝炎病毒中的表面抗原（HBsAg）、e 抗原（HBeAg），虽然来源于同一病毒，但仅与其相适应的抗体结合，而不与另外两种抗体反应。抗原-抗体反应的这种特异性使免疫测定能够在非常复杂的蛋白质混合物（如血清）中测定某一特定的物质，而不需要预先分离待检物。

但上述结合的特异性是相对的，不是绝对的。同一抗原分子，尤其是较大分子的蛋白质，常带有多种抗原表位。如果不同的抗原分子上存在相同的抗原表位，或抗原、抗体间构型部分相同，则有可能发生交叉反应。例如，溶血性链球菌的多糖抗原或蛋白质与人的心肌、心瓣膜或肾小球基底膜之间就存在共同抗原。机体感染溶血性链球菌并产生抗体后，该抗体可与含有上述共同抗原的组织结合发生交叉反应，造成机体组织的免疫损伤，诱发心肌炎、风湿病或肾小球肾炎等。

（二）抗原-抗体反应的比例与结合物的可见性

在抗原-抗体特异性反应时，是否能出现肉眼可见的反应，即生成适量的结合物，与参与反应的抗原、抗体比例有关。比例适当时，形成抗原-抗体结合物的量才最大，才最可能出现肉眼可见的现象。以沉淀反应为例，向一排试管中加入一定量的抗体，然后依次向各管中加入递增量的相应可溶性抗原，根据所形成的沉淀物及抗原、抗体的比例关系可绘制出反应曲线（图 16-1）。曲线中形成 3 种区带现象（zone phenomenon），即等价带（zone of equivalence）、前带（prezone）和后带（postzone）。其中，曲线的高峰部分是抗原、抗体分子比例最适合的范围，称为抗原-抗体反应的等价带。在此范围内，抗原、抗体充分结合，沉淀物形成快而多，此范围内也存在抗原与抗体反应浓度的最适比（optimal ratio）。在等价带前后分别为抗体过剩或抗原过剩，形成的沉淀物少或无。出现在抗体过量时，称为前带；出现在抗原过剩时，称为后带。只有当抗原、抗体比例合适时，才易出现可见反应。

抗原-抗体结合物可见的成因，可用 Marrack 提出的网格学说（lattice theory）加以说明。因为大多数天然抗原是多价的，抗体大多为两价，在一定浓度范围内，当抗原和抗体分子比例合适时，可相互连接成为巨大网格状聚集体，形成肉眼可见的沉淀物。但当抗原或抗体过量时，由于其结合价不能相互饱和，就只能形成较小的沉淀物或可溶性抗原-抗体复合物。

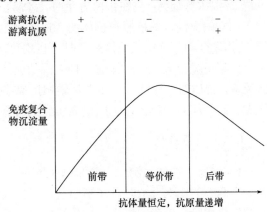

图 16-1　沉淀反应中沉淀量与抗原、抗体的比例关系

（三）抗原-抗体反应的可逆性

抗原与抗体的结合是可逆的。两者结合的稳定性取决于分子间包括氢键、静电引力、范德瓦耳斯力和疏水键等多种共价作用。该共价作用形成的综合效果的强弱，取决于两方面因素：一是抗体对相应抗原的亲和力；二是环境因素对复合物的影响。高亲和性抗体的抗原结合位点与抗原表位的空间构型非常适合，两者结合牢固，不容易分离。反之，低亲和性抗体与抗原形成的复合物较易解离。在环境因素中，凡是减弱或消除抗原-抗体亲和力的因素都会使复合物解离增加。例如，过高或过低的 pH 均可破坏离子间的静电引力，使抗原、抗体的结合力下降。增加离子强度也可促进抗原、抗体复合物的解离。温度升高可增加分子间的热动能，加速已结合复合物的解离，但温度变化易导致蛋白质变性。通过 pH 改变或增加离子浓度解离的抗原和抗体将恢复游离状态，但仍保持原有的性质。

（四）抗原-抗体反应的阶段性

抗原-抗体反应分为两个阶段：第一个阶段是抗原和抗体的特异性结合，此阶段仅需几秒到几分钟，此时可见反应尚未发生；第二个阶段为可见反应阶段，常需要数分钟、数小时乃至数日，时间长短受温度、离子浓度等多种因素影响。

二、抗原-抗体反应的影响因素与制订原则

影响抗原-抗体反应的因素主要包括参与反应的抗原、抗体的自身因素及与反应条件相关的抗原、抗体比例，电解质，酸碱度，温度，振荡等。

（一）抗原、抗体的自身因素

抗原的理化性状、抗原表位的种类和数目，均可影响抗原-抗体反应的结果，如颗粒抗原与相应抗体结合后形成凝集现象；可溶性抗原与相应抗体结合后形成沉淀现象等。而影响抗原-抗体反应的抗体自身的因素则主要有两个方面，即抗体的来源和抗体的特异性和亲和力。来源于兔免疫血清的抗体，具有较宽的抗原、抗体合适比例范围，与相应抗原结合易出现可见抗原-抗体复合物；只在抗原过量时，才易出现可溶性免疫复合物。而来源于人和许多大动物，如马的血清，其抗原和抗体的合适比例范围比较窄，与相适应抗原结合不易出现可见抗原-抗体复合物。抗原或抗体过量时，也均可形成可溶性免疫复合物。因此，在免疫测定中，若要出现可见反应，应选择前一种来源的血清。另外，单克隆抗体一般不适合用于凝集或沉淀反应。抗体的特异性与亲和力是影响抗原-抗体反应的关键因素。诊断试剂应尽可能选高特异性、高亲和力的抗体，才能提高实验的可靠性和准确程度。

（二）反应条件

1. 抗原、抗体比例　　前面已就抗原、抗体的比例与形成可见物的关系做了详细阐述。只有当两者的比例合适时，才易出现可见的反应结果。因此，在进行反应前，应进行两者比例的优化实验，以确定抗原、抗体最佳反应浓度。一般来看，凝集反应优化时，通常用稀释抗体滴定抗原，而沉淀反应则用稀释抗原滴定抗体。

2. 电解质　　抗原与抗体发生特异性结合后，由亲水胶体变为疏水胶体，复合物分子

间由于电荷斥力，不倾向发生联结，即不出现凝集或沉淀等可见反应。而当反应环境中存在适当浓度的电解质时，会使抗原-抗体复合物分子失去表面的部分负电荷而相互凝聚，出现明显的凝集或沉淀现象。为了促使沉淀物或凝集物的形成，在免疫学检测中常用 0.85% NaCl 或各种缓冲液作为抗原及抗体的稀释液。由于 NaCl 在水溶液中解离成 Na^+ 和 Cl^-，可分别中和胶体粒子上的电荷，使胶体粒子的电势下降，有利于复合物间相互靠拢。当电势降至临界电势（$12\sim15mV$）以下时，能促进使抗原-抗体复合物从溶液中析出，形成可见的沉淀物或凝集物。此外，在补体参与的抗原-抗体反应中，还应有适量的 Ca^{2+}、Mg^{2+} 存在，以便于补体的活化和发挥作用。

3. 酸碱度　　抗原-抗体反应必须在合适的 pH 环境中进行。每种蛋白质都有自己固定的等电点。当溶液的 pH 大于其等电点时，羟基电离，胶体粒子带负电荷；反之，则氨基电离，胶体粒子带正电荷。抗原-抗体反应一般以 pH $6\sim8$ 为宜。pH 过高或过低都将直接影响抗原或抗体的理化性质，从而导致反应不发生或出现非特异性的凝集，即出现假阳性或假阴性。例如，pH 达到或接近某一抗原的等电点时，该抗原表面蛋白或其他基团所带的电荷消失，相互间的斥力随之消失，此时，即便无相应抗体存在，也会引起抗原的非特异性凝集，造成反应结果的假阳性。有补体参与的反应最适 pH 为 $7.2\sim7.4$，pH 过高或过低都将不同程度地降低补体酶活性而影响反应结果。

4. 温度　　适当地升高温度，可加速分子运动，增加抗原、抗体或抗原-抗体复合物间的碰撞机会，促进可见反应的加速发生。温度越高，反应时间越短，形成的抗原-抗体复合物结构越疏松，但若温度高于 56℃，可导致已结合的抗原-抗体再解离，甚至变性或破坏；温度变低时，则反应时间延长，抗原、抗体及免疫复合物间结合速度慢，但结合更牢固，易于观察。常用的抗原-抗体反应温度为 37℃，但某些特殊的抗原-抗体反应对温度有一些特殊的要求，如冷凝集素在 4℃ 左右与红细胞结合最好，20℃ 以上反而解离。

5. 振荡　　混合物的振荡可增加抗原-抗体分子间的撞击，进而加快反应速度。

三、抗原-抗体反应的应用

随着单克隆抗体技术的不断发展和分子生物学技术在免疫学方面的应用，以抗原、抗体结合为基础和核心发展起来的免疫检测技术，在自然科学界尤其是生命科学领域发挥着巨大的作用。抗原-抗体反应技术的特异性强、敏感性高、简便易行等特点，是其被不断扩大应用的主要原因。

在抗原-抗体反应的应用中，在传统意义上，检测的对象主要是具有免疫活性的物质，如抗原、抗体、补体和细胞因子等。随着相关技术的发展和进步，免疫学检验技术已在传统应用基础上，扩展成利用抗原-抗体反应原理并结合相关辅助手段而应用于多领域的检测手段，如用于检测人体、动植物、环境、材料和食品等存在的微量物质（如激素、酶、微量蛋白、药物浓度、微量元素和有毒物质等）。开展这些检测工作的基础是将许多与传统免疫无关的物质作为免疫原制备其相应抗体，并应用于基于抗原-抗体反应而进行的免疫学检测。抗原-抗体反应的应用主要可归纳为以下几个领域。

医学领域：主要用于多种病原体及其抗体的检测与疾病诊断，如具有代表性的多种病毒性肝炎病原及抗体等的检测；多种体液生化指标及与疾病相关的多种蛋白质，如肿瘤标记物、免疫球蛋白、CD 分子、细胞因子和激素等的检测；人体内多种非肽类激素含量的检测，以及药物和毒品等的相关检测。

农业领域：主要用于动植物病原微生物及相应抗体的检测。例如，禽流感病毒和烟草花叶病毒等；动植物机体功能相关蛋白和微量元素的检测；食品领域中的病原微生物检测、毒素含量检测、农药和抗生素含量检测等。另外，随着转基因农产品的推广上市，基于抗原-抗体反应建立的多种快速鉴定方法用于对转基因动植物的特异性鉴定，也有较为广泛的应用。

基础生命科学领域：抗原-抗体反应与多种生物学研究技术结合，广泛应用于包括上述医学和农药的多领域、多角度、多层次的基础生命科学研究。例如，基因水平的 DNA 甲基化检测，蛋白质水平的多种信号蛋白分子磷酸化程度的 ELISA 和免疫印迹（Western blot）检测，细胞水平的基于细胞特异性标志物进行的细胞亚型分类鉴定，组织水平的免疫组化等蛋白质定位研究技术等。基于抗原-抗体反应的特异性、敏感性、操作简便、成本低廉等多优点共存的特征，目前仍无其他更具综合优势的新技术可对其进行替代。基于抗原-抗体反应衍生的相关免疫学技术，已经在生命科学的众多领域得到了广泛和深入的应用，有效推进了生命科学领域更多对人类有益的研究成果的获得。

第二节　抗原-抗体反应类型

根据抗原的物理性状、抗体的类型及参与反应的介质（如电解质、补体、固相载体等）的不同，可将抗原-抗体反应分为以下 5 种类型：①颗粒型抗原与相应抗体结合表现为凝集反应；②可溶性抗原与相应抗体结合表现为沉淀反应；③补体参与下细菌抗原与相应抗体结合表现为溶菌反应，红细胞抗原与相应抗体结合表现为溶血反应；④细菌外毒素或病毒与相应抗体结合表现为中和反应；⑤标记的抗原-抗体反应。

一、凝集反应

凝集反应（agglutination reaction）是指颗粒性抗原与相应抗体相互作用出现凝集的现象。溶液中的颗粒性抗原都带有相同的电荷，彼此相互排斥而呈均匀的分散状态。抗原、抗体相遇后，两者特异性结合形成抗原-抗体复合物，抗原分子间的静电排斥力随之降低，抗原表面的亲水基团减少，由亲水状态变为疏水状态。在电解质参与下，由于离子的作用，中和了抗原-抗体复合物外面的大部分电荷，使之失去了彼此间的静电排斥力，分子间相互吸引，凝聚成大的絮片或颗粒，出现了肉眼可见的凝集反应。凝集反应灵敏度高、方法简便，广泛应用于临床疾病的诊断。

依据参与凝集反应的反应物不同，凝集反应可分为直接凝集反应、间接凝集反应、间接凝集抑制试验、协同凝集试验和抗球蛋白试验。

1. 直接凝集反应　　直接凝集反应（direct agglutination reaction）是颗粒性抗原（细菌、螺旋体、红细胞等）与相应的抗体血清直接混合后所呈现的凝集现象（图 16-2）。血清中的抗体称为凝集素（agglutinin），抗原称为凝集原（agglutinogen）。直接凝集反应有玻片凝集试验和试管凝集试验。玻片凝集试验是在玻片

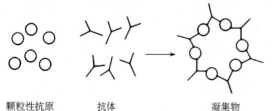

颗粒性抗原　　　　抗体　　　　　凝集物

图 16-2　直接凝集反应示意图

上，颗粒性抗原（细胞、细菌等）与相应抗体直接结合，形成肉眼可见的凝集块。该方法简便、快速，为定性试验，常用于鉴定抗原。该方法的代表性检测试验为人 ABO 血型检测。试管凝集试验则是在试管中，颗粒性抗原与相应抗体直接结合，形成肉眼可见的凝集块。该方法为半定量实验，用已知抗原检测待检血清中有无相应抗体及其相对含量，以帮助临床诊断和分析病情。代表性试验有诊断伤寒、副伤寒病的肥达反应（Widal reaction）和诊断斑疹伤寒的外斐反应（Weil-Felix reaction）。

2．间接凝集反应　将小分子可溶性抗原吸附到一种与免疫无关的颗粒型载体（红细胞、聚苯乙烯乳胶、活性炭等）表面，形成致敏颗粒，在有电解质存在的情况下，与相应抗体结合呈现肉眼可见的特异性凝集现象（图 16-3），称为间接凝集反应（indirect agglutination）。间接凝集具有快速、简便、微量等特点，其敏感性比直接凝集高 2～8 倍，可用于微量抗原或抗体的检测。因使用载体的不同，间接凝集反应又被分为间接血凝、间接乳凝、间接炭凝等，主要用于某些传染病，如钩端螺旋体抗原等的早期诊断。

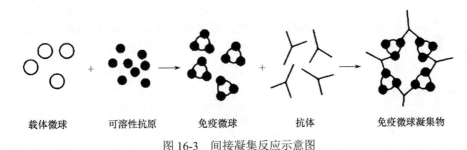

载体微球　　可溶性抗原　　免疫微球　　抗体　　免疫微球凝集物

图 16-3　间接凝集反应示意图

3．间接凝集抑制试验　可溶性抗原与相应抗体充分结合后，再加入抗原致敏的免疫微球，此时因抗体已被可溶性抗原结合占用，不能再与免疫微球上的抗原结合而产生凝集现象。若采用红细胞作为载体微球，则此试验被称为间接血凝抑制试验或间接凝集抑制试验（indirect agglutination inhibition test），检测基本原理见图 16-4。该试验可用于检测一些可溶性抗原。

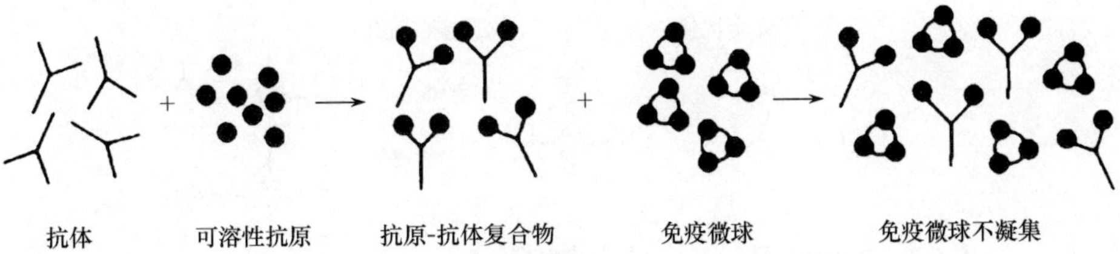

抗体　　可溶性抗原　　抗原-抗体复合物　　免疫微球　　免疫微球不凝集

图 16-4　间接凝集抑制试验示意图

4．协同凝集试验　以金黄色葡萄球菌 A 蛋白（staphylococcus protein A，SPA）为免疫无关载体，基于其可与人和哺乳动物 IgG Fc 特异性结合（发生结合后抗体活性不变）的特性，将抗体与 SPA 结合。进行检测时，如果有对应的抗原存在，就与抗体发生特异性结合，使金黄色葡萄球菌被动地发生凝集；反之，金黄色葡萄球菌不发生凝集。这种以 SPA 为载体的凝集试验称为协同凝集试验（co-agglutination test）。该法的检测基本原理参见图 16-5。该法具有简便、快速、特异性、灵敏性高等优点，常用于流脑、伤寒、菌痢等多种病原微生物及淋巴细胞亚群等的鉴定。

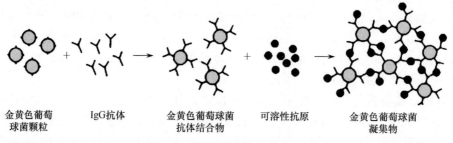

金黄色葡萄　　IgG抗体　　金黄色葡萄球菌　可溶性抗原　金黄色葡萄球菌
球菌颗粒　　　　　　　　　抗体结合物　　　　　　　　　凝集物

图 16-5　协同凝集试验示意图

5. 抗球蛋白试验　　机体受抗原刺激后产生的不完全抗体（IgG），可与抗原结合但不发生凝集现象。基于该原理的试验称为抗球蛋白试验（antiglobulin test，又称 Coombs test）。使用抗人 IgG 的抗体，加入患者红细胞悬液中，若红细胞已结合有 IgG 抗体（不完全抗体），红细胞便发生凝集，反之则不出现凝集。上述过程又称为直接 Coombs 试验（direct Coombs test），其原理与过程见图 16-6。而将患者血清与已知的 O 型的 Rh$^+$红细胞反应后，再加入抗人球蛋白抗体，观察有无凝集现象的 Coombs 试验，被称为间接 Coombs 试验（indirect Coombs test），其原理与过程见图 16-7。

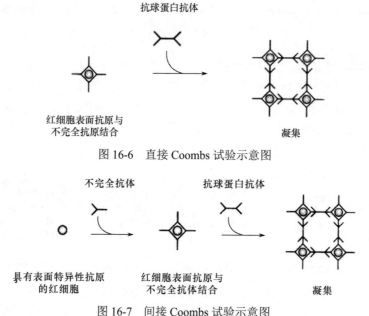

抗球蛋白抗体

红细胞表面抗原与
不完全抗原结合　　　　　　　　　　凝集

图 16-6　直接 Coombs 试验示意图

不完全抗体　　　　　　　抗球蛋白抗体

具有表面特异性抗原　红细胞表面抗原与
的红细胞　　　　　　不完全抗体结合　　　　　凝集

图 16-7　间接 Coombs 试验示意图

二、沉淀反应

沉淀反应是指可溶性抗原与相应抗体在合适的电解质存在条件下，发生特异结合并形成可见的免疫复合物沉淀。参与反应的抗原称为沉淀原（precipitinogen），抗体称为沉淀素（precipitin）。

1. 单向免疫扩散　　单向免疫扩散（single radial immunodiffusion）简称单扩，将抗体

与熔化的琼脂混合均匀，之后将混合物浇制成琼脂板，再按一定要求打孔并加入抗原。因为抗原能在琼脂中扩散，所以在抗原、抗体比例适宜处形成白色沉淀环。环的直径与抗原量呈正相关，可进行定量分析。该方法用于临床免疫学，特别是血清中各类免疫球蛋白、补体成分和甲胎蛋白等的定量检测。该法检测过程中，通过测量各孔周围沉淀环的直径对结果进行判定，见图 16-8。用已知浓度的标准抗原量为横坐标，沉淀环直径为纵坐标，以统计学方法在坐标纸上绘制参考标准曲线，见图 16-9。在标准曲线上查知待测抗原的含量。

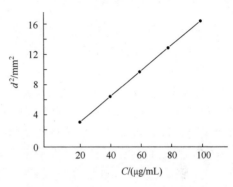

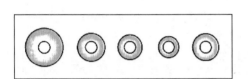

图 16-8　单向免疫扩散结果示意图　　　　图 16-9　单向免疫扩散参考标准曲线

2. 双向免疫扩散　　双向免疫扩散（double immunodiffusion）简称双扩，将抗原和抗体加入含有适量电解质的琼脂凝胶的相邻孔中，两者同时在琼脂中向四周扩散。若两者相互对应，分子比例适合，在扩散一定时间后在两孔之间相遇并结合生成白色沉淀线。如有多对不同抗原-抗体同时存在，便可依各自的扩散速度，在适当部位形成各自独立的沉淀线。通过观察抗原与抗体间是否生成白色沉淀及沉淀线的数目对双向免疫扩散试验结果进行判定。如果抗原与抗体孔间生成一条沉淀线，说明只有一对抗原和抗体特异性结合，而且两者分子比例较适宜。如果出现数条沉淀线，则说明同时有数对抗原和抗体各自特异性结合，且分子比例也较适宜。同时，根据沉淀线的吻合、相切或交叉形状，可鉴定两种抗原抗原性的异同。双扩试验可能出现的沉淀线结果，见示意图 16-10。

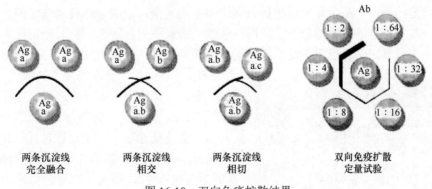

图 16-10　双向免疫扩散结果

　　双向免疫扩散常用于测定抗原-抗体，也可用于滴定免疫血清的效价。但该法需要时间长，灵敏度低。

3. 火箭免疫电泳　　火箭免疫电泳（rocket immunoelectrophoresis，RIEP）法是将单向

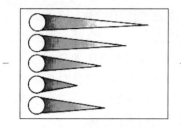

图 16-11　火箭免疫电泳原理

扩散和电泳技术相结合而形成的沉淀反应技术。由于抗原在 pH 8.6 的电解质环境中多带负电荷，因此在电场作用下，抗原将在含一定抗体的琼脂凝胶中进行由负极向正极的定向泳动。泳动过程中，随着抗原、抗体比例的变化，将生成类似火箭形状的锥形可见沉淀线，见图 16-11。在一定浓度范围内，此锥形沉淀线峰的高度与抗原量呈正相关，因此可进行定量检测。结果以沉淀峰高度为纵坐标，抗原浓度为横坐标，绘制参考标准曲线，再根据待测抗原峰的高度在参考标准曲线上查找其浓度。由于电场作用下，抗原移动速度明显加快，可快速测定标本中的抗原含量，因此耗时少，但其检测敏感性与单扩相仿。

4. 对流免疫电泳　对流免疫电泳（counter immunoelectrophoresis，CIEP）是将双向免疫扩散和电泳技术相结合而形成的沉淀反应技术。在电场作用下，抗原在 pH 8.6 的缓冲液中带有负电荷，向阳极移动；而抗体或免疫球蛋白的等电点为 6～7，在 pH 8.6 的缓冲液中带有的负电荷少，加之分子较大，移动缓慢，同时在电渗的进一步作用下，向阳极移动。试验中，将抗原加入负极端，抗体加入正极端，通电后，抗原、抗体相向移动，在合适比例处形成白色沉淀线，见图 16-12。

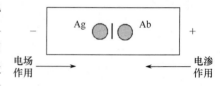

图 16-12　对流免疫电泳原理

对流免疫电泳可对抗原进行定性定量分析，且抗原、抗体在电场中只能做定向移动，使自由扩散受限制，因此不仅生成沉淀线的时间大为缩短且灵敏度比双向扩散法也明显提高。临床中常用于各类蛋白质的定性、半定量测定和某些传染病病原抗原或抗体的测定。世界动物卫生组织（OIE）规定水貂 ADV 的标准检测方法，即通过该方法使用诊断抗原定性和定量检测血清抗体。

5. 免疫电泳　免疫电泳（immunoelectrophoresis，IEP）是将蛋白质区带电泳和双向免疫扩散相结合的免疫分析技术。该方法可对多种抗原成分的材料进行抗原种类分析。原理是：由于不同的抗原分子所带电荷、分子质量及分子构型等具有差异，在琼脂凝胶中进行电泳时迁移速率和方向不同。基于此，可将抗原样本中不同的蛋白质成分分离而成区带。然后沿电泳方向挖一与之平行的抗体槽加入特异性抗体做双向扩散。各区带中抗原分别在不同位置与抗体相遇，在适宜比例处形成沉淀弧。根据沉淀弧的数量、位置和形状，与已知标准抗原相比较来分析样品中的抗原成分及其性质，检测原理见图 16-13。该法主要用于血清蛋白组分分析，也常用于抗原、抗体提纯物纯度的初步鉴定。

6. 免疫比浊法　免疫比浊法（immunoturbidimetry）是传统免疫沉淀法与比浊法的结合，其原理是当抗原-抗体形成免疫复合物时，反应液出现浊度，可采用浊度计进行测定。当抗原或抗体某种浓度固定时，形成的免疫复合物量随着待测样品中未知抗原或抗体量的增加而增加，反应液的浊度也随之增加。依据投射光路分为投射免疫比浊法和

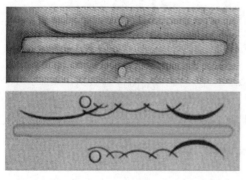

图 16-13　正常人血清免疫电泳结果示意图

散射免疫比浊法。该测定方法简便快速，可取代单向琼脂扩散测定血清中的 Ig 含量。

三、补体参与的反应

补体参与免疫学检测反应，主要是利用抗原和抗体结合后能激活补体的原理而设计的补体结合试验（complement fixation test，CFT）。原则上，凡能激活补体的抗体与相应抗原的特异性结合反应均可用该试验进行测定。

（一）补体结合试验的原理及类型

参与补体结合试验的成分有 5 种，分属 3 个系统（图 16-14）：①反应系统，包括两种成分，即已知抗原（或抗体）与待检抗体（或抗原）；②补体系统，常用新鲜豚鼠血清；③指示系统，包括两种成分，绵羊红细胞（SRBC）和相应抗体，试验时需将两者预混成致敏绵羊红细胞。补体反应试验的主要原理是，在补体参与下，以绵阳红细胞和溶血素作为指示系统，来检测未知的抗原或抗体。主要分为直接补体结合试验和间接补体结合试验两种类型。

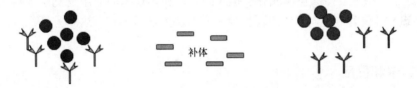

检测系统：待测样品和已知抗原(或抗体)　　　　　　　　　　指示系统：SRBC和溶血素

图 16-14　参与补体结合试验的成分示意图

1. 直接补体结合试验　　该试验方法是将已知的抗原或抗体与未知标本（可能含相应抗体或抗原）充分混合，再加入补体作用一段时间，最后加入指示系统。若待检系统有相应抗体或抗原，则能形成抗原-抗体复合物，消耗了补体而不出现溶血现象，此为阳性；相反，出现溶血则为阴性。

2. 间接补体结合试验　　间接补体结合试验主要用于某些特殊疾病的检测。例如，某些禽类的抗血清或鹦鹉热、Q 热病等患者的血清中，常存在抑制性抗体。这些抑制性抗体与相应抗原结合后，不仅不能激活补体，还能阻止抗原与随后加入的抗体结合。这将使反应系统失去激活补体的能力，造成反应系统中存在未消耗的补体。此种状态下，若加入指示系统，则出现溶血现象，结果可判定为阳性。

（二）影响补体结合试验的因素

由于参与补体结合试验的成分较多，因此影响试验进行的因素也较多。首先，要求进行反应的相关器具洁净，不应存在脂类物质。各种试剂应无菌，以避免可能发生的抗补体现象。其次，该试验反应体系各成分的比例要适当。SRBC 的浓度一般固定为 1%～2%。其他已知成分均需要在正式试验前进行一系列滴定，尤其是补体，应选择适宜的量参与反应，避免假性结果。每次试验尚需同时设立多种对照，以作为判断结果可靠性的依据。再次，待检的血清样本应做到及时分离，避免发生溶血和污染，并及时进行检测。进行反应前，一定要进行 56℃ 30min 灭活本身补体和其他可能干扰反应的非特异性因素。

在滴定抗原和抗体时，通常采用方阵滴定法。在进行反应的各试管中加入不同稀释度的抗原和抗体血清，同时做不加抗原的抗体对照管和不加抗体的抗原对照管。之后按试验方法加入补体和指示系统，并在温育后观察溶血情况。一般将抗原与抗体都成强阳性反应（100%不溶血）的稀释度确定为进行反应时抗原和抗体的效价单位。正式试验时，抗原多使用 2～4 个单位，抗体使用 4 个单位。在固定其他反应参数时，进行补体最适浓度的滴定一般以能产生完全溶血的最小补体量作为 1 个实用单位，正式试验时用 2 个实用单位。补体活性多不稳定，每次试验前均建议进行滴定。

（三）补体结合反应的应用与评价

补体结合试验对所有抗原、抗体均适用，临床上常用于检测某些病毒、立克次体和螺旋体感染者血清内的中和抗体，也可用于某些病毒的分型。

作为较经典的免疫学检测技术，补体结合试验具有的高敏感性、高特异性、结果容易判定和试验条件要求低的特点，使其曾广泛用于病原抗体的检测。然而，由于操作相对烦琐、补体稳定性差和待检物抗补体成分干扰等因素，补体技术的应用受到了一定的限制，尤其是随着 ELISA 等更为方便、有效的现代免疫学检测方法的出现，这种方法已逐渐退出临床免疫学检验。

四、中和反应

病毒、毒素、酶或激素等与其相应的抗体结合后，可导致生物活性丧失。使病毒丧失感染靶细胞能力的抗体称为中和抗体；而与毒素结合，使其失去毒素作用的抗体称为抗毒素。这些有生物学活性的抗原与中和抗体的结合反应，称为中和（neutralization）反应。基于中和反应建立的主要用于待检血清中和能力检测的免疫学检测技术被称为中和试验（neutralization test）。

以病毒中和试验为例，中和抗体与病毒结合后使病毒失去吸附细胞的能力，从而丧失感染能力。两者之间的结合具有严格的种、型特异性，在没有共同抗原的情况下，针对不同抗原的中和抗体一定是不同的。此外，中和反应进行时还有数量的要求，即一定量的病毒必须有相应数量的中和抗体才能被完全中和。

常见的病毒中和试验主要有两种，终点法中和试验（endpoint neutralization test）和蚀斑减少试验（plague reduction test）。前者是通过测定能使动物活细胞死亡数目减少至 50% 的血清稀释度，给出检测血清的中和滴度。后者则是通过测定使病毒在细胞上形成的蚀斑数减少50% 的血清稀释度，给出血清中和滴度。终点法中和试验的具体进行过程中还包括固定病毒稀释血清法和固定血清稀释病毒法等，其中前者较为常用。当然，对于病毒感染后，毒株细胞不表现明显死亡和蚀斑形成的情况，如 HIV 感染某些细胞系的中和试验，则可通过对细胞培养上清液病毒含量的其他定量方法（如基于病毒结构蛋白 P24 的 ELISA 定量），对血清的中和能力进行评价。

下面简要介绍较常用的病毒中和试验、毒素中和试验及应用。

1. 病毒中和试验 病毒中和试验（virus neutralization）是检测抗病毒抗体（中和抗体）的试验。当机体感染病毒后，能产生特异性抗病毒中和抗体，使相应的病毒失去毒力。将待检血清与病毒悬液混合，接种于培养的细胞，根据对细胞感染病毒的保护效果，判断病毒是否已被中和，计算出抗体的中和效价。该试验主要用于病毒诱导免疫应答效果的免疫学指标检测及病毒性疾病的临床诊断等。

2. 毒素中和试验　　抗链球菌溶血素 O 试验（antistreptolysin O test），简称抗"O"试验，是体外的抗毒素中和试验。类风湿患者发病机制可能与乙型溶血性链球菌感染有关。乙型溶血性链球菌能产生溶解人和兔红细胞的溶血素 O，具有抗原性，能刺激机体产生相应抗体。该毒素与相应抗体作用时，毒性被中和而失去溶血活性即毒素中和试验（toxin neutralization）。试验时，患者血清先与溶血素 O 混合，作用一定时间后加入人红细胞，若不出现溶血，表明待测血清中有相应抗体（抗 O），即阳性。可根据该试验获得机体抗溶血素 O 的抗体含量并结合临床检查，对风湿病、类风湿病等自身免疫病进行辅助诊断。

五、免疫标记技术

用荧光素、放射性核素或酶等示踪物质标记的抗体（或抗原）进行抗原-抗体反应，标记物与抗体（或抗原）的化学联结不会改变抗体（或抗原）的免疫学特性，同时标记物的特性依然存在，使检测灵敏度大大提高，可以对微量物质进行定性、定量或定位检测。

免疫标记技术主要有三种基本类型：免疫酶技术、免疫荧光技术和放射免疫技术。

（一）免疫酶技术

免疫酶技术是将抗原和抗体的免疫反应与酶的催化反应相结合而建立的一种免疫学检测技术。该技术既具有抗原-抗体反应的特异性，又具有酶反应的高敏感性。该技术的基本原理是，将酶标记物与抗体或抗原结合，若反应中发生了抗原-抗体的特异性反应，则酶标记物将与抗原-抗体复合物共同存在于反应体系中，此时加入酶作用的底物，通过酶的催化作用，无色的底物产生水解、氧化或还原反应，形成有色的或电子致密的、可溶或不溶的产物，可用肉眼、光学显微镜或电子显微镜观察，也可以用分光光度计等加以测定。显色反应表明酶的存在，从而证明发生了相应的抗原和抗体反应。所以，这是一种特异而敏感的技术，可以在细胞或亚细胞水平上示踪抗原或抗体所在部位，或在微克甚至纳克水平上对其进行定量。

由于该技术具有酶标记物稳定性好、操作简单、反应成本低廉等特点，其被广泛应用于多行业、多领域的实验室检测工作。例如，进行传染病的诊断、肿瘤抗原检测、食品药物残留和毒素检测、转基因动植物检测和植物病毒检测等。

酶免疫技术按照抗原-抗体系统是定位于组织细胞上还是存在于液体样品中分为酶免疫组织化学技术和酶免疫测定（EIA）技术。酶免疫测定技术又可分为均相酶免疫测定和异相酶免疫测定。

1. 酶免疫组织化学技术　　酶免疫组织化学技术（enzyme immunohistochemistry technique，EIHCT）是用酶标记已知抗体（或抗原），然后与组织标本在一定条件下反应，如果组织中含有相应抗原（或抗体），酶标记物将与形成的抗原-抗体复合物滞留在组织标本中。其遇到底物时，能催化底物水解、氧化或还原，产生显色反应。应用该技术，可对组织标本中抗原（或抗体）分布的位置和性质进行识别，也可通过配合使用图像分析，对存在的抗原或是抗体进行定量检测。酶免疫组织化学技术分为酶标记免疫组化技术、非标记抗体酶法和酶标记免疫电镜技术。

（1）酶标记免疫组化技术　　酶标记免疫组化技术是借助交联剂的共价键将酶连接在抗体上，制成酶标抗体。酶标抗体与靶抗原反应后，再通过对底物的特异性催化作用生成不溶性有色产物，达到对抗原定性、定位检测的目的。常用的方法有直接法和间接法。

1）直接法。用已知酶标抗体与组织细胞内相应抗原反应，形成酶标抗体-抗原复合物，加酶使底物显色，检测原理见图 16-15。此方法具有操作简便、快速、特异性强的特点，但一种酶标抗体只能检测一种特异性抗原，敏感性也较低。

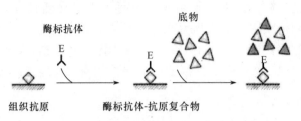

图 16-15　酶标记免疫组化技术直接法示意图

2）间接法。该方法中，酶标记的抗体是抗抗体，通常称为二抗。反应中还需使用与二抗相对应的一抗。一抗是针对待检抗原的特异性抗体。酶标二抗则是抗一抗的抗体。当组织中有特异性抗原存在时，通过进行该反应最后将形成抗原-抗体-酶标抗体复合物，再通过酶底物显色。间接法实现了用一种酶标记抗抗体与多种特异性一抗结合，这些一抗可以来源于同一种属动物。因此可以实现对多种抗原的检测，实用性与敏感性均优于直接法。该法检测原理见图 16-16。

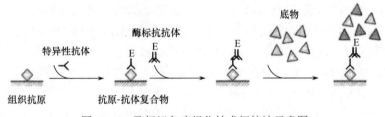

图 16-16　酶标记免疫组化技术间接法示意图

（2）非标记抗体酶法　　首先用酶免疫动物制备抗酶抗体，再将酶与抗酶抗体结合形成复合物，该复合物可借由非标记二抗与组织中的抗原-抗体相连接。之后通过酶的底物显色对抗原进行检测。常用的有酶桥法和过氧化物酶-抗过氧化物酶（peroxidase-antiperoxidase，PAP）法。

1）酶桥法。首先用酶免疫动物制备效价高、特异性强的抗酶抗体，然后利用第二抗体作桥，将抗酶抗体连接在与组织抗原结合的第一抗体上，再将酶结合在抗酶抗体上，之后经显色反应确定抗原的存在和分布，检测原理见图 16-17。

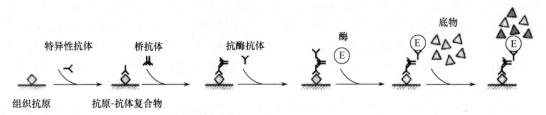

图 16-17　酶桥法测定组织抗原示意图

2）PAP 法。PAP 法的基本原理与酶桥法相似（图 16-18），都是借助桥抗体将酶连接在与组织抗原结合的第一抗体上。不同之处在于 PAP 法是用预先制备好的 PAP 复合物代替了酶桥法中的酶和抗酶抗体。PAP 复合物中的抗辣根过氧化物酶（horseradish peroxidase，HRP）抗体和第一抗体来自同种属动物，故第二抗体为桥，将 PAP 复合物连接在第一抗体上，PAP 复合物中的过氧化物催化底物水解，形成不溶性终产物。由于该法中，不存在游离的抗酶抗体，不易产生非特异性染色，因此该法相比直接法、间接法、酶桥法更为敏感，特别适用于石蜡切片中微量抗原和抗原性较弱的抗原的检测。不足之处是制备 PAP 的过程复杂，时间较长。

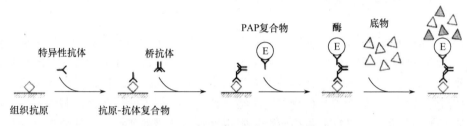

图 16-18　PAP 法测定组织抗原示意图

3）其他还包括对 PAP 法进行改良的双桥 PAP 和 APAAP 法。前者通过两次桥连进一步提高 PAP 的敏感性；后者则是使用 AP（碱性磷酸酶）代替 HRP，使反应的敏感性也进一步得到提高。

（3）酶标记免疫电镜技术　　酶标抗体与组织或细胞抗原特异性结合后加底物显色并在电镜下进行观察的方法，称为酶标记免疫电镜技术。该技术通过将免疫酶技术的高特异性和电镜的高分辨相结合，实现了在亚细胞和超微水平上，对抗原物质进行定性分析，具有高精确性和灵敏性。使用该技术时，酶多选用 HRP，底物使用 DAB，原因在于 HRP 分子质量较小，容易进入细胞。

2. 酶免疫测定技术　　酶免疫测定技术分为均相酶免疫测定和异相酶免疫测定。

（1）均相酶免疫测定　　该测定法的原理是，酶标记物结合成抗原-抗体复合物后，其活性便受抑制，使反应系统中的总标记酶的活性发生变化。该法进行抗原测定时，不需分离结合的和游离的酶标记物，直接测定系统中的总标记酶的活性变化，即可确定发生结合的酶标记物的数量，从而得到待检抗原量。该法常被用于半抗原或小分子抗原，如药物、激素、毒品、兴奋剂等的测定。常用的具体技术类型有酶免疫增强测定技术（EMIT）和克隆酶供体免疫分析（CEDIA）。

（2）异相酶免疫测定　　该测定法的原理是，酶标记物在结合抗原-抗体复合物后，其活性不受抑制，结合的酶标记物的形成与含量代表待测物的存在与含量。通过将游离的和结合的酶标记物进行分离，之后测定结合状态的酶标记物的活性实现对待测物含量的推算。基于分离游离的和结合的酶标记物方法的不同，异相酶免疫测定可分成液相酶免疫测定和固相酶免疫测定两类方法。

液相酶免疫测定中，由于游离的和结合的标记物都存在于液相中，故需用分离剂将两者分开后才能测定结合状态的酶标记物的活性。而固相酶免疫测定，则是通过载体将结合状态的酶标记物吸附在固相支持物上，只需洗涤就可以将游离的酶标记物去除。

固相酶免疫测定中最具有代表性的技术是酶联免疫吸附试验（enzyme-linked immunosorbant assay，ELISA）。该技术是发展最快、应用最广泛也是最成功的免疫酶技术。该法特异性高、敏感性强，既可检测抗体，又可对可溶性抗原进行定量检测。

ELISA 的基本检测原理是，将抗体或抗原包被到某种固相载体表面，并保持其免疫活性。测定时，先将待检样本和特异性抗原或抗体按不同的步骤与固相载体表面吸附的抗体或抗原发生反应，然后加入酶标抗体与免疫复合物结合。用洗涤的方法分离抗原-抗体复合物和游离的未结合成分。最后加入酶反应底物，根据底物被酶催化产生的颜色及其吸光度（A）值的大小，对待检抗原或抗体进行定性或定量分析。

根据检测目的和操作步骤不同，常用的 ELISA 有双抗体夹心法、间接法、竞争法、捕获法等。

1）双抗体夹心法（double antibody sandwich ELISA，DAS-ELISA）。是用于检测抗原的常用方法，检测原理见图 16-19。该法的操作步骤为：①将特异性抗体包被于固相载体上，形成固相抗体，洗涤除去未结合抗体并用恰当浓度的脱脂乳进行封闭；②加入待检抗原，与固相抗体进行反应，之后洗去待检物中的未结合物质；③加入酶标抗体，共孵育后，洗去未结合物质；④加入底物，进行显色反应，肉眼定性观察或借助酶标仪定性分析。该法适用于测定具有二价或多价抗原表位的大分子，而半抗原等小分子的测定不适于应用该法。

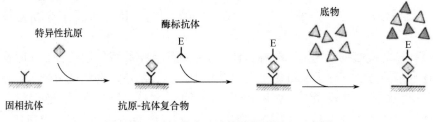

图 16-19　双抗体夹心法检测抗原原理示意图

2）间接法（indirect ELISA）。用于测定抗体的常用方法。其原理与间接酶标抗体法类似，利用酶标记的抗抗体对可与包被抗原结合的一抗进行测定（图 16-20）。形成的抗原待测抗体酶标二抗复合物，形成量与待测抗体量成正比。该法的具体步骤是：①将特异性抗原包被于固相载体上，形成固相抗原，洗去未结合抗原并用脱脂乳进行封闭；②加待检血清，孵育合适时间后，洗去未结合待检抗体；③加酶标二抗，孵育恰当时间后洗去未结合二抗；④加入底物，进行显色反应。依据显色反应结果判定待检抗体存在与否。

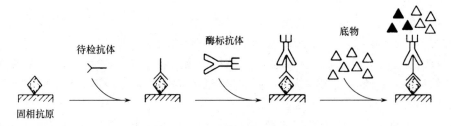

图 16-20　间接法检测抗体原理示意图

3）竞争法（competing ELISA）。该法既可用于检测抗原又可用于检测抗体。它是用酶标抗原（抗体）与待测的非标记抗原（抗体）竞争性地与固相载体上的限量抗体（抗原）结合。

若待测抗原（抗体）多，则形成非标记复合物多，酶标抗原与抗体结合就少，也就是酶标复合物少，因此，显色程度与待测物含量成反比。以检测待检抗原为例，简述该法操作步骤为：①将待检抗原的特异性抗体包被于固相载体，并洗去未结合抗体；②将待检物与酶标记的特异性抗原按一定比例混合，加入反应混合液中，进行竞争结合反应，之后洗去未结合反应物；③加入底物进行显色，颜色深度与待检物抗原含量成反比。检测原理见图 16-21。

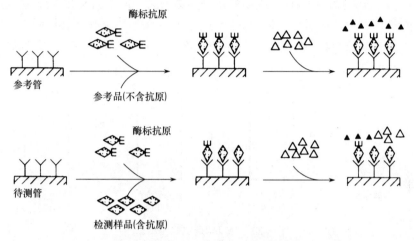

图 16-21 竞争法检测抗原原理示意图

4）捕获法（MAC-ELISA）。用于特异性测定 IgM 类抗体，排除 IgG 的干扰。基本原理是首先通过包被于固相载体上的抗 IgM 抗体将待检样本中的 IgM 类抗体捕获，通过洗涤除去 IgG 类抗体，然后再加入特异抗原和酶标抗体并进行底物显色（图 16-22）。捕捉 IgM 的过程，是将该法称为捕获法的原因。最终形成的抗 IgM 抗体-IgM-特异抗原酶标抗体复合物的含量与待测 IgM 成正比。

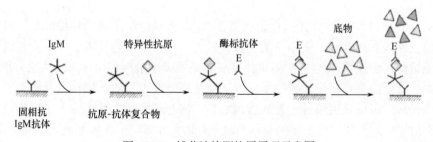

图 16-22 捕获法检测抗原原理示意图

5）双抗原夹心法。双抗原夹心法是用已知抗原检测待检样本中的未知抗体。主要通过形成包被抗原待检抗体酶标抗原复合物并经底物显色情况，判定待检物中是否存在待测抗体。

除上述 ELISA 方法外，还有双位点一步法、中和法、间接混夹法等方法，本节不再详述。

随着相关科学技术的不断发展，基于原有酶免疫测定技术，衍生发展出了一些新的免疫学检测技术，如免疫印迹法、酶联免疫斑点试验（ELISPOT 试验）、发光酶免疫测定、BAS-ELISA 等。本节以应用较为广泛的免疫印迹法和 BAS-ELISA 为代表做一简单介绍。

免疫印迹法（Western blotting）是将 SDS-PAGE 凝胶电泳分离的蛋白质转移到固相膜上，利用特异性抗体检测固相膜上的靶蛋白质的一种实验技术。它将电泳与免疫组织化学相结合，具有敏感度高、特异性强等优点，是用来检测蛋白质的一种常用方法。它可以检测样品中某种抗原的相对分子质量，也可以检测样品中针对某一相对分子质量抗原的抗体，是临床诊断艾滋病病毒感染的确诊用实验室检测技术。该技术的主要检测过程如图 16-23 所示，包括 3 个主要步骤：①电泳分离，将待检样本中的不同抗原用高分辨率的 SDS-聚丙烯酰胺凝胶电泳进行分离；②转印，通过电压作用将电泳后的蛋白质由凝胶中转移至转印膜上；③酶免疫定位检测，加特异性抗体与转印膜上的抗原结合，再与酶标记二抗结合，通过加底物显色对结果进行分析。

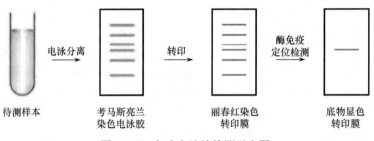

图 16-23　免疫印迹法检测示意图

BAS-ELISA：生物素-亲和素系统（biotin-avidin system，BAS）是一种广泛应用的放大系统。生物素（biotin，B）又称辅酶 R 或维生素 H。亲和素（avidin，A）是一种碱性糖蛋白，又称卵白素或抗生物素。亲和素有 4 个相同的亚单位，均可结合生物素。生物素与亲和素之间有极高的亲和力，利用亲和素为桥梁，联结生物素化的抗体及生物素化过氧化物酶，可获得极高的敏感性。

（二）免疫荧光技术

Coons 等在 1941 年使用荧光素标记抗体方法，在小鼠组织中成功地检测到了可溶性肺炎双球菌多糖抗原，从而开创了免疫学的一种新技术——免疫荧光技术。免疫荧光技术，即免疫荧光细胞组织化学技术，是将抗原-抗体反应和采用荧光素标记抗体（或抗原）并通过荧光显微镜观察相结合的免疫标记检测技术。该法与免疫酶技术相比，同样具有敏感、特异的优点，因为荧光标记可以直接通过荧光显微镜观察，相对于酶标记技术省去了底物反应显色的步骤，操作相对更为简便。其工作的基本原理是，以荧光素，如异硫氰酸荧光素（fluorescein isothiocyanate，FITC）、罗明丹等作为标记探针，标记抗体或抗原，检测待测组织、细胞标本中的靶抗原（或抗体），形成的抗原-抗体复合物上带有荧光素，在荧光显微镜下，发出明亮的荧光，这样就可以分辨出抗原（或抗体）的所在位置及其性质，并可利用荧光定量技术计算抗原的含量，以达到对抗原物质定位、定性和定量测定的目的。

免疫荧光技术也包括两种基本类型，即荧光抗体染色和荧光免疫测定。

1. 荧光抗体染色　用荧光抗体对待检组织或细胞进行基于抗原-抗体反应的特异性检测。若有相应抗原存在，荧光抗体则特异性结合在抗原存在部位，在荧光显微镜下可进行观察。具体方法包括直接法、间接法、补体法、双重免疫荧光标记法。

（1）**直接法** 直接法是利用标有荧光素的特异性抗体直接与标本中相应抗原相结合来检测未知抗原的方法（图16-24）。直接法具有操作简便、省时、特异性强的特点，但敏感性不如间接法，而且一种荧光抗体只能检测一种抗原。

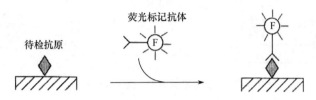

图16-24 免疫荧光技术直接法检测原理示意图

（2）**间接法** 荧光素标记抗体与切片中的抗原不直接发生反应，而在其间增加一次或多次无标记抗原-抗体反应。第一步将第一抗体加到切片上，让其与组织细胞相应的抗原结合；第二步加入第二抗体与第一抗体结合。第一抗体对标本中的抗原来说起抗体作用，但对标记有荧光素的第二抗体来说又起着抗原作用。间接法具有制备一种荧光抗体可以检测多种抗原、敏感性高等特点，缺点是参加反应的因子较多，产生非特异性染色的机会也增多，且染色时间也较长。该方法检测原理示意图见图16-25。

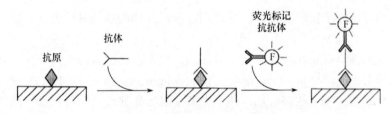

图16-25 免疫荧光技术间接法检测原理示意图

（3）**补体法** 补体法是间接法的改良。它是采用特异性抗体同新鲜补体混合后再与切片上的抗原反应，补体就结合在抗原-抗体复合物上，再用抗补体的荧光抗体与补体结合，形成抗原-抗体补体抗补体荧光抗体复合物（图16-26）。补体法不仅具有间接法的敏感性，而且荧光抗体不受免疫血清的动物种属限制，一种荧光抗体就能检测所有的抗原-抗体系统。缺点是较间接法更容易出现非特异性染色，且补体不稳定，每次均要采取新鲜血清，操作上比较麻烦。

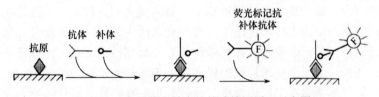

图16-26 免疫荧光技术补体法检测原理示意图

（4）**双重免疫荧光标记法** 该法可在同一标本上定位、定性检测两种抗原。例如，A抗原的抗体用荧光素罗丹明标记，呈橘红色，而 B 抗原的抗体用 FITC（异硫氰酸荧光素）标记，呈黄绿色（图16-27）。

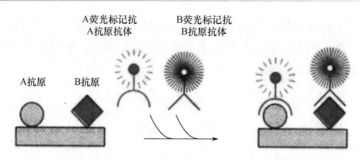

图 16-27　双重免疫荧光标记法检测原理示意图

2．荧光免疫测定　　与免疫酶技术相似，该法也可分为均相法和非均相法。均相法同样不需要将结合荧光标记物与游离的荧光标记物分离。主要利用荧光的某些特性，如荧光的激发、吸收、淬灭等进行试验。双标记法即均相荧光免疫测定的一种类型。应用该法的检测试剂为 FITC 标记的抗原与罗丹明标记的抗体。当抗原和抗体特异性结合后，两种荧光基团靠近，由于 FITC 发射光的光谱正好处于罗丹明吸收光谱附近而被罗丹明有效吸收，使 FITC 的荧光明显减弱。试验时，当待检标本与两种标记物一起反应时，标本可能存在的抗原将与 FITC 标记的抗原共同竞争结合罗丹明标记的抗体，从而使游离的 FITC 标记抗原量与标本中的抗原量成反比。基于此原理，通过 FITC 荧光测定可推算出标本中抗原的量，其与荧光强度成正比。非均相法限于实验室条件、试剂和容器或载体的非特异性荧光干扰等，应用不如 ELISA 广泛。

此外，通过选择具有特殊特性的荧光素基团，也可改进已有的免疫荧光技术，如近几年出现的时间分辨荧光免疫分析（time-resolved fluoroimmunoassay，TR-FIA）。该法使用的荧光标记物为镧系元素铕（Eu）的螯合剂。该荧光素发射荧光的寿命明显长于检测物自然本底荧光，在待检测样本本底荧光衰退后，该荧光素仍可发射足够强度的荧光用于检测分析，从而有效地消除了非特异性本底荧光的干扰，提高了检测的准确性。

3．特殊的免疫荧光检测新技术——流式细胞术　　近年来，一系列新仪器和新技术的问世，使免疫荧光技术不断完善，发展出了多种特殊的荧光免疫测定技术，如激光共聚焦技术、流式细胞术等，使荧光免疫检测技术的应用范围逐渐扩大，检测能力不再局限于单纯的抗原定位与定性研究，而是扩展到细胞亚型和胞内成分定性定量分析等。下面对在科研和临床中逐渐应用并显示出重要价值的流式细胞术的基本原理与应用做简要介绍。

流式细胞术（flow cytometry，FCM）是利用流式细胞仪进行的一种单细胞定量分析和分选技术。该技术综合了激光技术、计算机技术、显微荧光测定技术、单克隆抗体及免疫细胞化学技术等多门学科的理论和技术。由于将激发光源改为激光，相对于荧光显微镜具有更好的单色性和激发率。同时，单克隆抗体技术与荧光染料相结合，较好地保证了检测系统的灵敏性和特异性。此外，由于该技术检测的样本要求为流动的单细胞悬液，同时使用计算机进行光信号处理分析，显著提高了检测速度与统计分析的精确性。

（1）流式细胞仪的基本结构　　流式细胞仪主要由液流系统、光学系统、信号收集与转换系统、分析系统和细胞分选系统 5 个部分组成（图 16-28）。

（2）流式细胞仪的工作原理　　使悬浮在液体中分散的经荧光标记的细胞或微粒逐个通过样品池，同时由荧光探测器捕获荧光信号并转换成分别代表前向散射角、侧向散射角和不

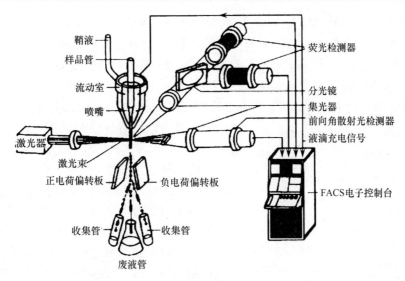

图 16-28 流式细胞仪结构和工作原理示意图

FACS. 流式细胞荧光分选技术

同荧光强度的电脉冲信号，经计算机处理形成相应的点图、直方图和加三维结构图像进行分析。用于 FCM 的样本必须是单细胞悬液，可以是血液、悬浮细胞培养液、各种体液、新鲜实体瘤的单细胞悬液及石蜡包埋组织的单细胞悬液等。

（3）流式细胞术的应用　　具体应用如下：①能准确地测定细胞内 DNA 的变异系数及进行 DNA 倍体分析；②借助于荧光染料进行细胞内蛋白质和核酸的定量研究，如细胞内表达的各种细胞因子定量检测等；③细胞表面标记物的分析与细胞分选、收集；④医学上应用于不同亚型血细胞计数、各种干细胞的检测等免疫相关功能研究、癌症患者的多重耐药性、细胞功能及代谢动力学研究、血小板分析（心血管疾病）、流式细胞术与分子生物学研究等。

此外，流式细胞微球芯片捕获技术又称为流式细胞术微球捕获技术（flow cytometry microsphere capture technique），将不同的生物探针标记在各种带有荧光的人工微球上，以微球为载体检测培养液、血清、血浆及体液中各种可溶性蛋白和细胞因子。由于将探针固定在微球上的思路与固相芯片技术非常类似，区别是反应和检测均在液相中进行，所以该技术又称为"液相芯片"技术。具有高通量、灵活、快速、准确、重复性好和操作简便等众多优点，可建立蛋白质和核酸等生物分子的高通量检测平台。

（三）放射免疫技术

放射免疫技术是把放射性核素测定与抗原-抗体反应两种方法结合起来所形成的一种超微量物质的测定方法。放射免疫技术同时具有抗原-抗体反应的特异性和放射性核素的灵敏性，可对生物体液中的各种微量免疫活性物质进行准确测定。由于其具有可高敏感定量分析的能力，显著扩大了免疫检测技术的应用范围，并因此于 1977 年获诺贝尔生理学或医学奖。

常用的放射免疫技术类型主要包括放射免疫分析（radioimmunoassay，RIA）、免疫放射分析（immunoradiometric assay，IRMA）和固相放射免疫分析（solid phase radioimmunoassay，SPRIA）3 种。

1. 放射免疫分析　　放射免疫分析（RIA）的基本原理，是利用标记抗原（*Ag）和非标记抗原（Ag）对特异性抗体（Ab）发生竞争性结合。在反应系统中，同时加入 Ag，因 Ag 与*Ag 免疫活性完全相同，故与 Ab 具有相同的亲和力。当*Ag 为一定量、Ab 为有限量、Ag 与*Ag 的量之和超过 Ab 上的有效结合位点时，*Ag-Ab 复合物的生成量与 Ag 的量之间呈一定的函数关系，即当 Ag 量少时，Ag-Ab 生成量少，而*Ag-Ab 生成量增多，游离的*Ag 减少。因此，在放射免疫分析中，用已知不同浓度的标准物和一定量的*Ag 及限量的 Ab 反应，采取一定方法将结合的 Ag（B）与游离的 Ag（F）分开，即可算出该标准物在各浓度下*Ag-Ab 复合物的结合百分率（B/T，$T=B+F$）。当标记抗原与抗体量一定时，B/T 随抗原量增加而降低。以 B/T 的值为纵坐标，标准物的浓度为横坐标，绘成曲线，即竞争性抑制曲线，或称参考标准曲线。将未知浓度的样品按同样条件操作，所得结合率（%）与标准曲线相比，即可查出样品中待测抗原的浓度。RIA 法检测的基本原理见图 16-29。

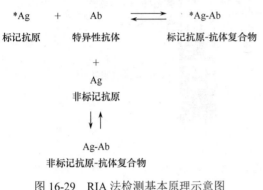

图 16-29　RIA 法检测基本原理示意图

RIA 技术具有的高敏感、强特异性和准确性、重复性好等特点，使其在食品检验、环境污染检测，以及预防、基础和临床医学相关多种检测与科研中被广泛使用；但具有放射性污染和衰减较快、试剂有效期较短等缺点。

2. 免疫放射分析　　免疫放射分析（IRMA）的原理不同于经典的 RIA，其反应属于非竞争性免疫结合反应，是将放射性核素标记在抗体上，用过量的标记抗体（*Ab）与待检抗原（Ag）反应，待充分反应后，除去游离的标记抗体。最后形成的 Ag 和*Ab 复合物的放射强度与待检抗原量呈正比关系。

免疫放射分析主要反应类型有单位点法、双位点法和间接法等。

（1）单位点法　　先用过量的*Ab 与待检抗原反应，反应平衡后，用固相抗原结合反应中未结合的游离*Ab，以使其与已形成的待检抗原和*Ab 的复合物相分离。反应上清液的放射强度与样本中待测抗原的含量呈正比关系。

（2）双位点法　　采用固相抗体与标记抗体同时与待检抗原的两个位点相结合，形成固相抗体抗原标记抗体复合物，洗去未结合*Ab，测定固相载体上的放射强度，该放射强度应与样本中待测抗原的含量成正比。由于该法基于双位点结合，因此非特异性结合水平较低，灵敏度较高。

（3）间接法　　该法是在双位点法的基础上，将*Ab 改为 ^{125}I 标记抗 Ab 的抗体*Ab1，反应后形成固相抗体抗原-抗体 Ab-*Ab1 的四重免疫复合物。通过标记抗 Ab 的抗体*Ab1，使其可作为通用试剂，用于同种属 Ab1 的各种 IRMA 分析，免去了针对每种抗原均需制备标记抗体的工序，降低了 IRMA 用于检测的成本。

除上述 3 种方法外，还有将生物素-亲和素系统（biotin-avidin system，BAS）引入免疫放射分析而建立的 BAS-IRMA。通过生物素的有效放大，显著提高 IRMA 的灵敏度。

3. 固相放射免疫分析　　相比于 RIA 结合相和游离相分离的效果会影响检测的准确性，固相放射免疫分析（SPRIA）不需要该分离过程，进而有效提高了检测的准确性和特异性。同时该技术可自动化操作，使其应用更为广泛。该技术的基本原理是将抗原或抗体吸附在固相载体的表面，将待测抗体或抗原与固相载体的抗原或抗体结合后，再加入标记的抗原或抗体。经固相表面发生的免疫反应，将形成抗原-抗体抗原复合物或抗体抗原-抗体复合物温育后洗涤，把抗原-抗体复合物与未经结合的标记抗原或抗体分开。之后直接测定反应管的放射强度，放射强度与待测抗体或抗原量成正比。上述检测工作原理与 ELISA 基本相同，区别只在于标记物和检测仪。

（四）亲和组织化学技术

亲和组织化学技术是利用两种物质之间的高亲和力而建立的免疫检测技术，可用于亲和组织化学反应的物质，如植物凝集素与糖类、生物素与亲和素、葡萄球菌 A 蛋白与 IgG、激素与受体等。亲和组织化学引入免疫检测技术后使免疫检测敏感性进一步提高，特别有助于对微量抗原（抗体）在细胞或亚细胞水平的定位研究。

1. 生物素亲和素技术　　生物素是一种小分子维生素，而亲和素又称抗生物素，与生物素具有高度的亲和力，较抗原、抗体的结合力高出 100 万倍，能够彼此牢固结合而不影响彼此的生物学活性。生物素和亲和素都具有与其他示踪物质结合的能力，将两种物质应用到亲和组织化学技术称为生物素-亲和素系统（BAS）。

（1）亲和素-生物素-过氧化物酶复合物技术（avidin-biotin-peroxidase complex technology，ABC 技术）　　ABC 技术是利用亲和素作为"桥"分别连接生物素标记的第二抗体和生物素标记的酶。其中第一抗体不为标记物所标记，生物素标记的第二抗体与 ABC 复合物相连接。而 ABC 复合物是将过氧化物酶结合在生物素上，再将生物素过氧化物酶连接物与过量的亲和素蛋白反应而制备的复合物。该法敏感性强，非特异性着色淡、背景清晰，与 PAP 法相比具有操作简便、省时等优点。同时由于生物素与亲和素具有和多种示踪物质结合的能力，可用于双重或多重免疫染色。

（2）桥联亲和素-生物素技术（bridged avidin-biotin technique，BRAB 技术）　　该技术是利用亲和素作为"桥"将生物素标记的抗体与生物素化的酶结合起来。

（3）标记亲和素-生物素技术（labeled avidin-biotin technique，LAB 技术）　　该技术以生物素标记抗体作第一抗体，酶标记亲和素作为第二抗体。

2. 金黄色葡萄球菌 A 蛋白技术　　金黄色葡萄球菌 A 蛋白（SPA）是一种从金黄色葡萄球菌细胞壁分离的蛋白质。由于 SPA 能与各种动物的 IgG 的 Fc 非特异性结合，在免疫组化中可作为桥抗体或标记抗体使用。SPA 的最大优点是不受种属特异性的限制，固常用在非标记抗体酶法 PAP 中代替桥抗体。标记 SPA 也可直接检测组织细胞内的 IgG 成分或者免疫复合物。它具有操作简便、染色时间短、灵敏度高和背景染色淡等优点，在各种免疫细胞化学技术中得到广泛应用。

3. 凝集素法　　凝集素是从植物、无脊椎动物和较高等动物中提取的糖蛋白或蛋白多糖，具有凝集红细胞的能力，故称凝集素，如花生凝聚素（PNA）、伴刀豆球蛋白（ConA）等。凝集素最大的特点在于能够识别糖蛋白和糖肽，特别是细胞膜表面的抗原决定簇。凝集素具有与特异性糖基专一结合的能力，因此可以凝集素作为探针研究细胞膜上的特定糖基。另外，凝集素具有多价结合能力，能与荧光素、生物素、酶、胶体金和糖蛋白等示踪物结合，从而在光镜或电镜水平检测抗原的分布。凝集素在免疫检测中的应用主要有两种方式：一是用标记物结合凝集素；二是用凝集素免疫动物制备抗凝集素抗体。通过标记的凝集素和抗凝集素抗体，进行免疫组化对待检抗原或抗体进行测定。具体应用可采用直接法、间接法和糖-凝集素-糖法。

4. 链霉亲和素-生物素技术　　链霉亲和素是从链霉菌培养物中提取的一种纯蛋白，不含糖基，有 4 个能与生物素结合的高亲和力位点，其功能类似亲和素。利用生物素结合的二抗与酶标记的链霉亲和素蛋白形成酶标链霉亲和素-生物素技术（labeled streptavidin-biotin technique，LSAB 技术）。LSAB 技术具有特异性强、敏感性高、信噪比高、操作简便等优点。

（五）金免疫技术

金免疫技术是一种以胶体金作为标记物的免疫标记技术。胶体金具有高电子密度、可形成不同粒径颗粒、发生颜色反应等特殊物理特性。胶体金对结合物的标记，是蛋白质等大分子被吸附到胶体金颗粒表面的包被过程，吸附机理是胶体金表面负电荷与蛋白质正电荷因静电吸引而形成牢固结合。胶体金标记的抗原或抗体称为免疫金。

金免疫技术的基本原理是以硝酸素纤维膜为固相载体，加入待检抗原或抗体和免疫金。如发生特异性抗原-抗体反应，则在固相膜表面形成颜色反应。主要包括斑点金免疫渗滤试验和斑点金免疫层析试验。前者的基本原理是将特异性抗原或抗体固定在硝酸纤维素膜上，硝酸纤维素膜下垫有吸水性材料，形成渗滤装置，依次滴加待检样品、免疫金、洗涤液等，若发生抗原和抗体特异性反应，则免疫复合物吸附在固相膜上呈现红色斑点；未发生反应，则游离蛋白将被渗入吸水材料中，不出现红色斑点。后者的基本原理是将特异性抗体固定在硝酸素纤维膜的某一区带，当该干燥的硝酸素纤维膜一端浸入样本后，由于毛细管作用，样品沿着该膜向另一端移动，如层析一般。当移动至抗体区域发生抗原和抗体特异性结合时，免疫金聚集可使该区域形成红色区带。金免疫技术在临床多用于 HIV、H5N1 亚型禽流感病毒及甲胎蛋白等的实验室快速检测。

此外，将胶体金标记与免疫组化相结合创建的金免疫组化技术，基于金的可见性，实现对抗原或抗体的定位、定性和定量检测。该技术中，常使用免疫金银染色法（immuno-gold silver staining，IGSS）。该技术中使用银显影液，而胶体金颗粒则起液化作用。胶体金可使银显影液中的银离子（Ag^+）在还原剂存在的情况下被还原成银，在金颗粒周围形成一个"银壳"。由于金颗粒的液化作用，更多的银离子被还原，"银壳"增大，最后使抗原位置得以清楚放大，提高了检测的敏感性。在该方法上改进建立的彩色免疫金银染色法（coloured IGSS，CIGSS），通过使用彩色显影剂，使结果更加鲜艳，信噪比更低，实现了对较弱信号的有效放大。除了肉眼和光学显微镜下使用的免疫金技术，由于胶体金在电镜下呈黑褐色颗粒样特异性斑点，胶体金也被广泛用作免疫电镜中的标记物，用于检测单层细胞和组织切片中的抗原等。

小　　结

抗原与相应的抗体在体外相遇时可发生特异性结合，呈现某种反应现象。抗原-抗体反应具有以下特点：①抗原与相应抗体的结合是特异性的；②抗原与相应抗体的结合是可逆性的；③抗原与相应抗体分子的比例要适当。影响抗原-抗体反应的主要因素有反应体系的温度、酸碱度和电解质浓度等。利用抗原-抗体反应对待检样本中的抗原或抗体进行检测的方法称为免疫测定。根据检测抗原性状及参与反应的物质不同，免疫测定可分为凝集反应、沉淀反应、补体参与的反应、中和试验和免疫标记技术等。免疫测定技术操作较为简便，具有高敏感性和特异性，已广泛用于医学、农业、环境、食品、基础生命科学等多领域的临床和实验室检测工作。

复习思考题

思考与探索

1. 简述抗原-抗体反应的特点及其影响因素。

2. 基于抗原-抗体反应衍生的免疫学检测技术的常见反应类型有哪些？

3. 简述凝集反应的种类、原理及应用。

4. 列举常用于免疫标记技术的不同种类的标记物及各自优缺点。

5. 酶联免疫吸附试验（ELISA）的原理及用于抗原或抗体检测的常用反应类型是什么？

6. 免疫学技术中，能否用亲和层析法来纯化抗原或抗体？如果能，是利用什么原理进行的？

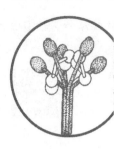

第十七章
细胞免疫学技术

视频

思 维 导 图

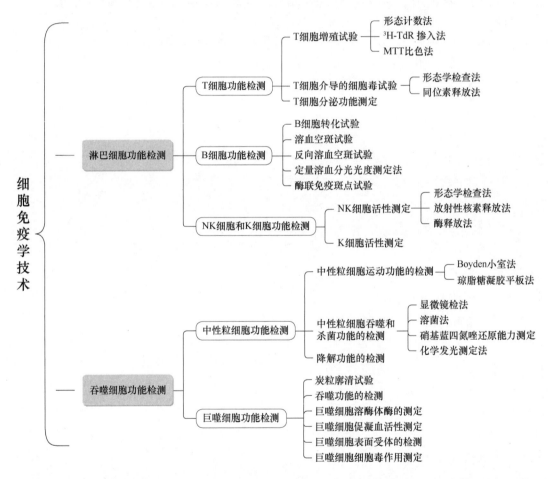

机体免疫系统在接受外来抗原或自身抗原的刺激后,通过体液免疫和细胞免疫及相关系统的相互作用,对抗原产生免疫,或消除抗原,或产生超敏反应,或产生免疫耐受。在免疫应答过程中,有多种细胞参与,其中巨噬细胞、T 细胞和 B 细胞是最主要的细胞,这些免疫细胞的功能反映了机体免疫的状态。在体内、体外对各种免疫细胞进行功能测定,研究其在免疫应答中的作用与相互关系,以此了解机体免疫功能的状态,并用于疾病诊断、疗效观察和预后判断。

第一节　淋巴细胞功能检测

淋巴细胞是构成机体免疫系统的主要细胞群体，占外周血白细胞总数的 20%～45%。淋巴细胞可分为许多表型与功能不同的群体，如 T 细胞、B 细胞和以 NK 细胞为代表的第三群细胞，还可以进一步分为若干亚群，各有其特异的表面标志和功能，据此可建立许多相应的检测方法。检测 T 细胞、B 细胞的数量、功能是观察机体特异性免疫状态的重要手段，通过免疫细胞功能测定不仅能为临床疾病的发生、发展及转归做出一定的预测，还可以为基础研究提供一定的实验依据。

一、T 细胞功能检测

T 细胞具有多种生物学功能，如直接杀伤靶细胞、辅助或抑制 B 细胞产生抗体、对特异性抗原和促有丝分裂原的应答反应及产生细胞因子等，因此可建立一系列的检测方法，用作临床检测细胞免疫功能的指标。

（一）T 细胞增殖试验

T 细胞增殖试验包括非特异性增殖试验和特异性增殖试验。在体外培养时，受到非特异性有丝分裂原，如植物血凝素（phytohemagglutinin，PHA）、伴刀豆球蛋白（concanavalin，ConA）、美洲商陆的刺激，或受到特异性抗原，如破伤风类毒素、纯化蛋白衍生物（PPD）和白色念珠菌等刺激后，细胞的代谢和形态会发生一系列变化，主要表现为细胞体积增大，代谢旺盛，胞内蛋白质和核酸合成增加并能进行分裂，发生增殖反应并转化为能分裂的淋巴母细胞。因此，淋巴细胞增殖反应又称为淋巴细胞转化试验。淋巴细胞转化率的高低可以反映机体细胞免疫水平，因此可作为测定机体免疫功能的指标之一。

淋巴细胞增殖反应既可通过形态计数法测定转化的淋巴母细胞百分率；也可用 ^{3}H-胸腺嘧啶核苷（^{3}H-thymidine，^{3}H-TdR）掺入法检测细胞内 DNA 合成量的增加，以确定 T 细胞的转化率；还可通过 MTT 法即四甲基偶氮唑盐微量酶反应比色法，测定细胞培养物的 OD 值，根据 OD 值的大小间接测定体系中细胞的增殖程度。形态计数法简便易行，不需要特殊仪器设备，便于基层实验室推广采用，但结果受主观因素影响较大，有些细胞形态难以确认，因此重复性和可靠性较差，^{3}H-TdR 掺入法与 MTT 法比较，具有灵敏度高、准确性和重复性好的特点，但由于该法有同位素污染问题，因此，从安全角度考虑，可用 MTT 法。该法敏感性与 ^{3}H-TdR 掺入法大致相同，而且经济、简便、无同位素污染。

1. 形态计数法　　其原则是将静脉血液或分离的淋巴细胞加肝素抗凝培养在 RPMI 1640 细胞培养液中，同时加入适量的 PHA，置 5% CO_2 温箱 37℃培养 72h，期间每天旋转摇匀 1 次，使细胞充分混匀。取培养细胞离心，沉淀细胞做涂片及吉姆萨染色后镜检，用形态计数法判断转化率。掌握淋巴细胞的形态学至关重要，应根据细胞的大小、核与胞质的比例、胞质的染色性和核结构及有无核仁等特征，检查涂片头、体、尾三部分，分别计数淋巴细胞、过渡型细胞和核有丝分裂相细胞及成熟的小淋巴细胞，以前三者为转化细胞，每份标本计数 100～200 个淋巴细胞，并按下列公式计算转化率：

$$淋巴细胞转化率（\%）=\frac{转化淋巴细胞}{转化淋巴细胞+未转化淋巴细胞}\times100$$

转化的淋巴细胞包括淋巴母细胞和过渡型淋巴细胞，未转化的淋巴细胞是指成熟的小淋巴细胞（图 17-1）。在正常情况下，PHA 淋巴细胞转化率为 60%～80%，如为 50%～60%则偏低，50%以下则为降低。

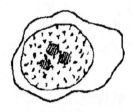

未转化细胞　　　　　过渡型淋巴细胞　　　　　淋巴母细胞

图 17-1　淋巴细胞转化的形态特征

实验过程中应注意 PHA 剂量，剂量过大会对细胞造成毒害，太小又不足以刺激淋巴细胞转化，实验前应预先测定 PHA 转化反应剂量。PHA 转化反应剂量一般为 10mL，培养瓶内液体总量不要超过 2mL。同时注意镜下计数淋巴细胞转化率应采用随机原则，不能带有主观因素。

2. ^{3}H-TdR 掺入法　细胞增殖的基本条件或前提为细胞质和细胞核的复制，这是正常细胞增殖过程缺一不可的前提。一般来说，一个细胞周期大致可分为 4 期，即 G_1 期、S 期、G_2 期和 M 期。其中 S 期为 DNA 合成期，主要功能活动为 DNA 合成。T 淋巴细胞受特异性抗原或促有丝分裂原刺激后，进入细胞周期行有丝分裂。当细胞进入 S 期时，细胞合成 DNA 量倍增，此时若在培养液中加入放射性核素氚标记的 DNA 前体 ^{3}H-胸腺嘧啶核苷（^{3}H-TdR），^{3}H-TdR 即掺入新合成的 DNA 中，细胞合成的 DNA 越多，所掺入的 ^{3}H-TdR 也就越多，因此，根据同位素掺入的多少就可推测出淋巴细胞的增殖程度。检测原则是将全血或分离的单个核细胞悬液加入含 RPMI 1640 培养液的试管中，每份样品分实验管和对照管，实验管加最适量和亚适量 PHA 或其他有丝分裂原后，置 5% CO_2 温箱 37℃培养 48h，加适量 ^{3}H-TdR，继续培养 24h，培养结束后用多头细胞收集仪将细胞收集在玻璃纤维膜上，依次用生理盐水、5%三氯乙酸和无水乙醇通过滤纸。最后将滤纸放置 80℃烘干（约 20min），浸于含闪烁液的闪烁瓶中，用液体闪烁计数器测定细胞内掺入 DNA 中的 ^{3}H-TdR 的放射性相对数量（以脉冲数 cpm 表示），通过检测放射性来判断细胞的增殖程度。

$$刺激指数（SI）=\frac{加PHA刺激物管cpm均值}{对照管cpm均值}$$

由于对照管组和刺激物组实验条件一致，所以用刺激指数（SI）表示淋巴细胞增殖能力，可以减少可变因素的干扰，但对照组同位素掺入量的增加或减少，能使 SI 发生明显变动，以致有时不能反映真实的增殖情况，因此最好同时参照对照组和实验组的 cpm 加以判断。值得强调的是，目前配制的 PHA 多为最适浓度（50～200μg/mL），在该条件下，功能略逊的细胞仍有应答能力。如同时采用最适和亚适浓度，一些细胞免疫功能较低的 T 细胞对亚适浓度的 PHA 则缺乏或仅呈极弱的应答，故在一定程度上可识别出应答功能较差的 T 细胞群。因此用最适和亚适两种浓度的 PHA 也许更能反映机体免疫功能的差异。

把握好 ^{3}H-TdR 的掺入时间，在细胞分裂周期中只有 S 期合成 DNA，因此在 S 期加入 ^{3}H-TdR，加入过早不但不能被细胞摄取，反而被降解为胸腺嘧啶，不能作为合成 DNA 的原料。一般在培养终止前 6h 或 16h 加入 ^{3}H-TdR，掺入时注意防止污染环境。

3. MTT 比色法 MTT 比色法即四甲基偶氮唑盐微量酶反应比色法。MTT 为四甲基偶氮唑盐，是黄色可溶性物质，为琥珀酸脱氢酶的代谢底物。细胞活化增殖时其胞内线粒体琥珀酸脱氢酶活性相应升高，MTT 被细胞吸收作为此酶的底物参与反应，形成蓝紫色结晶产物沉积于细胞内或细胞周围，其生成量与细胞活化增殖的程度成正比。蓝紫色结晶产物经盐酸异丙醇溶解后为蓝色溶液，根据显色程度可用酶标测定仪测定细胞培养物的 OD 值，测定波长为 570nm。根据 OD 值的大小可间接测定反应体系中细胞的增殖程度。注意加入盐酸异丙醇后要在 1h 内进行测定，若 1h 内不能测定，可将未加盐酸异丙醇的培养板置 4℃保存，测定前取出，室温放置数分钟后再加盐酸异丙醇，依上法测定。操作过程大致是无菌取脾脏制成单细胞悬液，再用 RPMI 1640 培养液稀释，制成 2.5×10^6/mL 的脾脏细胞悬液，然后加入 ConA 使每孔最终浓度为 2mg/mL，同时做不加 ConA 的为阴性对照。混匀后置于含有 5% CO_2 的 37℃培养箱中培养 48～72h，在培养结束前 4～6h，加入 1mg/mL MTT 液，10mL/孔，37℃、5% CO_2 培养 4～6h。每孔加盐酸异丙醇，使蓝紫色结晶完全溶解，置酶标测定仪测 OD 值。

（二）T 细胞介导的细胞毒试验

T 细胞介导的细胞毒性（cytotoxicity）是细胞毒性 T 细胞的特性，凡致敏 T 淋巴细胞与相应靶细胞抗原接触时，可表现出对靶细胞的破坏和溶解作用，淋巴细胞破坏靶细胞主要是淋巴毒素的作用，它是评价机体细胞免疫水平的一种常用指标。CTL 杀伤的靶细胞主要有肿瘤细胞和病毒感染的细胞，因此在抗肿瘤免疫和抗病毒免疫中发挥重要的作用。

该试验的原则是选用适当的靶细胞，常用可传代的已建株的肿瘤细胞、病毒转化细胞等作靶细胞，经培养后制成细胞悬液，按一定比例与受检的淋巴细胞混合（1∶200），置于含 CO_2 环境中 37℃培养 20h 左右，观察肿瘤细胞被杀伤情况。需要说明的是：通常情况下，CTL 杀伤靶细胞的作用受 MHC Ⅰ类抗原限制，即只有带有与 CTL 相同的 MHC Ⅰ类抗原的靶细胞才能被 CTL 杀灭，也就是说，CTL 杀灭的是来自同类个体的靶细胞。常用方法有形态学检查法和同位素释放法两种方法。形态学检查法不需要特殊设备，仅用显微镜计数靶细胞的存活数，操作方便。同位素释放法需要放射性试验设备，如闪烁计数器等，但可自动测量、重复性好。

1. 形态学检查法 根据体外贴壁生长的靶细胞被 CTL 杀伤后失去贴壁的能力，可从贴壁细胞数目的减少情况来判断 CTL 杀靶细胞的能力。例如，测定患瘤动物的免疫功能，用瘤细胞作为靶细胞，可选用传代后第 3～4d 的肿瘤细胞，经胰蛋白酶消化分散，然后加入到微孔细胞培养板中（每孔加入 100～150 个细胞），用含 20%小牛血清的 RPMI 1640 完全培养液培养于 CO_2 培养箱中，37℃培养 20h 左右，取其中一块板，去除培养液，用瑞特染液染色后，计算每 10 孔平均贴壁的肿瘤细胞数，作为正常对照的细胞数。取被检动物的淋巴细胞与肿瘤细胞混合置于含 5% CO_2 的 37℃培养箱中培养 48～72h 后，以瑞特染液着色，用光学显微镜计数残留的肿瘤细胞数，计数淋巴细胞抑制肿瘤细胞生长的抑制率：

$$抑制率（细胞毒百分率，\%）= \frac{对照组平均残留肿瘤细胞数 - 实验组平均残留细胞数}{对照组平均残留肿瘤细胞数} \times 100$$

2. 同位素释放法 一般采用 ^{125}IUdR 掺入法或 ^{51}Cr 释放法，以细胞毒指数或 ^{51}Cr 释放率表示 T 淋巴细胞的细胞毒活性。5-^{125}I-2′脱氧尿嘧啶核苷（^{125}IUdR）标记靶细胞，^{125}IUdR 分子上的碘原子与胸腺嘧啶核苷上的甲基在空间构型上类似，使非天然的 ^{125}IUdR 分子得以掺入细胞核 DNA 链上的胸腺嘧啶位置，从而标记了肿瘤靶细胞。也可用铬酸钠（Na$_2$^{51}CrO$_4$）标记靶细胞，当标记的靶细胞与淋巴细胞共同培养时，靶细胞被 CTL 杀灭后，^{51}Cr 即释放到培养液中，靶细胞溶解破坏越多，^{51}Cr 释放越多，上清液的放射活性越高。测定培养液中放射性物质的脉冲数，据此可以推断出淋巴细胞的细胞毒活力。

（三）T 细胞分泌功能测定

体外培养的 T 细胞经各种有丝分裂原或抗原刺激后，分泌各种细胞因子，可借助免疫学、细胞生物学及分子生物学技术分别检测细胞因子的含量、生物学活性或基因表达水平，以反映 T 细胞的功能。

二、B 细胞功能检测

（一）B 细胞转化试验

其原理与 T 细胞转化试验相似，B 细胞受有丝分裂原刺激后，被激活发生分裂、增殖反应，能够检查细胞的增殖程度，可反映 B 淋巴细胞的功能。但刺激物主要为美洲商陆丝裂原（PWM）、富含金黄色葡萄球菌 A 蛋白（SPA）的金黄色葡萄球菌 Cowan- I 株（简称 SAC）、细菌脂多糖（LPS）、抗 IgM 抗体及 EB 病毒等。例如，抗 IgM 抗体和细菌脂多糖均作为刺激物，刺激 B 细胞发生分裂、增殖反应，培养 1~3d 以后，加 ^{3}H-TdR，与淋巴细胞增殖试验一样，检测细胞内 cpm，计算促有丝分裂原对淋巴细胞的刺激指数。也可用台盼蓝计数法计细胞增殖或用 DNA 特异性染色观察胞内 DNA 或 RNA 的分化程度。

（二）溶血空斑试验

溶血空斑试验（hemolytic plaque test）是由 Jerne 和 Nordin 在 1963 年创建的一种体外检测抗体形成细胞（浆细胞）的方法，又称空斑形成细胞（plaque forming cell，PFC）试验。溶血空斑试验根据操作方法的不同又可分为直接法、间接法、琼脂固相法、小室液相法、单层细胞法等。其中，直接法可用来测定分泌 IgM 的抗体形成细胞，间接法主要用来测定分泌 IgG 的抗体形成细胞。溶血空斑试验主要用于测定药物和手术等因素对体液免疫功能的影响，评价免疫治疗或免疫重建后机体产生抗体的能力。

经典溶血空斑试验用于检测实验动物抗体形成细胞的功能。其原理是将经过绵羊红细胞（SRBC）免疫后的动物脾脏制成脾脏细胞（含致敏 B 细胞）悬液；与一定量 SRBC 混合加入补体，混合在温热的琼脂糖凝胶溶液中，倾注在小平皿内或玻片上，使其成为一薄层，置 37℃ 温育。由于脾脏细胞内的抗体生成细胞可释放抗 SRBC 抗体，使其周围的 SRBC 致敏，在补体参与下导致 SRBC 溶解，在 Ig 分泌细胞四周形成肉眼可见的圆形透明溶血区而成为溶血空斑（plaque）。每一个空斑中央含有一个抗体形成细胞，空斑数目即抗体形成细胞数。溶血空斑数目的多少能够反映 B 细胞产生抗体能力的强弱。这种直接法所测的细胞为 IgM 生成细胞，IgM 抗体固定补体能力强，可直接激活补体传统途径，导致 SRBC 溶解，而其他类型的 Ig 由

于溶血效应较低，虽不能用于直接检测，但可用于间接检测法，即在小鼠脾脏细胞和 SRBC 混合时，再加抗鼠 Ig 抗体（如兔抗鼠 Ig），使抗体生成细胞所产生的 IgG 或 IgA 与抗 Ig 抗体结合形成复合物，此时能活化补体导致溶血，称间接空斑试验。

新型溶血空斑试验：根据补体经典途径激活时，可通过"旁立损伤"机制使邻近正常细胞溶解破坏的原理，该种溶血空斑试验不仅可以用来定量检测分泌 IgM 的抗体形成细胞，也可直接用来定量检测分泌 IgG 的抗体形成细胞。与传统溶血空斑试验相比，其最大的优点是可用来检测机体对任何一种可溶性抗原的特异性体液免疫应答能力，从而扩展了应用范围。

直接和间接溶血空斑试验都只能检测抗红细胞抗体的产生细胞，而且需要事先免疫。如果用一定方法将 SRBC 用其他抗原包被，则可检查与该抗原相应的抗体产生细胞，这种非红细胞抗体溶血空斑试验称为空斑形成试验，它的应用范围较大。

（三）反向溶血空斑试验

现在常用的是 SPA-SRBC 溶血空斑试验。SPA 能与人及多种哺乳动物 IgG 的 Fc 呈非特异性结合，利用这一特征，将待测细胞（人的外周血单个核细胞、脾脏细胞等）、SPA-SRBC、抗人 Ig 抗体和补体与琼脂糖凝胶混匀，注入小室内，进行溶血空斑测定。作为抗人和多数哺乳动物 Ig 抗体的免疫 IgG 的 Fc 可与 SRBC 表面 SPA 结合，当 Ig 分泌细胞分泌出游离的 Ig 分子时，这些 Ig 分子与 SRBC 表面的抗 Ig 抗体结合形成免疫复合物，即可激活补体，使 SPA-SRBC 溶解，因此在 Ig 分泌细胞周围形成溶血空斑，每一个溶血空斑就代表一个 Ig 分泌细胞。此法可用于检测外周血中的 IgG 产生细胞，与抗体的特异性无关。用抗 IgA、IgG 或 IgM 抗体包被 SRBC，可测定相应免疫球蛋白的产生细胞，这种试验称为反向溶血空斑试验（reversed hemolytic plaque assay）。

（四）定量溶血分光光度测定法

定量溶血分光光度测定法（quantitative hemolysis spectrophotometry，QHS）是根据溶血空斑试验原理衍化而来的测定法。将一定量 B 细胞所分泌的抗体，在补体的参与下裂解 SRBC，通过测定所释放的血红蛋白量（以 OD 值表示），可判定 B 细胞的功能。

（五）酶联免疫斑点试验

酶联免疫斑点试验（enzyme linked immunospot assay，ELISPOT 试验）是一种既可检测抗体分泌细胞，又可检测抗体分泌量的方法。其原理是用已知抗原包被固相载体，再加入待测抗体产生细胞，即可诱导抗体的分泌；所分泌的抗体与包被抗原结合，在抗体分泌细胞周围形成抗原-抗体复合物，使细胞吸附于载体上；然后加入相应的酶标记的第二抗体与细胞上的抗体结合，即可通过与底物显色反应的深浅，测定出生成的抗体量，并可在光镜下观察抗体形成细胞。

三、NK 细胞和 K 细胞功能检测

（一）NK 细胞活性测定

NK 细胞是一群异质性多功能细胞，是具有天然杀伤靶细胞活性的淋巴样细胞。其杀伤

作用既不依赖特异性抗体、补体的参与，也不需要抗原预先致敏的淋巴细胞，而能够直接杀伤和溶解肿瘤细胞、病毒或细菌感染细胞等异常细胞，在抗肿瘤免疫中发挥重要的作用。激活的 NK 细胞能产生 IL-2、IFN-γ 等多种细胞因子，具有免疫调节作用。检测机体 NK 细胞的活性，可以了解机体抗肿瘤免疫的功能。体外 NK 细胞活性测定的方法主要有形态学检查法、放射性核素释放法和酶释放法等几种。

1. 形态学检查法　　效应细胞（如人的外周血单个核细胞或小鼠脾脏细胞）与靶细胞按一定比例相互混合温育后发挥其杀细胞作用，使靶细胞死亡。由于死亡细胞膜的通透性改变，用台盼蓝或伊红-Y 等活细胞拒染的染料处理，使台盼蓝染料透入细胞内而使细胞着色呈蓝色，没有折光性。活细胞用台盼蓝染料染色是不着色的，折光性也较强。由此在光镜下能够区分死细胞和活细胞，然后分别计数着色的死细胞和不着色的活细胞，推算 NK 细胞杀伤活性。此方法简便，易掌握，不需要特殊仪器设备，但肉眼观察结果可能造成实验误差。

2. 放射性核素释放法　　^{51}Cr 释放法、^{3}H-TdR 释放法和 ^{125}IUdR 释放法等其他放射性核素释放法的原理基本相同。^{51}Cr 释放法即用放射性同位素 ^{51}Cr 标记靶细胞。在培养液中加入 $Na_2^{51}CrO_4$，将标记的肿瘤细胞与淋巴细胞共同孵育一定时间后，^{51}Cr 可以进入增殖的细胞内，与细胞质中的蛋白质牢固结合。正常活细胞膜具有完整性，胞内的蛋白质不会释放出来进入培养液中。当靶细胞受到 NK 细胞攻击后细胞膜受损，细胞膜完整性受到破坏，将细胞质中的蛋白质释放出来。由于蛋白质已用 ^{51}Cr 标记过，测定细胞培养液上清液中 ^{51}Cr 的放射强度就知道细胞释放出蛋白质的多少，它们实际上表示损伤或死亡靶细胞的数量，也就是 NK 细胞的杀伤活性。测定时要求细胞 ^{51}Cr 自然释放率必须低于 10%。

3. 酶释放法

（1）乳酸脱氢酶（LDH）　　LDH 是存在于细胞质内的酶，正常情况下不通过细胞膜，当效应细胞与靶细胞按一定比例（50∶1）混合培养，NK 细胞与靶细胞接触后，通过释放穿孔素、颗粒酶和溶酶体酶等的作用，靶细胞受到攻击损伤，细胞膜通透性改变。由于靶细胞膜破裂，细胞质中的 LDH 释放到培养液中，释放出来的 LDH 在催化乳酸的过程中，使氧化型辅酶 I（NAD^+）变成还原型辅酶（$NADH_2$），后者再通过递氢体——吩嗪二甲酯硫酸盐（PMS）还原碘硝基氯化氮唑蓝（INT）或硝基氯化四氮唑蓝（NBT）形成有色的甲基化合物，其颜色的深浅与乳酸脱氢酶的含量成正比，用酶标测定仪（490nm 或 570nm）测得 OD 值，可计算出 NK 细胞活性。此法简便快速，但 LDH 分子较大，需靶细胞膜严重破损时才能释放出来，所以敏感性较差。

（2）NAG 酶荧光比色法　　NAG 酶（N-乙酰-β-葡萄糖苷酶）存在于溶酶体中，其由受损的靶细胞释出后，与底物作用生成荧光产物（4-Mu），可用荧光分光光度计测定。该法简单、敏感、结果稳定、重复性好。

（3）化学发光法　　当效应细胞与靶细胞接触时，效应细胞发生呼吸爆发，生成极不稳定的活性氧产物 O_2^- 及 OH^-，可激发某些胞内物质放出光子，在发光剂存在条件下，可被光电倍增管接受和计数，发光量与 NK 细胞杀伤能力相关。

（二）K 细胞活性测定

动物机体有些免疫细胞，通过抗体依赖细胞介导的细胞毒作用（ADCC）杀伤靶细胞，如 NK 细胞、活化的 T 细胞、吞噬细胞等，这类细胞统称为 K 细胞。K 细胞表面有 IgG Fc

受体，当靶细胞与相应抗体结合时，抗体的 Fc 端活化与 K 细胞 Fc 受体结合，吸附在靶细胞上的 K 细胞通过酶或机械方式将靶细胞杀伤，这一过程即 ADCC。K 细胞的活性不仅反映机体细胞免疫的能力，而且与体液免疫也有直接的关系。K 细胞活性检测的方法有同位素释放试验法、溶血空斑法、细胞剥离法和靶细胞结合试验等。其中同位素释放试验法较为敏感和准确，溶血空斑法则较为简单，这里仅介绍同位素释放试验法。

^{51}Cr 释放法即将靶细胞用 ^{51}Cr 标记后，再与特异性的 IgG 抗体结合，加入 K 细胞后即可发生 ADCC 效应，引起靶细胞的溶解并释放 ^{51}Cr。用计数仪分别检测上清和细胞沉淀中的 cpm（每分钟脉冲值），根据上清中释放的 ^{51}Cr 的多少，可判断 K 细胞活性的高低。实验时，用鸡红细胞作为靶细胞，将其用 RPMI 1640 完全培基配成 2×10^8 个/mL 鸡红细胞悬液，1mL 细胞悬液加入 $Na_2^{51}CrO_4$，37℃水浴 60min，不时振摇，^{51}Cr 即被吸附进入红细胞。洗涤后用上述完全培养基将标记的靶细胞配成 10^7 个/mL 浓度后备用。同时准备淋巴细胞悬液和抗鸡红细胞抗体。

1．实验过程

1）试验管。效应细胞、标记的靶细胞和亚凝集单位的抗体各 0.1mL，加 RPMI 1640 完全培养基 1.7mL。

2）效应细胞对照管。效应细胞和标记的靶细胞各 0.1mL，加上述完全培养基 1.8mL。

3）抗体对照管。标记的靶细胞和亚凝集单位的抗体各 0.1mL，加完全培养基 1.8mL。

4）最大释放对照管。标记的靶细胞 0.1mL，加蒸馏水 1.9mL。

5）自然释放管。标记的靶细胞 0.1mL，加完全培养基 1.9mL。

以上各管均置 37℃ 15～20h 后，2500g 离心 10min，分别取各管上清液 1.0mL 置于另外 5 支试管中，用 γ 计数仪测各管上清和沉淀中的 cpm 值。并以完全培养基作为本底对照。

2．结果判断和计算

$$^{51}\text{Cr 实验释放率（\%）} = \frac{\text{上清cpm} - \text{本底cpm}}{(\text{上清cpm} - \text{本底cpm}) + (\text{沉淀cpm} - \text{本底cpm})} \times 100$$

$$^{51}\text{Cr 特异释放率（\%）} = \frac{\text{试验释放率} - \text{自然释放率}}{\text{最大释放率} - \text{自然释放率}} \times 100$$

第二节　吞噬细胞功能检测

体内具有吞噬功能的细胞群称为吞噬细胞，按其形态的大小可分为两类：大吞噬细胞，即固定于组织中的巨噬细胞和血液中的大单核细胞；小吞噬细胞，即血液中的中性粒细胞。它们对外来的异物有吞噬和消化的功能，是机体天然防御的重要机制之一。吞噬细胞的吞噬活动大致分为趋化、吞噬和胞内杀灭作用三阶段，在免疫学实验研究和临床检验中已建立相应的检测方法。

一、中性粒细胞功能检测

中性粒细胞是人体防御系统的重要组成部分，与机体的非特异性抗感染过程有关，该类细胞具有强大的吞噬杀菌功能，其作用过程历经趋化运动，识别并结合吞噬物质，进而摄入胞内，最终杀伤并降解病原体。

（一）中性粒细胞运动功能的检测

中性粒细胞的运动可以分成随机运动和定向运动，前者类似于布朗运动。检测方法是将采集的白细胞悬液滴于玻片上，用光学显微镜直接观察其运动。也可用毛细血管法将细胞悬液装入硅化毛细血管中，稍加离心，使细胞沉积在一端，切去无细胞的毛细血管段，继而移放在含细胞培养液的培养小瓶中，37℃温育18～20h，游动的细胞将从毛细血管内外移，在管口形成一细胞团，根据细胞面积可判断受检中性粒细胞活动的强弱。中性粒细胞的定向运动表现为趋化运动，中性粒细胞受到某些化学因子的作用以后，可以向因子源方向移动，这种现象称为趋化作用，该化学物质称为趋化因子。趋化作用的测定方法有多种，其原理相同，而方法大同小异，常用以下两法。

1. Boyden 小室法（又称滤膜法）　采用特殊的小盒装置，装置被 1 个带有 5～8μm 孔径的微孔滤膜分为上下两小室。上室加入待检的白细胞悬液；下室加入细菌菌体或其产物、酵母菌活化的血清等趋化因子。置 37℃温育数小时。上室中的中性粒细胞因受下室内趋化因子的吸引，使细胞由滤膜微孔进入滤膜内，在滤膜上形成一个浓度梯度，最后取滤膜清洗后，经固定、干燥、染色、脱色等步骤，将透明后的滤膜置油镜下检测细胞穿越滤膜的移动距离，从而判断其趋化活性。

2. 琼脂糖凝胶平板法　将含 1%小牛血清的琼脂糖溶液倾倒在玻片或平皿中制成琼脂糖凝胶平板，用打孔器以每三孔为一组打孔（图 17-2），中央孔内加白细胞悬液，两侧孔内分别加趋化因子或对照培养液，经 37℃温育 2～3h 后，用 2%戊二醛固定，移去琼脂糖层，对黏附在玻璃板上的白细胞染色，测量白细胞向左侧孔移动的距离（即趋化移动距离）和向右侧孔移动的距离（即任意移动距离），按下式计算移动指数：

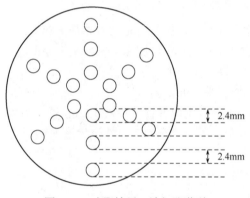

图 17-2　琼脂糖平皿法打孔谱型

$$移动指数 = \frac{趋化移动距离}{任意移动距离}$$

（二）中性粒细胞吞噬和杀菌功能的检测

1. 显微镜检法　中性粒细胞可吞噬颗粒性物质（如金黄色葡萄球菌），根据吞噬率（phagocytic rate）和吞噬指数（phagocytic index）可判断该细胞的吞噬功能。检测原则是将受检细胞悬液与葡萄球菌或白色念珠菌悬液按一定比例混合，温育后，加碱性亚甲蓝溶液做活体染色，取样涂片镜检。对有吞噬作用的白细胞进行计数，应同时记录所吞噬的细菌数。按下式计算吞噬率和吞噬指数。还可根据被吞噬的细菌是否着色测定杀菌率（%），如胞内白色念珠菌呈蓝色，表示该菌已被杀死。

$$吞噬率（\%） = \frac{吞噬细胞的细胞数}{计数的细胞数} \times 100$$

$$吞噬指数 = \frac{吞噬的细胞总数}{计数的细胞数}$$

$$杀菌率（\%）= \frac{胞内含染菌体的细胞数}{计数的细胞数} \times 100$$

2. 溶菌法　　溶菌法更能直接反映细胞杀菌的情况，将受检的白细胞悬液与一定量经新鲜人血清调理过的细菌（大肠杆菌或金黄色葡萄球菌）悬液按一定比例混合后，置37℃，每隔一定时间取定量培养物，稀释后接种于固体平板培养基上，37℃培养18h后，计算生长的菌落数，以了解中性粒细胞的杀菌能力。

$$杀菌率（\%）= \left(1 - \frac{30min、60min、90min的菌落数}{0时菌落数}\right) \times 100$$

正常情况下，对大肠杆菌的杀菌率约为90%，对金黄色葡萄球菌的杀菌率约为85%。

3. 硝基蓝四氮唑还原能力测定　　临床常用硝基蓝四氮唑（nitroblue tetrazolium，NBT）还原试验，本试验用以检测中性粒细胞的胞内杀菌能力。由于中性粒细胞在吞噬、杀菌过程中能量消耗剧增，耗氧量也随之增加，磷酸己糖旁路代谢活力增强，葡糖-6-磷酸氧化脱氢，使葡萄糖的中间代谢产物葡糖-6-磷酸氧化脱氢转变为戊糖。此时如加入NBT，可被吞噬或渗透到中性粒细胞胞质中，接受所脱的氢，使原先呈淡黄色的NBT还原成点状或块状的蓝黑色formazan颗粒，并沉积于中性粒细胞胞质中，称为NBT阳性细胞。NBT阳性细胞百分率可反映中性粒细胞杀菌功能。正常值为40%～50%，一般以阳性细胞数超过10%判定为NBT试验阳性。NBT还原反应式如下：

四氮唑基　　　　　　　　甲脂基

4. 化学发光测定法　　中性粒细胞在吞噬经调理的金黄色葡萄球菌的过程中，出现呼吸爆发，产生活性氧化代谢产物（如 $\cdot O_2^-$、$\cdot OH$、H_2O_2 等），此类产物与细胞内杀菌作用密切相关，同时又能与细胞内某些可激发物质发生反应，并使之产生化学发光（chemiluminescence），应用鲁米诺（luminol）作为增强剂，对自然化学发光起放大作用。因此可用化学发光仪测定中性粒细胞的吞噬功能及其代谢活性。实验证明全血化学发光试验可同时获得三种信息，即中性粒细胞的吞噬功能、代谢活性及受检血清的调理功能。由于中性粒细胞的氧代谢活性与细胞的吞噬密切相关，杀菌能力与发光强度相平行，因此化学发光法可检测细胞杀菌功能。它可在生理温度和中性环境下测定，能较好地反映生理条件下吞噬细胞的功能，具有准确灵敏、样品用量少、简便快速等优点，是氧化暴发检测中最为敏感，并可直接定量的方法。其敏感性高于NBT还原试验。

（三）降解功能的检测

降解过程，即浆膜对细胞内颗粒消化的过程，这个过程可测定上清液里中性粒细胞的颗粒酶活性，或计数中性粒细胞表面的颗粒膜蛋白。后者主要用弹性蛋白酶（结合 O_1-抗胰蛋白酶）和乳酸合成酶分别标记由嗜天青特异性颗粒释放的蛋白质。Kuijpers等在实验中发现十四酸乙酸盐（PMA）和 N-甲酰-蛋氨酰亮氨酰-苯丙氨酸（fMLP）只能降低浆膜对特异性颗粒的消化能力。而 fMLP 结合了松弛素 B 后，能同时降低浆膜对特异性颗粒和嗜天青颗粒的消化。

二、巨噬细胞功能检测

巨噬细胞承担着吞噬、消除细胞内寄生菌、真菌和清除衰老的自身细胞的职能，它在特异性体液免疫或细胞免疫应答中都有重要作用，所以巨噬细胞的吞噬消化功能在一定程度上可以反映机体的免疫状态。

（一）炭粒廓清试验

巨噬细胞具有内吞作用（endocytosis），在体外能吞噬多种颗粒物质。正常小鼠肝脏中枯否细胞可吞噬清除 90%炭粒，脾脏巨噬细胞约吞噬清除 10%炭粒。取小鼠，雌雄各半，分组及给药处理。连续给药 10d 后，按每 10g 体重 0.1mL 计算，于小鼠尾静脉注射印度墨汁（将原液用生理盐水稀释 5 倍），待墨汁注入后立即计时。分别于注射后 2min 和 10min 时从眼眶静脉丛取血 20μL，加入 2mL 0.1% Na_2CO_3 溶液中，以 Na_2CO_3 溶液作空白对照，于 600nm 波长处测吸光度（A）值。将小鼠处死，去脾脏、肝脏，称重。计算吞噬指数（K）及校正吞噬指数（a），表示小鼠炭粒廓清的能力。

$$吞噬指数（K）＝（\log A_1－\log A_2）÷（t_1－t_2）$$
$$校正吞噬指数（a）＝体重×（肝重＋脾重）$$

式中，K 为直线斜率，可表示吞噬速率；a 可反映每单位组织质量的吞噬活性。

（二）吞噬功能的检测

巨噬细胞对颗粒性抗原物质具有很强的吞噬功能，实验室常用比细菌大的细胞性抗原作为被吞噬颗粒，如鸡红细胞、白色念珠菌酵母细胞等。通过吞噬百分率和吞噬指数反映巨噬细胞的吞噬功能。观察鸡红细胞的消化程度，判断巨噬细胞消化功能。其检测原理是将受检细胞与适量的颗粒抗原混合后，置 37℃温育 0.5～1h，其间不时振摇，最后离心取测定细胞制成涂片，染色镜检，分别计数出吞噬百分比和吞噬指数。各实验室应根据自己的条件建立正常参考值。

（三）巨噬细胞溶酶体酶的测定

巨噬细胞含有多种胞内酶和胞外酶，如酸性磷酸酶、非特异性酯酶、溶菌酶等，胞内酶能杀灭、消化、销毁已被吞噬进入细胞内的异物；胞外酶则可在细胞外进行物质代谢，供给营养和能量。测定这些酶的活性也是衡量巨噬细胞功能的实用指标之一。

1. 酸性磷酸酶的测定

（1）硝酸铅法　　该法优点是用普通试剂，价格便宜，一般实验室均有条件做，封片后可较长时间保存，并可用电子显微镜研究观察细胞的超微结构。缺点是细胞必须固定，而且固定条件要求严格，如处理不当酶活性易消失，反应步骤也较多。该法基本原理是在适当的酸性条件下，巨噬细胞内的酸性磷酸酶能使 β-甘油磷酸钠水解成磷酸盐，后者与硝酸铅反应产生磷酸铅，而磷酸铅再与硫酸铵反应则形成黑色硫化铅，沉积在胞质内酸性磷酸酶所在处，显示棕黑色颗粒。酶活性强弱可根据颗粒的数量和粗细不同而分级判断，颗粒数量少而细的为＋，颗粒多而粗的为＋＋，颗粒很多且很粗的为＋＋＋。

（2）偶氮法　　该法操作简便，反应液中的底物α-萘磷酸钠被酸性磷酸酶分解后，形成萘酚和磷酸盐，而萘酚结构中的羟基（—OH）邻近的活泼碳原子，立即与偶氮染料起反应，而产生鲜艳的棕红色反应物沉积在酶所在处，缺点是封片后保存时间短。

2. 非特异性酶的测定　　该酶比较稳定，酶活性丧失较慢，细胞经涂片干燥，置室温至少可保存半天，因此特别有利于临床检验室采用。常用α-萘乙酸法测定，该酶可将α-萘乙酸分解成萘酚和乙酸，萘酚迅速与偶氮染料结合，形成有色反应物而沉积。

（四）巨噬细胞促凝血活性测定

巨噬细胞也是一种分泌性细胞，它能合成和分泌 50 多种具有生物活性的产物，其中包括血活性成分，如凝血因子、凝血酶原等。巨噬细胞促凝血活性测定激活巨噬细胞可产生一种与膜结合的凝血活性因子，加速正常血浆的凝固，为此取已经 37℃预温的正常兔血浆和$CaCl_2$混合液，加入经黏附有单层巨噬细胞的试管中，移置 37℃水浴，及时记录血浆凝固时间。实验证明当巨噬细胞与 LPS、肿瘤相关抗原或 HBsAg 等温育后，可见血浆凝固时间明显缩短。该法稳定方便，也是检测不同疾病患者巨噬细胞功能的指标之一。

（五）巨噬细胞表面受体的检测

成熟的巨噬细胞表面具有 Fc 受体和 C3b 受体，这些受体能识别经 IgG 和 C3b 调理的颗粒，并迅速与之结合，促使细胞对相应颗粒的吞噬，为此检测这些受体可间接判断巨噬细胞的功能。常用抗羊红细胞致敏的羊红细胞悬液作指示物进行 EA 花环试验，也可用抗原（E）-抗体（A）-补体（C）复合物做 EAC 花环试验。由于操作烦琐，现仅供研究用。

（六）巨噬细胞细胞毒作用测定

用 MTT 法检测巨噬细胞细胞毒作用：实验前 3d，将 3%巯基乙醇酸钠注射到小鼠腹腔，剂量为 1mL/只，4d 后处死，在 75%乙醇溶液中浸泡 1min 后向小鼠腹腔注射 RPMI 1640 培养液 5mL，轻揉腹部 1min，在腹壁剪一小口，将灌洗液吸出，1000r/min 离心 10min。弃上清，PBS 洗涤 2 次，含 10%小牛血清的 RPMI 1640 培养基悬浮细胞，计数活细胞数并调整细胞浓度至 $2×10^6$/mL。将细胞分别接种于 6 孔板和 96 孔板中置于 CO_2 培养箱中培养，4h 后换液，去除未贴壁的细胞，贴壁细胞即巨噬细胞。向上述巨噬细胞的 96 孔板中加入终浓度 200mg/L 的 ABPS 100μL，对照组中加入等量的 PBS，各组均设 3 个复孔，37℃培养 24h。然后离心细胞，弃上清，PBS 洗涤 3 次去除残留药物，取处于对数生长期的 K562 细胞，调整细胞浓度为 $1×10^5$/mL。向上述巨噬细胞 96 孔培养板中每孔加入 K562 细胞 200μL，同时设单独培养的 K562 细胞作对照。37℃培养 24h。振荡使 K562 细胞充分悬浮，将悬浮的 K562 细胞以 100μL/孔加到另一个 96 孔培养板中，每孔加入 5mg/mL 的 MTT 20μL 继续培养 4h，最后加入 150μL 的 DMSO 使结晶物充分溶解 15min 后在酶标仪上测定 490nm 处吸光度。根据公式计算巨噬细胞的细胞毒作用。

巨噬细胞细胞毒作用（%）＝［1－（实验孔 A 值/对照孔 A 值）］×100

也可采用 IFN-γ 激活小鼠腹腔巨噬细胞，观察其对 ^{125}I-UdR 标记的 DBA/2 小鼠肥大细胞瘤 P815 的杀伤活性。

小　结

　　免疫细胞功能体外试验主要根据免疫细胞的增殖活性、分泌活性和杀伤活性等特性而进行实验设计。具体免疫细胞功能检测内容包括：①淋巴细胞功能检测，包括 T 细胞增殖实验、T 细胞介导的细胞毒试验及 T 细胞分泌功能测定；B 细胞转化试验、溶血空斑试验、反向溶血空斑试验、定量溶血分光光度测定法及酶联免疫斑点试验；NK 细胞活性检测方法包括形态学检查法、放射性核素释放法、酶释放法等；以及 K 细胞活性测定。②吞噬细胞功能检测，方法有趋化功能检测、吞噬和杀菌功能测定等。

复习思考题

思考与探索

1. T 细胞功能检测内容有哪些？

2. 淋巴细胞增殖试验形态法与同位素法的根本区别有哪些？

3. 何谓 T 细胞介导的细胞毒试验的方法学？

4. 检测 B 细胞功能的方法有哪些？

5. 何谓溶血空斑试验的原理？

6. NK 细胞活性测定的方法学有哪些？

7. 简述 NBT 试验的原理。

8. 中性粒细胞运动功能的检测方法有哪些？

9. 巨噬细胞功能的检测的方法有哪些？

10. 巨噬细胞吞噬功能测定应用什么颗粒？

11. NK 细胞为什么能杀死病毒感染细胞和肿瘤细胞而不能杀伤组织细胞？

12. 中性粒细胞是否能杀死细菌？

主要参考文献

安家慧，于栋，祝可心，等. 2021. 副猪嗜血杆菌抗原抗体复合物疫苗对小鼠免疫保护效果的评价. 中国兽医科学，51（8）：1015-1022.

曹洁，戚中田. 2001. CD81 分子：新发现的丙型肝炎病毒受体. 中华医学杂志，2：64-65.

曹雪涛. 2015. 医学免疫学. 3 版. 北京：人民卫生出版社.

曹雪涛. 2017. 免疫学前沿进展. 4 版. 北京：人民卫生出版社.

曹雪涛. 2018. 医学免疫学. 7 版. 北京：人民卫生出版社.

陈柳，余斌，云涛，等，2011. 禽病毒免疫逃避的机制. 黑龙江畜牧兽医，6：28-30.

陈露明. 2004. 寄生虫的免疫逃避. 华北煤炭医学院学报，6：320-321.

陈实. 1998. 移植免疫学. 武汉：湖北科学技术出版社.

陈廷，李水仙. 2019. 病原生物与免疫学. 4 版. 北京：人民卫生出版社.

陈慰峰. 2004. 医学免疫学. 4 版. 北京：人民卫生出版社.

程睿儇，吴利先，王国富. 2018. TLRS 在介导结核分枝杆菌感染免疫反应中作用的研究进展. 中国病原生物学杂志，13（4）：436-439.

程晓静，蒋栋，张连海，等. 2022. KRAS G12V 特异性 T 细胞受体治疗恶性肿瘤的临床前研究. 北京大学学报（医学版），54（5）：884-895.

储卫华，陆承平，2000. 病毒免疫逃避机制. 中国预防兽医学报，4：310-320.

杜念兴. 2003. 兽医免疫学. 北京：中国农业出版社.

龚非力，2009. 医学免疫学. 3 版. 北京：科学出版社.

龚非力. 2014. 医学免疫学. 4 版. 北京：科学出版社.

谷洪昌，陈余，王梁，等. 2019. 家禽主要组织相容性复合体结构的研究进展. 中国畜牧杂志，55（8）：19-24.

郭焱，李妍，许礼发. 2016. 免疫学教程. 10 版. 北京：清华大学出版社.

韩瑞，杨行，张文波，等. 2022. 猪链球菌自溶素的原核表达及其抗体间接 ELISA 检测方法的建立. 中国畜牧兽医，49（9）：3508-3519.

何银忠，陈金龙，严毅，等. 2016. 主要组织相容性复合体（MHC）基因在小型哺乳动物中的研究进展. 生物过程，6（3）：48-52.

侯艳霞，王靖飞. 2010. 鸡主要组织相容性复合体的结构与功能研究进展. 动物医学进展，31（12）：112-115.

嵇祝星，刘晓文. 2022. 甲型流感病毒所致宿主细胞因子风暴的研究进展. 中国预防兽医学报，44（3）：338-343.

贾璐，王丽. 2015. 选择素家族与子痫前期的研究进展. 微循环学杂志，25（4）：68-71.

金伯泉. 2008. 医学免疫学. 5 版. 北京：人民卫生出版社.

亢孝珍，额尔敦木图，姜建强，等. 2014. 主要组织相容性复合体（MHC）基因研究进展. 中国畜牧兽医，41（5）：28-33.

李刚，潘俊斐，张爱君，等. 2020. 人艰难梭菌毒素 B 抗原表位抗体的制备及其 ELISA 检测方法的建立. 中国病原生物学杂志，15（3）：285-290，297.

李文锦，方鹏，傅敢，等. 2022. 含 CD200 的改良型 Matutes 免疫标志积分系统在诊断慢性淋巴细胞白血病中的应用. 中南大学学报（医学版），47（12）：1689-1694.

连玲. 2022. 鸡主要组织相容性复合体（MHC）研究进展. 中国家禽，44（1）：1-10.

林璐，叶辉. 2014. 细胞因子拮抗肽的制备、作用机制及应用研究进展. 山东医药，54（31）：98-101.

林雅婷，许建树，谢树森，等. 2020. 肝纤维化荧光成像及光谱分析研究进展. 激光与光电子学进展，57

（1）：22-34.

林友福，俞耀飞，李金江，等．2018．脊椎动物的主要组织相容性复合体基因研究进展．生物学教学，43（8）：9-10.

刘嫚嫚，都鹏飞．2019．病毒性心肌炎与人类主要组织相容性复合体多态性的相关性研究．实验动物科学，36（4）：44-50.

陆承平．2001．兽医微生物学．3版．北京：中国农业出版社．

陆承平．2013．兽医微生物学．5版．北京：中国农业出版社．

马萍，孙圣荣．2022．干扰素介导肿瘤免疫分子机制的研究进展．微循环学杂志，32（1）：80-86.

马向波，张学武，贾汝琳，等．2021．外周血淋巴细胞亚群检测在系统性硬化症治疗中的应用．北京大学学报（医学版），53（4）：721-727.

免疫学名词审定委员会．2007．免疫学名词．北京：科学出版社．

牛红青，李小峰．2021．免疫微生态学——概念与应用．中华医学杂志，101（21）：1549-1552.

乔佩雯．2021．猫主要组织相容性复合体Ⅰ类分子呈递冠状病毒多肽的特征研究．北京：中国疾病预防控制中心．

秦小航，王聪，尹勇．2022．宫颈癌同步放化疗中骨髓保护研究进展．中华肿瘤防治杂志，29（5）：307-315.

沈关心．2016．微生物学与免疫学．8版．北京：人民卫生出版社．

孙洪新，刘月，王康，等．2021．羊主要组织相容性复合体基因多态性及其在抗病育种中的应用进展．畜牧与兽医，53（2）：142-145.

王永祥．2009．临床免疫学检验．北京：军事医学科学出版社．

魏天，王成宇，王凤杰，等．2022．非洲猪瘟病毒p30蛋白单克隆抗体制备及线性抗原表位定位．中国农业科学，55（15）：3062-3070.

魏裕红，匡婧，陈余思．2019．脓毒症患者病原菌感染情况、危险因素及相关免疫炎症指标检测分析．中国病原生物学杂志，14（1）：88-91.

武娟，齐文静，张慧，等．2022．咔唑氨基醇化合物 H1402 对棘球蚴感染小鼠组织淋巴细胞及其亚群的影响．中国病原生物学杂志，17（5）：502-508.

肖琦，张冯禧，朱家平，等．2022．非洲猪瘟病毒 P30 蛋白单克隆抗体制备、鉴定及阻断 ELISA 方法的建立．中国农业科学，55（16）：3256-3266.

熊传锋，齐杰莹，邓蓉，等．2020．白芍总苷抑制小鼠 T 淋巴细胞体外增殖促进活化诱导细胞死亡．南方医科大学学报，40（1）：118-124.

杨汉春．2003．动物免疫学．3版．北京：中国农业大学出版社．

伊恩．蒂萨德．2012．兽医免疫学．8版．张改平，崔保安，周恩民，译．北京：中国农业出版社．

于善谦．2008．免疫学导论．2版．北京：高等教育出版社．

袁嘉丽，刘永琦．2016．免疫学基础与病原生物学．10版．北京：中国中医药出版社．

张飞龙，孙泽家，曹鹏，等．2019．调节性巨噬细胞在移植免疫中的研究进展．中华医学杂志，99（34）：2713-2716.

张冯禧，肖琦，朱家平，等．2022．非洲猪瘟病毒 P30 蛋白单克隆抗体制备、鉴定及阻断 ELISA 方法的建立．中国农业科学，55（16）：3256-3266.

张敏敏，李俊，石彬，等．2021．T 细胞受体（TCR）库及其高通量测序常用分析工具．细胞与分子免疫学杂志，37（9）：851-857.

张宗辉，曹海虹，许崇波，等．2020．主要组织相容性复合体Ⅰ类分子交叉递呈研究进展．生命科学，32（5）：485-493.

赵文明，王炜．2008．医学免疫学复习纲要与题解．北京：清华大学出版社．

郑浩锋，孙启全．2018．肾移植免疫学研究进展．中国免疫学杂志，34：961-966.

周光炎. 2013. 免疫学原理. 3 版. 北京：科学出版社.

周光炎. 2018. 免疫学原理. 4 版. 北京：科学出版社.

周红，李小丽，李斌. 2020. 重视 2019 冠状病毒病（COVID-19）诱导的脓毒症免疫抑制. 第三军医大学学报，42（6）：539-544.

朱彤波. 2017. 医学免疫学. 成都：四川大学出版社.

Abbas AK, Lichtman AH, Pillai S. 2011. Cellular and Molecular Immunology. 7th ed. Philadelphia: Elsevier.

Abbas AK, Lichtman AH. 2004. Cellular and Molecular Immunology. 5th ed. 北京：北京大学医学出版社.

Alhallak K, Sun J, Muz B, et al. 2022. Liposomal phytohemagglutinin: *In vivo* T-cell activator as a novel pan-cancer immunotherapy. Journal of Cellular and Molecular Medicine, 26 (3): 940-944.

Bedenikovic G, Crouse J, Oxenius A. 2014. T-cell help dependence of memory CD8$^+$ T-cell expansion upon vaccinia virus challenge relies on CD40 signaling. European Journal of Immunology, 44 (1): 115-126.

Caccamo N, Todaro M, Sireci G. 2013. Mechanisms underlying lineage commitment and plasticity of human gammadelta T cells. Cellular and Molecular Immunology, 10 (1): 30-34.

Cai HY, Nerurkar SN, Tan W CC, et al. 2020. Overview of multiplex immunohistochemistry/immunofluorescence techniques in the era of cancer immunotherapy. Cancer Communications, 40 (4): 135-153.

Cerutti A, Chen K, Chorny A. 2011. Immunoglobulin responses at the mucosal interface. Annu Rev Immunol, 29: 273-293.

Chen X, Jensen PE. 2008. The role of B lymphocytes as antigen-presenting cells. Arch Immunol Ther Exp (Warsz), 56 (2): 77-83.

Chen Y, Lu D, Churov A, Fu R. 2020. Research progress on NK cell receptors and their signaling pathways. Mediators Inflamm, 3: 6437057.

Chen YS, Lv R, Liang YX, et al. 2019. An immunological determination of somatostatin in pharmaceutical by sandwich ELISA based on IgY and polyclonal antibody. Microchemical Journal, 145: 532-538.

Choi Y, Kwon SY, Lee S, et al. 2017. Analysis of the proficiency of single radial immunodiffusion assays for quality control of influenza vaccines in Korea. Biologicals, 50: 137-140.

Cyster JG. 2010. B cell follicles and antigen encounters of the third kind. Nat Immunol, 11: 989-996.

da Silva EZ, Jamur MC, Oliver C. 2014. Mast cell function: a new vision of an old cell. J Histochem Cytochem, 62 (10): 698-738.

Deng P, Xu B, Zhang J, et al. 2022. High-performance blood plasma separation based on a Janus membrane technique and RBC agglutination reaction. Lab On A Chip, 22: 4382-4392.

Dong N, Li XR, Wang CS, et al. 2019. Simplified head-to-tail cyclic polypeptides as biomaterial-associated antimicrobials with endotoxin neutralizing and anti-inflammatory capabilities. International Journal of Molecular Sciences, 20 (23): 5904.

Du Clos TW. 2003. C-reactive protein as a regulator of autoimmunity and inflammation. Arthritis Rheum, 48 (6): 1475-1477.

Dunleavy U, Engelhardt OG, Edge C, et al. 2018. Comparison of single radial immunodiffusion, SDS-PAGE and HPLC potency assays for inactivated influenza vaccines shows differences in ability to predict immunogenicity of haemagglutinin antigen. Vaccine, 36 (29): 4339-4345.

Dylan EC, Nicolas S, James PD. 2018. Innate lymphoid cell development: a T cell perspective. Immunity, 48 (6): 1091-1103.

Elgueta R, de Vries VC, Noelle RJ. 2010. The immortality of humoral immunity. Immunol Rev, 236: 139-150.

Faburay B, Secka A, Wilson WC, al. 2019. Evaluation of an indirect enzyme-linked immunosorbent assay based on recombinant baculovirus-expressed rift valley fever virus nucleoprotein as the diagnostic antigen. Journal of

Clinical Microbiology, 57 (10): e01058-19.

Fajgenbaum DC, June CH. 2020. Cytokine storm. New England Journal Of Medicine, 383 (23): 2255-2273.

Gessani S, Conti L, Del Cornò M, et al. 2014. Type Ⅰ interferons as regulators of human antigen presenting cell functions. Toxins (Basel), 6 (6): 1696-1723.

Goodnow CC, Vinuesa CG, Randall KL, et al. 2010. Control systems and decision making for antibody production. Nat Immunol, 11: 681-688.

Grant DM, Percival A, Russell GC, et al. 2021. Development of a recombinant ELISA for ovine herpesvirus 2, suitable for use in sheep. Journal of Virological Methods, 299: 114329.

Gros M, Amigorena S. 2019. Regulation of antigen export to the cytosol during cross-presentation. Front Immunol, 10: 41.

Hajishengallis G, Reis ES, Mastellos DC, et al. 2017. Novel mechanisms and functions of complement. Nat Immunol, 18 (12): 1288-1298.

Hoerner C R, Michael J, Waitz R, et al. 2022. Utilizing the autoantibody immune response to tumor antigens for kidney cancer early detection. Journal of Clinical Oncology, 40 (6suppl): 369.

Hu H, Wang YY, Zeng WW, et al. 2020. Development and application of a recombinant protein-based indirect ELISA for detection of anti-tilapia lake virus IgM in sera from tilapia. Aquaculture, 520: 734756.

Iwasaki A, Medzhitov R. 2010. Regulation of adaptive immunity by the innate immune system. Science, 327: 291-295.

Janeway CA, Travers P, Walport M, et al. 2005. Immunobiology. 6th ed. New York: Garland Science Publishing.

Java A, Apicelli AJ, Liszewski MK, et al. 2020. The complement system in COVID-19: friend and foe? JCI Insight, 5 (15): 323-325.

Jiang CR, Song ZR, Zhai XH, et al. 2022. Sensitive and selective detection of carbamazepine in serum samples by bionic double-antibody sandwich method based on cucurbit [7] uril and molecular imprinted polymers. Biosensors &bioelectronics, 203: 114037.

John J, William E. 2010. Mechanisms underlying lineage commitment and plasticity of helper CD4$^+$ T cells. Science, 327: 1098-1102.

Kelly A, Trowsdale J. 2019. Genetics of antigen processing and presentation. Immunogenetics, 71 (3): 161-170.

Kuby J, Kindt TJ. 2007. Immunology. 6th ed. New York: W. H. Freeman & Co Ltd.

Kurts C. 2000. Cross-presentation: inducing CD8 T cell immunity and tolerance. J Mol Med, 78: 326-332.

Li XC, Ding Y, Zi M T, et al. 2017. CD19, from bench to bedside. Immunology Letters, 183: 86-95.

Lozano-Ojalvo D, Tyler SR, Aranda CJ, et al. 2022. Allergen recognition by specific effector Th2 cells enables IL-2-dependent activation of regulatory T-cell responses in humans. Allergy, 2: 1-17.

Luo Y, Xue Y, Cai Y, et al. 2021. Lymphocyte non-specific function detection facilitating the stratification of *Mycobacterium tuberculosis* infection. Frontiers in Immunology, 12: 641378.

Maier E, Werner D, Duschl A, et al. 2014. Human Th2 but not Th9 cells release IL-31 in a STAT6/NF-κB-dependent way. Journal of Immunology, 193 (2): 645-654.

Manangeeswaran M, Lewkowicz AP, Israely T, et al. 2020. CpG oligonucleotides protect mice from alphavirus encephalitis: role of NK Cells, interferons, and TNF. Frontiers in Immunology, 11: 237.

Marion P, Marc KJ. 2011. Origins of CD4 (+) effector and central memory T cells. Nature Immunology, 12 (6): 467-471.

Mariuzza RA, Agnihotri P, Orban J. 2020. The structural basis of T-cell receptor (TCR) activation: An enduring enigma. Journal of Biological Chemistry, 4: 914-925.

McKinney C, Ellison M, Briones NJ, et al. 2020. Metabolic abnormalities in G6PC3-deficient human neutrophils result in severe functional defects. Blood Advances, 4 (23): 5888-5901.

Middendorp S, Nieuwenhuis EE. 2009. NKT cells in mucosal immunity. Mucosal Immunol, 2 (5): 393-402.

Moraga I, Spangler J, Mendoza JL, et al. 2014. Multifarious determinants of cytokine receptor signaling specificity. Advances in Immunology, 121: 1-39.

Murphy K, Travers P, Walport M, et al. 2008. Janeway's Immunobiology. 7th ed. New York: Garland Science.

Murphy K. 2012. Janeway's Immunobiology. 8th ed. London: Garland Sci Pub.

Najjar VA, Nishioka K. 1970. "Tuftsin": A natural phagocytosis stimulating peptide. Nature, 228 (5272): 672-673.

Neuwirth T, Knapp K, Stary G. 2022. Home alone: Antigen presenting cell-T Cell communication in barrier tissues. Front Immunol, 13: 984356.

Noris M, Benigni A, Remuzzi G. 2020. The case of complement activation in COVID-19 multiorgan impact. Kidney Int, 98 (2): 314-322.

Noris M, Remuzzi G. 2013. Overview of complement activation and regulation. Semin Nephrol, 33 (6): 479-492.

Okada T, Cyster JG. 2006. B cell migration and interactions in the early phase of antibody responses. Curr Opin Immunol, 18: 278-285.

Orije MRP, Lariviere Y, Herzog SA, et al. 2021. Breast milk antibody levels in Tdap vaccinated women after preterm delivery. Clinical Infectious Diseases, 73 (6): e1305-e1313.

Parackova Z, Zentsova I, Horvath R, et al. 2022. Immunomodulation of neutrophils and platelets by TNF blockage in patients with juvenile idiopathic arthritis. Clinical Immunology, 245: 109170.

Peterson P, Kisand K, Kluger N, et al. 2022. Loss of AIRE-Mediated immune tolerance and the skin. Journal of Investigative Dermatology, 142 (3): 760-767.

Polakova A, Kauter L, Ismagambetova A, et al. 2022. Detection of rare autoreactive T cell subsets in patients with pemphigus vulgaris. Frontiers in Immunology, 13: 979277.

Prieto GA, Cotman CW. 2017. Cytokines and cytokine networks target neurons to modulate long-term potentiation. Cytokine & Growth Factor Reviews, 34: 27-33.

Promsin M, Somnuek P, Sutee Y, et al. 2021. A modified IgG avidity assay for reliability improvement of an in-house capture ELISA to discriminate primary from secondary dengue virus infections. Journal of Virological Methods, 289: 114043.

Ravetch J, Aderem A. 2007. Phagocytic cells. Immunol Rev, 219: 5-7.

Reis ES, Mastellos DC, Hajishengallis G, et al. 2019. New insights into the immune functions of complement. Nature Reviews Immunology, 19 (8): 503-516.

Rheinländer A, Schraven B, Bommhardt U. 2018. CD45 in human physiology and clinical medicine. Immunology Letters, 196: 22-32.

Ricklin D, Hajishengallis G, Yang K, et al. 2010. Complement: A key system for immune surveillance and homeostasis. Nat Immunol, 11 (9): 785-797.

Ricklin D, Mastellos DC, Reis ES, et al. 2018. The renaissance of complement therapeutics. Nat Rev Nephrol, 14 (1): 26-47.

Ricklin D, Reis ES, Lambris JD. 2016. Complement in disease: A defence system turning offensive. Nat Rev Nephrol, 12 (7): 383-401.

Risitano AM, Mastellos DC, Huber M, et al. 2020. Complement as a target in COVID-19? Nat Rev Immunol, 20 (6): 343-344.

Roitt I, Brostoff J, Male D. 2001. Immunology. 6th ed. London: Mosby International Ltd.

Roy AM, Pragati A, John O. 2019. The structural basis of T-cell receptor (TCR) activation: An enduring enigma. Journal of Biological Chemistry, 4: 914-925.

Sadler AJ, Williams BR. 2008. Interferon-inducible antiviral effectors. Nat Rev Immunol, 8 (7): 559-568.

Saiz ML, Rocha-Perugini V, Sánchez-Madrid F. 2018. Tetraspanins as organizers of antigen-presenting cell function. Front Immunol, 9: 1074.

Shimabukuro VA, Gödel P, Subklewe M, et al. 2018. Cytokine release syndrome. Journal for Immunotherapy of Cancer, 6 (1): 56.

Singhal A, Mori L, de Libero D. 2013. T cell recognition of non-peptidic antigens in infectious diseases. Indian J Med Res, 620-631.

Spits H, Bernink JH, Lanier L. 2016. NK cells and type 1 innate lymphoid cells: partners in host defense. Nature Immunology, 17 (7): 758-764.

Stanley AC, Lacy P. 2010. Pathways for cytokine secretion. Physiology, 25 (4): 218-229.

Stern PL. 2020. Key steps in vaccine development. Annals of Allergy, Asthma & Immunology, 125 (1): 17-27.

Suter EC, Schmid EM, Harris AR, et al. 2021. Antibody: CD47 ratio regulates macrophage phagocytosis through competitive receptor phosphorylation. Cell Reports, 36 (8): 109587.

Taniguchi M, Harada M, Dashtsoodol N, et al. 2015. Discovery of NKT cells and development of NKT cell-targeted anti-tumor immunotherapy. Proc Jpn Acad Ser B Phys Biol Sci, 91 (7): 292-304.

Trella E, Raafat N, Mengus C, et al. 2016. CD40 ligand-expressing recombinant vaccinia virus promotes the generation of CD8 (+) central memory T cells. European Journal of Immunology, 46 (2): 420-431.

Trubiano JA, Strautins K, Redwood AJ, et al. 2018. The combined utility of *ex vivo* IFN-γ release enzyme-linked immunospot assay and *in vivo* skin testing in patients with antibiotic-associated severe cutaneous adverse reactions. The Journal of Allergy and Clinical Immunology, 6 (4): 1287-1296.

Varela JC, Tomlinson S. 2015. Complement: An overview for the clinician. Hematol Oncol Clin North Am, 29 (3): 409-427.

Verma A, Ngundi MM, Price GA, et al. 2018. Role of the antigen capture pathway in the induction of a neutralizing antibody response to anthrax protective antigen. mBio, 9 (1): e00209-18.

Vogt S, Mattner J. 2021. Nkt cells contribute to the control of microbial infections. Front Cell Infect Microbiol, 11: 718350.

Wen E, Xin G, Li SY, et al. 2022. Tuftsin ameliorates splenic inflammatory injury by promoting neuropilin-1 in severe acute pancreatitis. Biochemical Pharmacology, 199: 115030.

Yao V, Platell C, Hall JC. 2002. Dendritic cells. ANZ J Surg, 72 (7): 501-506.

Yu J, Liu X, Li Y, et al. 2018. Maternal exposure to farming environment protects offspring against allergic diseases by modulating the neonatal TLR-Tregs-Th axis. Clinical and Translational Allergy, 8: 34.

Zait H, Hamrioui B. 2019. Human cystic echinococcosis: Serological diagnosis by indirect hemagglutination test, enzyme-linked immunosorbent assay, immunoelectrophoresis, and immunoblotting in surgically confirmed patients versus cases diagnosed by imaging techniques. Médecine et Maladies Infectieuses, 50 (8): 676-683.

Zhang X, Angkasekwinai P, Dong C, et al. 2011. Structure and function of interleukin-17 family cytokines. Protein Cell, 2 (1): 26-40.

Zheng X, Wu Y, Bi J, et al. 2022. The use of supercytokines, immunocytokines, engager cytokines, and other synthetic cytokines in immunotherapy. Cellular & Molecular Immunology, 19 (2): 192-209.